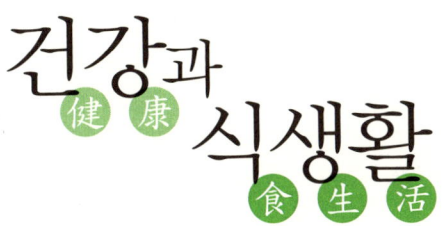

건강과 식생활

초판 1쇄 발행 2014년 6월 10일 초판인쇄

지은이 우홍정
펴낸이 장길수
펴낸곳 지식과감성#
출판등록 제2012-000081호.

디자인 윤혜성
편집 김은경, 임혜수, 김혜민
교정 이인영, 홍혜림
마케팅 안신광

주소 서울시 금천구 가산동 60-5 갑을그레이트밸리 B동 402호
전화 070-4651-3730~3
팩스 070-4325-7006
이메일 ksbookup@naver.com
홈페이지 www.knsbookup.com

ISBN 979-11-5528-220-5(03590)
값 25,000원

ⓒ우홍정 2014 Printed in Korea

잘못된 책은 구입하신 곳에서 바꾸어 드립니다.
이 책의 전부 또는 일부 내용을 재사용하려면 사전에 저작권자와 펴낸곳의 동의를 받아야 합니다.

이 도서의 국립중앙도서관 출판시도서목록(CIP)은 서지정보유통지원시스템 홈페이지
(http://seoji.nl.go.kr)와 국가자료공동목록시스템(http://www.nl.go.kr/kolisnet)에서
이용하실 수 있습니다. (CIP제어번호: CIP2014017177)

 홈페이지 바로가기

건강과 식생활
健 康　食 生 活

우홍정 지음

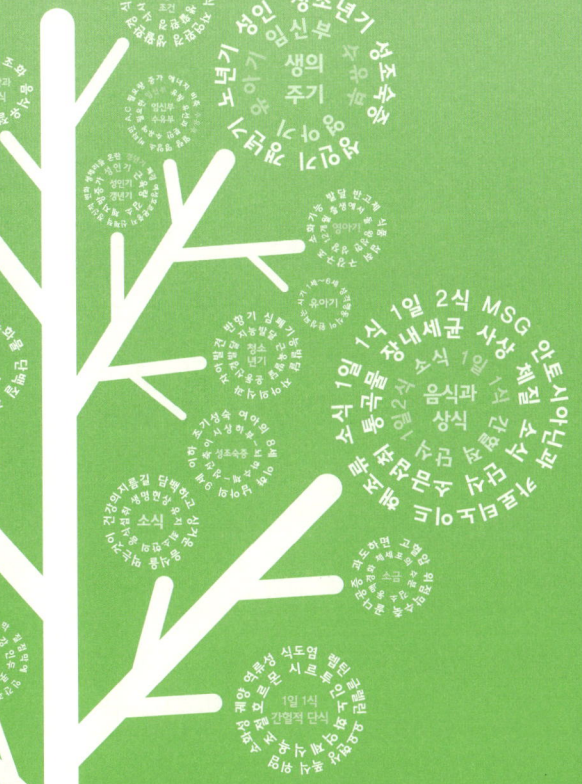

PROLOGUE
바른 식생활은 건강의 청신호

우리나라는 70년대까지도 세끼 식사가 해결되지 않은 빈곤 국가였고, 많은 사람들의 삶 자체가 먹기 위한 투쟁이었다. 이후, 우리나라가 선진국 대열에 진입하면서 먹을거리가 풍성해지고 다양한 문화생활을 즐기면서 삶이 여러 방면으로 윤택해졌다. 그러나 각종 인스턴트식품과 다양한 가공식품, 간식 등 먹을거리가 풍성해지면서, 오히려 많은 사람들의 건강에 적신호가 켜지고 있다. 근래에는 이러한 고칼로리 위주의 영양과다 섭취로 인해 비만이나 지방간, 고혈압, 당뇨병과 같은 각종 대사질환이 만연하고 있는 실정이다.

2012년 통계청 발표에 의하면 한국인의 평균수명은 남자 77.9세 여자 84.6세로 우리나라는 이미 장수국가의 대열에 들어섰다. 또 한국인들이 일생동안 앓는 병치레 평균기간이 남자는 12.7년/77.9년, 여자는 17.9/84.6년 정도라고 한다. 수명은 늘었지만 사망할 때까지 각종 만성질환에 시달리면서, 심하면 사망할 때까지 병석에 매여 인간의 존엄성을 잃은 상태에서 수명을 연장하는 경우도 허다하다. 건강은 천하와도 바꿀 수 없고 건강을 잃으면 모든 것을 다 잃게 된다.

건강에 영향을 미치는 요소로는 첫째, 생활에서 지켜야할 기본적인 조건인 식이·운동·수면의 생활양식과 둘째, 생활에서 마주치는 일에 대한 만족도나 대인관계 그리고 스트레스를 포함하는 정신건강과 셋째, 자연환경에서 오는 물, 공기, 각종 오염물질 등 다양한 환경인자 등이 있다. 이 중에서 식이는 건강을 담보하는 가장 중요한 조건 중의 하나이다.

 식이 요법이란 올바른 식생활을 하는 방법이다. 많은 사람들이 식이요법을 아주 특별한 음식을 먹거나 체중을 줄이기 위한 방법으로 종종 사용하지만, 사실은 평소 건강을 위해 적절한 음식을 균형 있게 섭취하는 것을 말한다. 각 개인의 건강 상태나 체질, 질병의 유무에 따라 강조되는 부분은 있지만 그 원칙은 같다. 따라서 식이요법은 건강을 유지하고, 질병을 예방하거나, 질병의 회복이나 재발 방지에 그 목적이 있다고 할 수 있다. 병이 생기고 나서 식이요법을 하는 것보다 평상시 올바른 식생활을 하여 병을 예방하는 것이 더욱 중요하다는 것은 말할 필요도 없다.

 이 책은 PART 01에서 건강과 음식을 개괄적으로 살펴보면서, PART 02에서 6대 영양소를 소개하고, PART 03은 영·유아부터 노년에 이르기까지 생의 주기에 따른 식이를 관찰하였고, 특히 PART 04에서는 음식에 대한 다양한 상식을 상기하면서, 균형 있고 조화로운 식생활을 소개하였다. 그러나 지침서로서는 아직 미흡한 점이 많음을 인정하며, 이를 보완하기 위한 작업을 계속해 나갈 것이다. 또한 혹 잘못된 부분이 있어 지적해 주신다면 겸허히 받아들이고 고쳐나갈 것임을 약속드립니다.

2014년 6월   우 홍 정

CONTENTS 차례

PROLOGUE 바른 식생활은 건강의 청신호 004

PART 01
건강과 음식

CHAPTER 01 건강 016
1. 건강의 정의 016
2. 건강의 조건 018
3. 건강과 한방 022
   (1) 건강의 단계와 미병(未病)
   (2) 생활섭생   1) 음양조화 • 2) 정지안정 • 3) 조리음식

CHAPTER 02 음식 040
1. 건강과 음식 040
2. 한방과 음식 041
   (1) 오미조화(五味調和)
   (2) 음식유절(飮食有節)
   (3) 식의청담(食宜淸淡)
3. 생활환경과 음식 044
   (1) 기후풍토와 음식
   (2) 소득과 음식
   (3) 스트레스와 영양   1) 물리적 스트레스 • 2) 심리적 스트레스
   (4) 공해와 오염식품   1) 환경오염 • 2) 식량부족과 오염식품 • 3) 방사능물질 • 4) 미세먼지, 초미세먼지

PART 02
영양소

CHAPTER 01 에너지와 영양소   *058*
1. 에너지   *058*
  (1) 에너지 요구량
  (2) 에너지원 대사

2. 한국인의 영양섭취기준   *061*

CHAPTER 02 6대 영양소와 식이섬유   *067*
1. 탄수화물   *067*
  (1) 탄수화물의 종류   1) 단당류 • 2) 이당류 • 3) 올리고당류 • 4) 다당류
  (2) 탄수화물의 역할   1) 에너지원 • 2) 지방합성 • 3) 기타

2. 단백질   *074*
  (1) 아미노산
  (2) 단백질 섭취   1) 단백질 섭취량 • 2) 단백질 섭취 부족 • 3) 단백질 섭취 과잉
  (3) 단백질의 역할   1) 몸을 구성하는 요소 • 2) 체액의 중성 유지 • 3) 효소, 호르몬, 항체의 생성 • 4) 열량원
  (4) 단백질의 섭취량

3. 지방   *085*
  (1) 개요   1) 농축된 열량원 • 2) 비가시적 지방과 가시적 지방 • 3) 지질
  (2) 지질의 분류   1) 단순지질 • 2) 복합지질 • 3) 전구체와 유도지질
  (3) 지질의 역할   1) 에너지원 • 2) 신체의 구성성분 • 3) 대사조절기능
  (4) 지방이 풍부한 식품과 조리   1) 지방이 풍부한 식품 • 2) 유지를 이용한 조리
  (5) 지방의 섭취   1) 부족 • 2) 과잉

4. 비타민   *106*
  (1) 비타민의 종류   1) 지용성 비타민 • 2) 수용성 비타민
  (2) 비타민 A   1) 기능 • 2) 결핍 • 3) 과잉 • 4) 급원식품과 단위
  (3) 비타민 D   1) 부족 • 2) 과잉
  (4) 비타민 E   1) 기능 • 2) 급원식품
  (5) 비타민 K
  (6) 비타민 B군   1) 비타민 B_1 • 2) 비타민 B_2 • 3) 나이아신 • 4) 비타민 B_{12} • 5) 비타민 B_6 • 6) 판토텐산 • 7) 비오틴 • 8) 엽산 • 9) 기타 비타민 B 복합체
  (7) 비타민 C   1) 성질 • 2) 기능 • 3) 급원식품

5. 무기질 · · · 132
   (1) 칼슘   1) 기능 • 2) 칼슘과 건강
   (2) 인
   (3) 마그네슘
   (4) 나트륨
   (5) 철분   1) 철대사 • 2) 생리적 철 손실량과 요구량 • 3) 철흡수 관련음식 • 4) 급원식품
   (6) 기타 무기질   1) 구리 • 2) 코발트 • 3) 아연 • 4) 셀레늄 • 5) 요오드 • 6) 불소

6. 물 · · · 149
   (1) 물의 역할과 섭취
   (2) 물, 치료의 핵심

7. 식이섬유 · · · 156
   (1) 식이섬유의 분류
   (2) 식이섬유의 역할   1) 소화기관에 미치는 영향 • 2) 대사성질환에 미치는 영향
   (3) 식이섬유와 암   1) 대장암 • 2) 유방암
   (4) 식이섬유의 권장량

CHAPTER 03 영양결핍과 과잉 · · · 168

1. 영양결핍 · · · 168
   (1) 칼슘   1) 칼슘섭취 • 2) 운동
   (2) 비타민 C
   (3) 비타민 B_2(riboflavin)
   (4) 비타민 A
   (5) 티아민(thiamin, 비타민 B_1)
   (6) 철분
   (7) 나이아신
   (8) 인

2. 영양과잉 · · · 177

PART 03
생의 주기와 영양

CHAPTER 01 임신부(姙娠婦)의 영양 — 182
1. 임신과 태아 — 182
   - (1) 임신기간   1) 발아기 • 2) 배아기 • 3) 태아전기 • 4) 태아후기
   - (2) 임신과 영양   1) 영양섭취 • 2) 입덧, 임신중독, 빈혈 • 3) 카페인, 술, 담배

CHAPTER 02 수유부(授乳婦)의 영양 — 186
1. 임신부 · 수유부의 영양권장량 — 186
2. 모유수유의 장점 — 187

CHAPTER 03 영아기(嬰兒期)의 영양 — 188
1. 영아기의 성장발달과 식이 — 188
   - (1) 출생~3개월
   - (2) 4~7개월
   - (3) 8~9개월
   - (4) 10~12개월
2. 이유식 — 190
   - (1) 이유시기
   - (2) 이유의 진행과정

CHAPTER 04 유아기(幼兒期)의 영양 — 192
1. 유아기 — 192
2. 유아기의 음식지도 — 193
3. 유아기의 영양섭취 — 193
4. 영 · 유아기의 뇌 발달 — 194
   - (1) 뇌세포와 수초화
   - (2) 뇌세포의 발달과정   1) 태아의 뇌 발달 • 2) 영아기의 뇌 발달 • 3) 유아기의 뇌 발달

CHAPTER 05 청소년기(학령기 · 사춘기)의 영양   *202*

1. 청소년기의 성장발육   *202*
2. 신체기능과 체력의 발달   *204*
3. 정신적 특징   *204*
4. 남녀의 신체적 차이   *205*
5. 청소년의 영양   *206*
   (1) 영양소
   (2) 운동과 정서
   (3) 어린이와 청소년시기에 주의해야 할 식이
6. 성조숙증   *209*
   (1) 원인
   (2) 증상
   (3) 검사   1) 황체형성호르몬과 난포자극호르몬 ● 2) 성장판 ● 3) CT, MRI, USG(초음파)
   (4) 예방
   (5) 음식
   (6) 한약물

CHAPTER 06 성인의 식이요법   *217*

1. 열량 섭취   *218*
2. 단백질 섭취   *218*
3. 지방 섭취   *219*
4. 비타민 섭취   *222*
5. 무기질 섭취   *223*
   (1) 칼슘
   (2) 염분(나트륨)
6. 성인의 영양   *224*

CHAPTER 07 갱년기(更年期)와 골다공증   *226*

1. 갱년기증상   *226*
2. 골다공증   *228*
   (1) 골다공증이란?
   (2) 칼슘, 비타민 D 섭취
   (3) 골절
   (4) 운동과 섭생

CHAPTER 08 노년기의 건강과 영양   *232*

1. 노년기의 생리적 변화   *232*
2. 노인과 운동   *234*
3. 노인기의 영양   *235*
   (1) 3대 영양소의 비율
   (2) 영양수칙
   (3) 생활수칙   1) 영양섭취 • 2) 낮의 활동과 밤의 휴식 • 3) 운동 • 4) 심리 • 5) 맺는 말

PART 04
음식과 상식

CHAPTER 01 식이(食餌)   *242*

1. 소식(少食)   *242*
2. 소식(素食)   *244*
3. 식이조절   *245*

CHAPTER 02 하루 몇 끼?(단식과 식사)   *248*

1. 1일 1식   1) 시르투인 • 2) 인슐린과 글루카곤 • 3) 렙틴과 그렐린 • 4) 요요현상 • 5) 1일 1식의 부작용 • 6) 1일 1식과 체중감량   *248*
2. 간헐적 단식   1) 모슬리 박사의 식이요법 • 2) 단식과 건강 • 3) 단식과 ICF-1 • 4) 간헐적 단식 • 5) 단식의 다양한 효과 • 6) 맺는 말   *258*
3. 1일 2식   1) 탄수화물 위주의 아침식사 • 2) 노년의 1일2식   *263*
4. 1일 3식   1) 아침, 점심 및 저녁식사 • 2) 에너지 섭취의 적정비율 • 3) 열량 섭취를 줄이기 위한 식이 순서   *265*

CHAPTER 03 소금! 조금 더 싱겁게!   *269*

1. 소금의 역할   *270*
   (1) 세포의 물질교환과 근육운동
   (2) 혈압조절
   (3) 영양소 수송
   (4) 수소이온 농도조절
   (5) 뇌와 신경활동
   (6) 염화물

2. 저나트륨혈증 　　　　　　　　　　　　　　　　　　　　　　　*273*
3. 염분과다의 병리 　　　　　　　　　　　　　　　　　　　　　*274*
4. 염분섭취 　　　　　　　　　　　　　　　　　　　　　　　　*280*
5. 미각의 감퇴 　　　　　　　　　　　　　　　　　　　　　　　*282*
6. 염분섭취를 줄이기 위한 방법 　　　　　　　　　　　　　　　*284*

CHAPTER 04 통곡물! 　　　　　　　　　　　　　　　　*288*

1. 현미 　　　　　　　　　　　　　　　　　　　　　　　　　　*288*
　　(1) 쌀눈(배아)과 쌀겨(미강)
　　(2) 식이섬유
2. 통밀 　　　　　　　　　　　　　　　　　　　　　　　　　　*292*
3. 보리 　　　　　　　　　　　　　　　　　　　　　　　　　　*293*
4. 통곡물과 건강 　　　　　　　　　　　　　　　　　　　　　　*295*
　　(1) 다이어트
　　(2) 당뇨병
　　(3) 맺는 말

CHAPTER 05 장내세균과 건강 　　　　　　　　　　　*298*

CHAPTER 06 사상체질(四象體質)과 음식 　　　　　*304*

1. 성정(性情)과 항심(恒心) 　　　　　　　　　　　　　　　　　*304*
　　(1) 성정　　1) 태양인 ● 2) 소양인 ● 3) 태음인 ● 4) 소음인 ● 5) 성정의 체질 간 동질성과 상대성
　　(2) 항심(恒心)과 심욕(心慾)　　1) 태양인 ● 2) 소양인 ● 3) 태음인 ● 4) 소음인
2. 사상체질의 체형과 특성 　　　　　　　　　　　　　　　　　*313*
　　(1) 태양인
　　(2) 소양인
　　(3) 태음인
　　(4) 소음인
　　(5) 사상인 모형도

3. 완실무병(完實無病) 317
   (1) 태양인
   (2) 소양인
   (3) 태음인
   (4) 소음인

4. 체질과 음식 320
   (1) 태양인
   (2) 소양인
   (3) 태음인
   (4) 소음인

CHAPTER 07 기타 323

1. MSG(monosodium glutamate, L-글루타민산나트륨) 논란! 323
2. 안토시아닌과 카로티노이드 328
   (1) 아름다운 꽃과 열매
   (2) 안토시아닌   1) 항산화작용 • 2) 심장순환계 개선 • 3) 시력 개선 및 기타 • 4) 급원식품
   (3) 카로티노이드   1) 분류 • 2) 기능 • 3) 급원식품

3. 채소와 과일 338
   (1) 채소   1) 분류 • 2) 채소의 효능과 이용
   (2) 과일   1) 분류 • 2) 성분과 맛 • 3) 견과류

4. 해조류 347
   (1) 분류
   (2) 성분   1) 다당류 • 2) 해조류에서 추출한 약효 성분
   (3) 역할   1) 비타민 • 2) 무기질 • 3) 지질감소 • 4) 변비 • 5) 다이어트와 비만방지 • 6) 혈당조절 • 7) 항산화 • 8) 항암 • 9) 중금속, 미세먼지 배출
   (4) 종류   1) 김 • 2) 미역 • 3) 다시마 • 4) 파래 • 5) 톳 • 6) 매생이 • 7) 곰피 • 8) 모자반 • 9) 클로렐라 • 10) 스피룰리나

BIBLIOGRAPHY 참고문헌 361
INDEX 색인 362

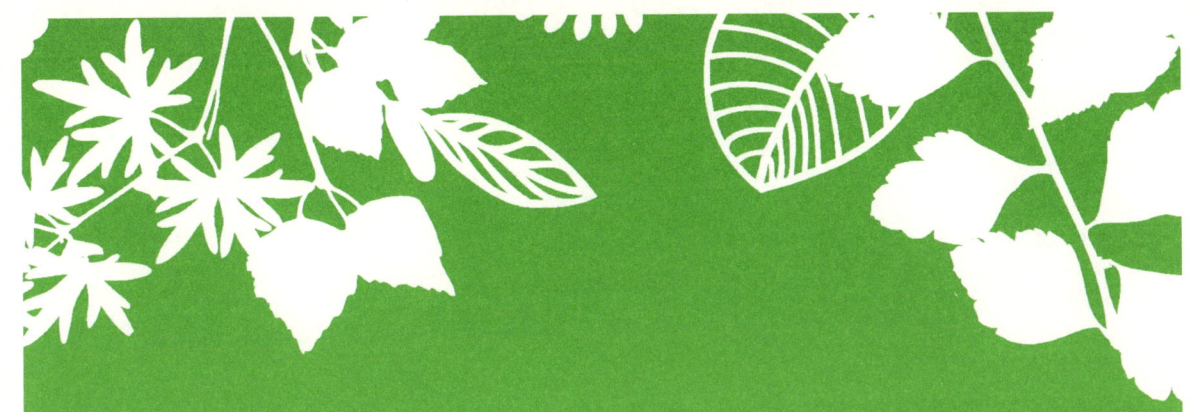

PART 01

건강과 음식

건강한 신체에서 건강한 정신과 생활의 활력을 유지하고 삶을 풍요롭게 할 수 있다.
신체적인 건강을 유지하기 위해서는 자연환경과 생활환경은 물론, 생활양식을 잘 관리해야 한다.
생활양식에서 가장 중요한 것은 식사와 운동과 수면이며,
이를 조화롭게 조절하는 것이 섭생이고 건강의 조건이다.
우리나라는 과거 70년대 중반까지도 빈곤 국가였고, 이후 선진국 대열에 진입하면서
먹을거리가 풍성해지고 다양한 문화생활을 즐기면서 삶이 여러 방면으로 윤택해졌다.
그러나 각종 인스턴트식품을 비롯한 가공식품, 간식 등 먹을거리가 풍성해지면서,
오히려 많은 사람들의 건강에 적신호가 켜지고 있다. 근래에는 이러한 고칼로리 위주의 영양과다로 인해
비만이나 지방관, 고혈압, 당뇨병과 같은 각종 대사질환이 만연하고 있는 실정이다.

CHAPTER 01 건강

01 건강의 정의

사람은 누구나 건강하게 오래 살기를 원한다. 건강을 잃으면 삶의 질은 떨어지기 마련이다. 건강한 신체에서 건강한 정신과 생활의 활력을 유지할 수 있다. 물론 건강을 잃더라도 인간의 존엄을 유지하면서 삶의 목표를 향해 매진할 수 있고 또 성공을 거둘 수도 있다. 그러나 거기에는 고통이 수반될 뿐 아니라 보통의 평범한 경우는 아니다.

세계보건기구WHO에서는 "건강이란 질병이 없거나 허약하지 않을 뿐 아니라, 육체적·정신적·사회적으로 완전히 안녕한 상태이다."라고 정의하였다. 그림 1-01 너무 이상적이고 추상적인 표현이어서 그 정도를 측정하기가 모호하지만, 건강이란 신체와 정신뿐 아니라 나아가서는 사회적인 복지정책, 의료제도, 경제적인 여건 등이 안녕한 상태를 건강으로 정의한 것으로 생각된다.

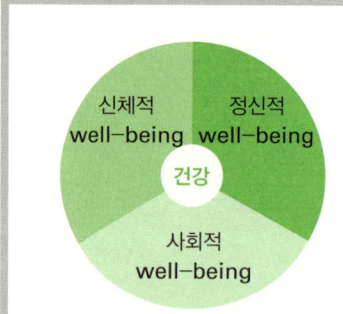

"Health is a state of complete physical, mental, social well-being and not merely the absence of disease or infirmity" At the time of the creation of the World Health Organization, in 1948.

그림 1-01 **건강의 정의**

신체적 안녕은 질병을 앓고 있지 않을 뿐 아니라, 활력이 넘치는 상태를 말한다. 신체가 정신적·물리적 스트레스를 받는 경우가 생겨도 건강하게 이겨내고, 항상성 homeostasis을 유지하는 것이 신체적 안녕이다. 항상성은 생체가 내부나 외부의 자극에 반응하여 항상 일정하게 안정된 생리상태 또는 최적의 상태를 만들어, 개체로서의 생존을 유지하는 현상을 말한다. 거의 모든 생명현상은 항상성을 유지하기 위해 일어난다. 서로 길항적인 작용을 하는 각종 호르몬이나 교감신경과 부교감신경 등의 조절을 통해 체온, 체액의 농도, 혈당량을 조절해 건강을 유지한다. 이밖에도 면역력, 자연치유력을 높여 생명력을 높이는 것도 신체적 안녕에 해당된다고 할 수 있다.

정신적 안녕은 스트레스를 이겨낼 수 있는 안정된 상태를 말한다. 정신적인 혼란이나 충격에도 이성적인 판단으로 자기행위를 통제하면서, 안정되고 긍정적인 마음가짐으로 평정심을 갖는 것을 말한다. 불확실한 내일을 걱정하지 않고 지금에 충실하면 많은 정신적인 스트레스를 없앨 수 있고 더 나은 결과를 얻을 수 있다. 불안, 공포, 우울 등의 정서적인 불안정은 나를 비우고 욕심을 버림으로써 상당 부분 해결할 수 있으며, 이를 통해 정신적 안녕에 한걸음 더 다가갈 수 있다.

사회적 안녕은 공동체의식이 있는 건전한 사회 환경을 말한다. 아리스토텔레스가 '인간은 사회적 동물이다'라고 한 것도, 인간은 사람과 사람 사이의 관계적 존재가치를 확인하면서 살아가는 것을 말한 것이다. 사람은 혼자 살아갈 수 없다. 인간은 사회라는 공동체 속에서 원만한 관계를 조화롭게 이루어야 건강과 행복이 따라온다. 가족 간의 유대감이 높고, 공동체 구성원들이 서로 배려하고 나눔의 공동체를 실천하는 사회 시스템이 이루어져야 한다. 이를 위해 화목한 가정과 서로를 배려하는 진실한 동료나 구성원이 있어야 하고, 사회적으로는 복지정책·의료제도 등이 잘 갖추어진 사회가 되어야 한다. 즉, 사회적 안녕은 공동체 구성원 간의 좋은 관계는 물론 사회적으로 서로 정을 나누는 사회를 말한다.

사실 신체적·정신적·사회적 건강은 서로 분리된 것이 아니고, 유기적으로 상호 관련되어 있다. 이들은 서로 연계되면서 건강을 증진시키기도 하고 악화시키기도 한다.

02 건강의 조건

1986년 WHO의 건강증진을 위한 Ottawa 회의에서 '건강이란 삶의 목적이 아니라 일상생활의 수단이다. Health is a resource for everyday life, not the living'라고 하였다.

우리가 신체적인 건강을 유지하기 위해서는 자기 자신의 생활양식 life style과 환경조건을 잘 관리해야 한다. 생활양식에 가장 중요한 것이 식사·운동·수면이다. 식사와 운동과 수면을 균형 있게 적절히 조절하는 것이 섭생이며, 건강 장수와 밀접한 관련이 있다. 물론 생활양식뿐 아니라, 생활환경과 자연환경에서 오는 여러 가지 환경조건이 건강에 많은 영향을 끼치는 것은 물론이다. 그림 1-02

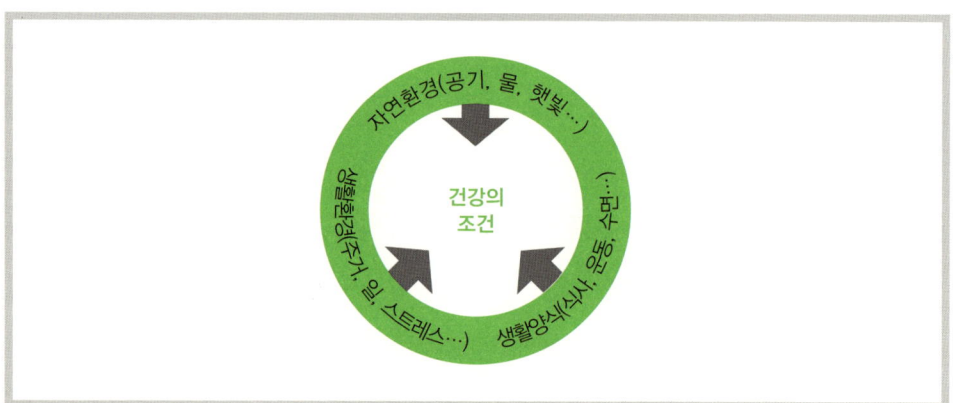

그림 1-02 **건강의 조건**

인간의 한계수명은 120세이다. 일반적으로 포유동물의 수명은 성장기간의 약 5배이고, 한계수명은 6배 정도라고 한다. 그러나 사람의 수명은 120세는 고사하고 100세를 넘기기도 어려운 것이 사실이다. 우리나라는 이미 장수국가 대열에 들어섰지만, 100세 이상 노인은 인구 3만 명에 1명이다. 세계적으로 이름난 장수지역으로는 러시아의 코카서스, 파키스탄의 훈자, 남미 에콰도르의 비르카밤바, 일본의 오키나와 등이 있다. 이들 지역은 100세 이상의 장수자가 다른 지역보다 상대적으로 훨씬 많다.

러시아 코카서스의 아브하지야 지역은 100세 이상의 장수 노인이 여전히 많다고 한다. 높은 산에 둘러싸인 분지로 오염이 없고, 깨끗한 공기와 물, 햇빛이 좋은 자연환경을 지닌 마을이다. 경건하고 건전한 생활을 하는데, 가족 간의 유대감이 높고 서로 배려하고 나눔의 공동체를 실천하는 사회 시스템을 갖추고 있다고 한다. 또 중노동에 가까울 정도로 하루 종일 일을 하는데, 일을 신성시하면서 서두르지 않고 천천히 한다. 또한 일출과 일몰시간에 맞추어 일어나고 활동하고 잠자리에 드는 규칙적인 생활을 하며, 식이도 다른 장수지역과 유사하다고 한다. 가공하지 않은 통곡물밀과 옥수수, 발효음식요구르트, 치즈, 육류사슴, 토끼는 삶아서 기름을 제거하여 요리하여 주 2회 정도 섭취하고, 싱싱한 각종 채소와 야채포도, 사과, 푸룬를 많이 섭취하고, 부지런히 일하고, 또 충분한 휴식, 순박하고 즐거운 마음 등 장수의 모든 조건을 갖추고 있다.

또 다른 장수지역인 파키스탄의 북부 카라콜람 산맥에 위치한 훈자마을은 해발 2,500m의 설산에 둘러싸인 조용한 마을이며, 1970년 초까지 100세 이상의 장수를 누렸다. 그러나 1980년대에는 카라콜람 산맥에 하이웨이가 뚫리면서 평균수명이 100세에서 90세로 낮아지고, 2008년에는 80세 이하로 낮아져 평범한 마을이 되었다. 전통적인 생활양식은 하루 일과가 오전 5시 기상, 노동, 12시 식사, 노동, 저녁식사, 오후 8~9시 취침이다. 하루 종일 일하는 것을 고달파하는 것이 아니라 '수고롭게 일하는 것이 당연하다.'고 여긴다. 그들은 일을 느릿느릿 편안하게 하고, 인간관계를 포함한 매사에 긍정적인 사고방식으로 임한다고 한다. 또한 식사는 통밀, 옥수수로 만든 빵과 스프, 감자 그리고 각종 과일로 거칠고 소박하게 한다.

　이렇게 장수의 조건이 두루 갖추어진 이 지역의 수명이 점차 짧아지고 있다고 한다. 여기에는 다양한 원인이 있겠지만 그중 가장 큰 것은 하이웨이가 뚫리기 전후의 생활이 달라졌다는 점이다. 젊은 청년들은 물론이고, 중년층까지 전통적인 생활양식에 변화가 생겼다고 한다. 노동에 임하는 태도가 달라지고, 취침시간이 늦어지고, 식사도 조금씩 서구화되어 인스턴트를 비롯한 가공식품을 가까이 하였다. 또한 문명의 이기의 편리함을 추구하면서 자연환경이 조금씩 변해가고, 물질에 대한 탐욕이 늘어나면서 이전에 경험하지 못했던 각종 스트레스에 노출되게 되었다. 이로 인해 평균 수명이 20년 이상이나 감소되는 결과를 초래하였던 것이다.

　에콰도르의 비르카밤바는 해발 1,500m 고산지대에 둘러싸인 마을로, 평균 20℃의 온화한 기후와 맑은 물과 공기 등의 자연환경을 가진 지역이다. 100세 이상의 장수자가 9명/1,000명이나 되는 장수촌이다. 느긋한 마음가짐과 이웃 간의 우애, 그리고 하루 종일 일-일은 느리고 여유 있게 쉬엄쉬엄-하는 육체노동에 익숙한 생활을 한다. 소맥·밀·감자·옥수수를 통곡물의 형태로 섭취하고, 바나나·포도 등의 과일과 신선한 야채를 하루 1,200kcal 정도 소박하게 소식을 한다.

　비르카밤바 지역을 조사 연구하였던 일본의 고지마小島박사가 우리나라의 남해군을 조사하였는데, 백세 이상의 장수자가 10명, 95세 이상이 49명으로 나타나 남해군이 비르카밤바와 맞먹는 장수지역이라고 하였다. 그는 비르카밤바와 남해를 비교하면서, 남해군은 많은 일조량, 깨끗한 물과 공기, 온화한 기후, 남향의 경사지에 위치한 주택, 천연적인 배수 등 장수조건을 갖춘 자연환경이라고 하였다. 또한 신선한 야채 특히 해조류와 생선, 조개류를 많이 섭취하는 식이를 포함하여 소박한 인정人情 등이 남해군 사람들을 장수하도록 한다고 하였다.

오키나와는 과거의 대표적인 장수지역의 지위는 잃었지만, 아직도 비교적 장수하는 지역이다. 특히 이 지역의 주민들은 암이나 심근경색, 뇌혈관장애로 인한 사망률이 현저히 낮은데, 그 이유는 오키나와 주민들은 채식 위주의 자연식을 하고, 그중에서도 해조류를 많이 섭취하기 때문이라고 보고하였다. 오키나와 사람들의 주된 식재료가 해조류이고, 보통의 다른 지역보다 미역, 다시마, 톳, 모즈쿠 등의 해조류를 3~5배가량 많이 섭취한다고 한다.

그러나 근래에 들어, 젊은층에서 중년층까지 오키나와의 전통적인 음식문화인 자연식에서 벗어나, 점점 가공식품과 인스턴트 음식을 가까이 하고 있고, 가족과 마을이 유기적으로 연결되어 서로 돕고 베풀던 공동체의식이 사라지는 사회로 변화되고 있다고 한다. 이와 같이 생활양식과 생활환경이 건강의 조건에 점점 멀어지면서, 평균수명이 줄어들고 각종 대사질환에 노출되면서 평범한 지역이 되어 가고 있다.

결론적으로 '사람이 건강하게 얼마나 오래 사는가?'의 여부는 건강의 조건에 해당하는 자연환경과 생활환경 및 생활양식이 얼마나 건강에 직결되느냐에 달렸다고 할 수 있다. 깨끗한 공기와 물, 햇빛 등이 청정한 좋은 자연환경인지, 먹고 일하고 자는 일상생활을 얼마나 규칙적으로 실천하는지, 낙천적이고 긍정적인 사고방식과 생활태도를 가지고 있는지 등의 여부에 따라 건강과 수명이 결정된다고 해도 과언이 아니다. 이 중 자연환경 조건을 제외하면, 식이食餌는 얼마나 소박한 자연식을 하는지, 또한 즐겁게 일하면서 서로 돕고 베풀어주는 공동체의식의 밝은 사회인지 등의 환경이 건강과 장수를 결정하는 조건이라고 할 수 있을 것이다.

03 건강과 한방

(1) 건강의 단계와 미병(未病)

한의학에서는 사람의 건강상태를 4가지 단계로 나누어 관찰하고 있다 표 1-01. 음양의 조화가 잘 이루어지는 완전한 건강상태, 기氣·혈血·정精·신神이 부족한 허약虛弱상태, 장기나 조직의 기능이 저하되거나 손상되는 허손虛損상태, 허손이 더욱 만성화하여 병이 악화하거나 진행한 허로虛勞·육극六極·칠손七損에 이르는 4가지 경우이다.

건강의 단계 중 1단계는 기氣·혈血·정精·신神이 충실하고 음양의 균형이 잘 이루어진 아주 양호한 건강상태를 말하고, 2단계의 허약虛弱상태는 병을 앓고 있지는 않지만 인체의 음양의 균형이 조금 깨어진 상태를 말하고, 3단계의 허손虛損상태는 기·혈·정·신 또는 조직의 기능이 손상된 상태로서 질병의 전 단계 혹은 질병의 초기단계에 접어든 상태이고, 4단계의 허로虛勞·육극六極·칠손七損은 이미 조직이 손상되어 질병이 만성으로 진행한 상태를 말한다.

표 1-01 **건강의 단계**

단계	1	2	3	4
상태	건강상태	허약상태	허손상태	허로,육극,칠손
판정	건강	미병(준건강)	미병(준질병)	질병
대책	섭생	섭생·보약	보약·치료	치료

이러한 건강의 단계 중 2단계와 3단계의 허약 및 허손상태는 한의학에서 미병未病이라는 개념을 도입하여 설명하고 있다. 미병의 경우, 건강을 유지하고 질병을 예방하기 위한 양생법과 함께 이러한 미병을 해소하기 위해 다양한 보약이 사용되고 있다. 즉, 아직 병을 앓고 있지는 않지만 그렇다고 건강하지도 않은 준準건강 혹은 준準질병 상태에서 건강을 유지하고 병을 미연에 예방하기 위해, 음식을 비롯한 생활섭생과 다양한 약물의 운용을 제시하고 있다.

(2) 생활섭생

한의학에서는 건강을 유지하기 위해 음양조화陰陽調和, 정지안정情志安定 및 조리음식調理飲食의 3가지의 생활섭생을 강조하고 있다.

1) 음양조화(陰陽調和)

자연계의 변화에 거슬리지 말고 순응하여야 한다고 하였다. 인체는 소우주이므로 계절이나 기후변화에 맞추어 생체리듬을 순응해야 한다. 봄과 여름에는 양기陽氣, 기운·체력·에너지·면역력를 보양하고, 가을과 겨울에는 음정陰精, 진액·체액·혈액·내분비을 갈무리해야 한다. 한의학에서 질병을 앓지 않는 미병未病 상태에서 보약을 투여할 때, 가장 우선하는 기준은 그 사람의 신체가 나타내는 여러 가지 허약상태이다. 그러나 계절적인 면을 고려하여 보약을 처방할 때는 봄·여름에는 기운, 에너지, 면역력을 돕는 약물을 선택하고, 가을·겨울에는 진액, 체액, 보혈, 내분기 계통을 돕는 약물을 위주로 투약하는 것도 이러한 이유 때문이다.

자연계의 변화에 순응하기 위해 하루 중의 생활리듬을 낮과 밤에 역행하지 않고 순응하여야 한다. 낮에는 왕성한 활동과 운동을 하고, 밤에는 휴식과 수면을 취할 것을 강조하였다. 봄과 여름에는 늦게 자고 일찍 일어나며, 가을에는 일찍 자고 일찍 일어나고, 겨울에는 늦게 자고 늦게 일어나라고 하였다. 여기에서 말하는 4계절의 취침시간은 대략 일몰 2시간 후를 가리키고, 기상시간은 일출시간을 말한다.

현대의 바쁜 생활에서 아주 이른 시간에 잠자리에 들기는 어렵지만, 건강을 유지하기 위해서는 밤 10시쯤 잠자리에 드는 것이 매우 중요하다. 생활여건상 힘들더라도 최대한 일찍 취침하여 수면을 취하는 것이 건강의 조건이라 할 수 있다. 건강을 유지하기 위해 일과 스트레스 등을 포함한 생활환경의 개선도 중요하지만 식이와 운동, 수면 등의 생활양식도 마찬가지로 중요하다. 생활양식은 스스로의 절제를 통해 반드시 지켜야 한다. 이 책의 목적이 건강과 관련된 식이食餌지만 수면에 대해 짚고 넘어가기로 하자.

수면

* 잠

우리는 왜 잠을 자야 할까? 현대의학에서 수면과 뇌의 연구를 간략히 소개하면 다음과 같다. 인체는 생체시계에 컨트롤 되고 있기 때문에 잠을 자지 않으면 피로가 누적되고, 면역력이 떨어지며, 각종 스트레스에 쉽게 노출되며, 질병을 악화시키고, 암 발생의 위험이 커진다고 한다.

생체시계는 빛에 의해 조절되는데, 빛이 우리 눈의 망막을 거쳐 체내의 시계에 해당하는 시상하부의 시교차상핵상교차핵, SCN ; suprachiasmatic nucleus에서 태양의 24시간 주기로 수정되어 뇌 안쪽의 송과체에서 태양빛에 노출된 지 14시간이 되면 멜라토닌을 생산하기 시작해서 일몰이 되면 멜라토닌이 체내로 분비되면서 졸음이 오게 된다.그림 1-03

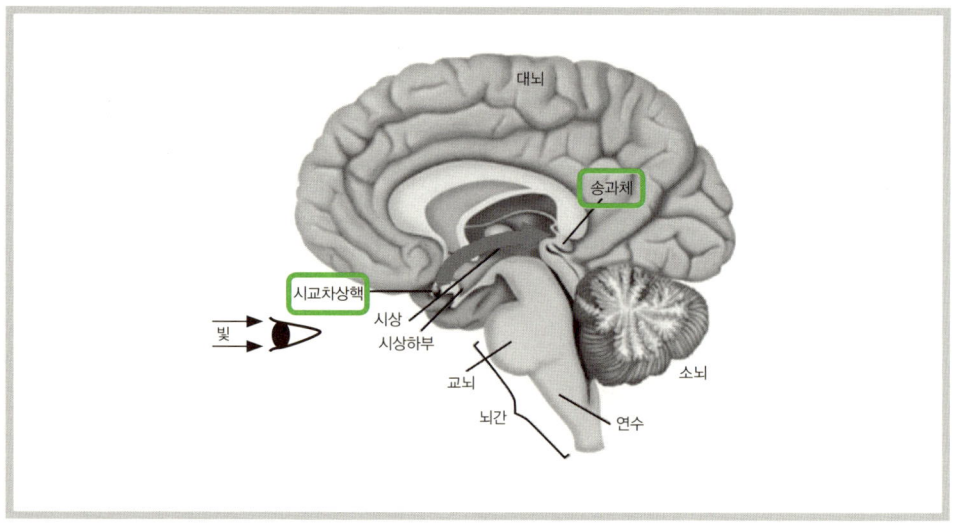

그림 1-03 **생체시계와 잠**

* 수면욕구와 생체시계

수면 욕구는 자동적으로 조절되는 신체 내에서 이우러지는 '항상성'에 의해 조절된다. 인체는 잠을 못 자거나 수면이 부족하면 낮에도 자주 졸리게 되고 일찍 잠자리에 들게 된다. 또 잠을 충분히 자면 수면 욕구가 감소하여 더 이상 졸리지 않게 된다.

그러나 수면 욕구만이 수면과 각성을 조절한다면 우리는 밤에 잠을 못자거나 수면이 부족한 다음날에는 깨어있기가 어렵다. 그러나 실제 전날 적게 잤더라도 낮에는 깨어있는 경우가 대부분이다. 이는 우리 뇌에 존재하는 '생체시계' 때문이다. 생체시계는 뇌의 시상하부의 '상교차핵'에 존재하는데, 생체시계에 의해 낮에는 깨어 있고 밤에는 잠을 자게 하여 신체가 낮밤을 따르게 되는 것이다.

* 멜라토닌(melatonin)과 코르티졸(cortisol)

멜라토닌melatonin은 밤에 휴식을 취하게 해주고, 뇌와 몸을 보호하고 염증과 노화를 막아주는 호르몬이다. 멜라토닌은 세포활동의 결과로 생성된 유해산소를 제거할 뿐 아니라 뇌와 혈관, 세포 사이를 자유로이 이동할 수 있어서 적은 양으로도 뇌신경들을 보호하는 역할을 한다. 멜라토닌 호르몬 분비를 돕는 음식들로는 콩, 견과류, 우유, 치즈, 닭 가슴살, 칠면조, 쇠고기, 자두, 바나나 등이 있다. 이들 식품들은 숙면을 취하게 하는 멜라토닌과 긴장을 풀어 안정시키는 세로토닌serotonin의 원료가 되어 숙면을 유도하고 활기찬 다음날을 가져다준다.

우리가 오전 6시에 기상한다면 빛에 노출된 14시간 후, 오후 8시에 멜라토닌이 분비하기 시작해서 10시경에 최고치에 이른다. 즉, 이 경우 10시, 취침하는 것이 생체시계에 맞추는 가장 이상적인 시간이 되는 것이다. 다음 날 아침 눈을 뜨는 6시경에는 몸의 활동을 높이는 호르몬 코르티졸cortisol이 상승한다. 코르티졸은 잠을 깨기 위한 준비와 신체를 활성화시키는 역할을 한다. 수면 중에는 체온과 혈압이 저하되는데, 잠에서 깨어 일어날 때쯤이면 코르티졸이 분비되면서 혈압과 혈당이 상승하고, 심수축력과 심박출량이 증가한다. 신체가 기상 시에 기분 좋게 아침을 맞이하고 활동할 수 있도록 변화하는 것이다.

만약 수면리듬이 불규칙하거나 생체시계가 흐트러질 정도로 잠을 자지 않으면 멜라토닌 분비는 감소한다. 이때에는 수면의 항상성 homeostasis 을 유지하기 위해 체온이 상승할 때 졸음이 오게 된다. 즉, 하루 중에 체온이 상승하는 낮 시간이 대략 오후 1~2시인데, 환한 대낮에도 졸음이 밀려오는 것이다.

그러나 빛에 반응하여 움직이는 생체시계에 혼란이 오면 멜라토닌과 코르티졸이 균형을 잃게 되면서 긴장과 완화의 리듬이 깨어지고, 자율신경 실조증에 노출되기 쉬우며, 여성의 경우 생리불순이 나타나기도 한다. 또한 수면부족은 정신력을 감퇴시키고, 과식하게 하고, 노화를 촉진하게 된다. 이외에도 수면 중에는 여성의 경우 유선자극 호르몬인 프로락틴 prolactin 이 분비되어 젖가슴과 모유를 왕성하게 하고, 남성에겐 남성호르몬인 테스토스테론 testosterone 이 분비되어 정력을 왕성하게 해준다.

* 수면의 단계와 성장호르몬

인간에게 수면이란 뇌와 몸을 쉬게 하는 중요한 역할을 하며, 숙면은 건강과 수명에 필수적이다. 수면에는 4단계의 non REM 수면과 REM 수면이 교대로 출현하는 수면주기가 있다. REM rapid eye movement 수면이란 잠자는 동안 눈동자가 수평방향으로 빠르고 불규칙하게 움직이는 것을 말하며, non REM 수면이 뇌를 위한 잠이라면 REM 수면은 몸을 위한 잠이다. REM 수면 시간에는 놀라운 속도로 신경세포의 네트워크 network 가 형성된다고 한다.

non REM 수면의 1단계는 취침해서 잠들기까지 꾸벅꾸벅 조는 입면기 入眠期, 2단계는 두뇌가 졸음을 느껴 잠에 빠지게 되면서 두뇌활동이 느려지는 초기단계의 잠, 3단계는 중간 정도의 잠으로 나이가 들수록 짧아지고, 4단계는 피로회복을 위한 깊은 잠이다. 이러한 수면의 4단계를 하룻밤에 4~5차례 반복하면서 잠을 자는데, 대략 90분의 주기를 가지고 있다고 한다. 그림 1-04

수면은 최초의 3시간이 아주 중요하다. 이 시기에는 깊은 잠을 자는 것은 물론이고, 성장호르몬이 분비되기 때문이다. 또 늦은 시간이나 새벽에 잠자리에 들수록 깊은 숙면에 이르기가 힘들고 성장호르몬의 분비가 감소한다. 성장호르몬의 분비는 성장기에 정점을 이루고, 이후 나이가 들면서 점점 줄어들기는 하지만 죽을 때까지 분비된다. 또 성장호르몬은 하룻밤 4~5차례 반복하는 수면주기 중에서 깊은 수면 단계에서만 거의 분비되고, 첫 번째와 두 번째 주기를 지나면 별로 분비되지 않는다. 뇌하수체 전엽에서 분비되는 성장호르몬은 근육과 뼈의 성장을 촉진시킬 뿐 아니라, 단백질과 포도당의 합성을 증가시키고, DNA합성, 손상된 세포의 수복, 신체조직의 노화를 지연시키는 등 다양한 역할을 한다. 그러므로 수면부족은 건강을 잃게 되고 노화를 촉진하는 결과를 야기한다.

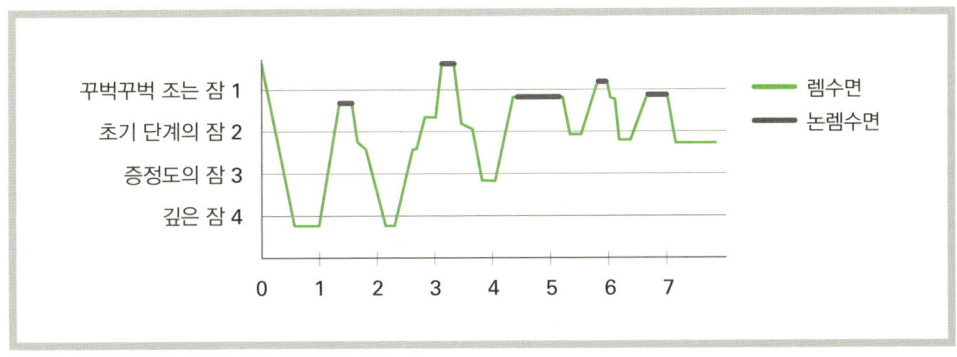

그림 1-04 **수면의 단계**

* 수면단계에 따른 뇌와 몸의 휴식

수면주기에서 REM 수면상태에 이르려면 60분 정도의 수면단계를 거치는데, REM 상태 이전에 깨면 피로회복이 어렵고 건강한 수면이 아니다. REM 수면 때의 뇌파와 근전도 소견에 의하면 뇌파는 얕은 잠의 파장을 나타내고, 몸의 근육은 움직임이 없다. 즉, 대뇌는 활동하는데 비해 근육의 긴장은 최대한 풀어져서 신체의 피로회복에 중요한 역할을 하는 수면시기이다. 또 REM 수면 시에는 뇌파검사에서 알파$_\alpha$파가 나오고 있어 뇌의 집중력이나 기억력이 외부로부터의 자극을 받기 쉬운 상태이고, 꿈을 꾸는 것도 이 시기이다. non REM 수면 시에는 뇌파소견에서 델타$_\delta$파가 많이 나타나서 뇌가 휴식하게 되는데, 뇌가 발달함에 따라 길어진다.

신생아는 non REM 수면시간과 REM 수면시간이 각각 반 정도를 차지할 정도로 서로 비슷하다. 그러나 4세를 전후해서 점점 REM 수면이 짧아지고 non REM 수면이 길어져서 어른의 수면과 비슷해진다. 이것은 사람이 성장하면서 뇌를 더욱 많이 사용하므로 그만큼 뇌의 휴식이 더욱 필요하기 때문이다.

* 수면과 뇌파

수면과 관련된 뇌파는 4가지가 있다. 졸린 상태에 나오는 뇌파인 세타θ파, 논렘수면 시에 나오고 깊은 수면단계일수록 느린 서파의 형태로 나오는 델타δ파, 렘수면 시 각성 상태의 뇌파로 편안한 상태일 때 나오는 빠른 진폭의 뇌파인 알파α파 및 불편할 때 나오는 베타β파가 있다.

θ파는 잠 오거나 꾸벅꾸벅 졸고 있을 때 나타나는데, 지각과 꿈의 경계를 넘나들고 있는 상태를 의미한다.

δ파는 깊은 수면의 무의식 상태에서 나타나는 뇌파이다.

α파는 의식이 높은 상태에서 몸과 마음이 조화를 이루고 있을 때 나타나는데 근육이 이완되고 마음이 편안하면서도 의식이 집중되는 상태에서 생성된다. α파는 외부에 대한 자각이 편안하고 느슨한 상태를 유지하며 스트레스가 없고 편안한 상태에서 나타나고, 또한 사물을 마음속으로 형상화시키며 가벼운 공상 상태를 나타내기도 한다.

이에 비해 β파는 의식이 깨어있을 때 나타나는 뇌파로서, β파가 오래 지속되면 혼돈에 이르며 초조해지며 학습능력도 저하되고 쉬 피곤해진다.

이밖에도 감마γ파는 극도로 흥분했을 때 나타나는 공격성이 강한 뇌파로, 결코 바람직한 파장이 못된다. γ파가 오래 지속되면 스트레스로 인해 몸과 마음에 병이 생길 수 있다.

* 렘수면과 꿈

처음 잠이 든 후 약 30분이면 가장 깊은 제4단계 수면에 도달하고, 여기에서 점차 빠져나와 잠이 든 후 약 1시간 반 후에는 첫 번째 REM 상태에 들어가게 된다. 수면 커브는 'W'자의 반복형이며 잠들기 시작해서 3시간 동안 비교적 깊은 잠을 자고, 뒤로 갈수록 잠의 깊이가 얕아지면서 논렘수면과 렘수면 상태를 반복한다.

렘REM, rapid eye movement은 빠른 안구운동이라는 의미이다. 렘 단계에서는 눈동자가 빠르게 움직이며 β파가 나온다. 대부분80%의 꿈은 렘수면 상태에서 꾼다. 모든 사람들이 정상적인 수면을 하면 하루에 3~4편의 꿈을 꾸는데, 논렘NREM, non rapid eye movement수면 단계를 거치고 렘 단계에서 꾼 꿈 즉, 정상적인 수면과정을 거친 꿈은 대개 기억하지 못한다고 한다.

그러나 렘수면 상태의 사람을 인위적으로 깨우면 거의 대부분의 사람들이 꿈을 잘 기억한다는 사실이 확인되었다. 렘수면을 반복해서 방해받으면 신경이 과민해지고, 주의력이 산만해지고, 기억력이 떨어지며, 공격적인 행동이 증가한다고 한다. 즉, 수면 중에 꿈을 꾸는 것은 사람들의 정서적 안정과 지적 기능을 원활하게 하고, 정신적 건강을 유지하게 해주는 것이다.

렘수면 상태에서는 자지 않을 때와 마찬가지로 뇌의 활동이 활발하다. 꿈을 꾸면서 시각적으로는 이에 대해 현실처럼 반응한다고 한다. 그러나 실제 행동으로 연결되지 않는 것은 특정 호르몬에 의해 뇌와 연결된 척추신경이 서로 단절되어, 신체가 꿈에서의 자극에 직접적으로 반응하지 못하도록 하기 때문이다. 또한 렘수면 시기에는 낮 동안에 접한 지식이나 정보를 유기적으로 재조합하여 활용할 수 있도록 저장하는 일을 한다고 한다.

그러므로 렘수면 상태는 반드시 필요하다. 렘수면이 방해받으면 신체피로와 정서 불안을 야기하여 불안·초조·불만 등이 잘 나타나며, 불안신경증·긴장성두통·무력감·우울증 같은 신경정신계의 이상에 노출되기 쉽다. 그렇기 때문에 전날 잠을 제대로 못 잤을 때에, 우리의 몸은 낮잠을 자서 수면부족을 해소하려 하는 것이다.

그러나 반대로 렘수면이 너무 길어지면 쓸데없는 꿈을 많이 꾸고, 꿈속에서 자극을 많이 받아 사지근육의 긴장이 잘 풀리지 않고, 깊은 잠을 잘 못자서 뇌의 신경세포의 피로도 잘 풀리지 않는다. 좋은 수면은 논렘수면과 렘수면이 교대로 나타나되 렘수면이 전체의 20%를 넘지 않는 것이라고 한다.

* 렘수면 행동장애

수면 중 꿈을 꾸면서 동시에 행동을 취하는 것이 렘수면장애이다. 건강한 사람은 렘수면 중에는 골격근을 포함한 전신이 이완되어 몸을 움직이지 않고 충분한 휴식을 취한다. 그러나 렘수면 행동장애가 있으면 꿈속의 행동이 현실에서의 행동으로 행하게 된다. 팔을 올려 뭔가를 찾는 시늉을 하거나, 일어나 발로 차기도 하고, 심하면 걸어 다니거나, 창문을 뛰어내리기도 하여 크게 다치거나 위험을 동반하기도 한다. 이러한 원인은 불명이지만, 흔히 파킨슨병과 같은 중추신경계에 이상이나 질병에 수반되기도 한다.

렘수면 행동장애는 '몽유병'과 다르게 각성시키기도 쉽고, 행동한 것도 선명하게 기억할 수 있다. 이러한 장애가 있을 때에는 중추신경계와 관련된 검사와 함께 필요하면 의사의 처방에 의한 약물을 사용하여야 한다. 대개 1차적으로 불면증에 사용되는 멜라토닌을 투여하고, 반응이 없으면 항경련제나 간질약을 투여하면 얼마 지나지 않아 이러한 이상행동이 감소되고 곧 사라진다고 한다.

* 수면마비증(가위눌림)

사람들은 수면마비증 sleep paralysis이라고 하는 가위눌림을 경험하기도 한다. 이것은 렘수면 상태에서 갑자기 정신만 번쩍 깨고, 신체는 수면 상태에서 벗어나지 못해 생기는 현상이다. 가위눌림은 수면 중 의식이 있는 상태에서 몸을 움직일 수 없는 상태를 말한다. 의학적으로는 의식의 각성이 불완전하여 뇌는 깨어 있으나 사지는 미각성 상태에서 나타나는 증상이다. 뇌의 각성 상태가 불완전하기 때문에 환청이나 환각 등을 동반한다.

가위눌림은 렘수면과 관련이 깊다. 예를 들어 싸움을 하거나 또는 악몽을 꾸는 등 이러한 상황에 뇌는 반응하는데 신체는 전연 반응을 할 수 없어 꼼짝도 못하는 상태에 놓이게 되는 현상이다. 이때에는 소리를 내거나 움직일 수 없고, 무거운 물체가 가슴을 내리누르는 듯한 느낌 때문에 심한 공포를 느낀다.

이러한 가위눌림은 주로 잠을 시작할 때나 깨려고 할 때, 또는 렘수면의 시작단계에서 발생하는데, 정상적인 편안한 수면의 단계를 거치지 않고 그 순서가 바뀌면서 발생하는 현상이다. 즉, 뇌는 깨어나 각성 상태인데 신체는 아직 완전히 깨지 않고 마비된 상태로 남아 있기 때문에, 전혀 소리를 치거나 움직일 수 없는 상태에서 일어나는 현상이다.

가위눌림은 사춘기 전후에 흔하여 성장통의 하나로 많은 사람들이 한두 번 경험하기도 한다. 그러나 성인에게 이러한 현상이 자주 발생하면 주의를 기울여야 한다. 가위눌림은 만성적으로 수면의 질이 떨어지거나, 불규칙한 수면리듬, 또는 스트레스에 시달리거나, 신체가 허약할 때 발생할 수 있다. 가위눌림에 시달리면 생활섭생을 점검하여야 하고, 이러한 현상이 반복되면 의사의 도움을 받아야 한다.

* 폐쇄성 수면 무호흡(Obstructive Sleep Apnea)

수면 무호흡 중 가장 흔한 형태의 무호흡증이다. 잠을 잘 때는 기도를 둘러싸고 있는 근육들이 이완되면서 목젖, 편도, 혀 등이 뒤로 쳐지게 된다. 이로 인해 깨어 있을 때보다 기도가 심하게 좁아져 공기가 기도를 통과하는 것을 막기 때문에 코골이와 수면 무호흡증이 발생하게 된다. 코골이는 기도의 일부가 막히거나 좁아져서 발생하고, 무호흡은 기도가 완전히 막힌 상태에서 발생하는 것이다.

수면 중에 기도가 심하게 좁아지거나 아예 기도가 막혀 숨을 쉴 수 없게 되는 것이 수면 무호흡증이다. 수면 무호흡이 발생하면 숨을 쉬기 위해 뇌의 신호를 받고 횡격막과 가슴근육이 더욱 힘을 주게 되고, 결과적으로 잠에서 자주 깨게 된다. 이러한 수면 중단은 기도의 근육을 자극하여 더 좁아주게 하는 악순환이 반복되지만, 깨는 시간이 아주 순간적이다. 따라서 다음날 아침 기상 후에, 지난 밤 수십 번에서 수백 번 수면무호흡이 일어난 사실을 기억하지 못하게 된다.

폐쇄성 수면 무호흡증은 정상보다 혀나 편도선이 크거나, 목젖이 길게 늘어져 있거나, 비후된 조직으로 기도가 좁아져 있거나, 과체중인 경우 목의 지방조직으로 인해 기도가 좁아진 경우 등에 흔히 발생할 수 있다. 또 비만, 당뇨병, 나이가 많은 경우, 여자보다 남자, 폐경 이후의 여성, 코에 문제가 있는 사람들에서 폐쇄성 수면 무호흡증은 더 쉽게 자주 발생하게 된다. 이 외에도 술, 수면제, 안정제 등은 근육의 긴장도를 더욱 떨어뜨려 기도가 잘 막힐 수 있으므로 수면 무호흡이 있는 사람은 과음이나 수면제 등을 가급적 피하여야 한다.

수면 중에 무호흡이 발생하면 조직의 산소가 부족하게 된다. 심장은 더 많은 피를 순환시키기 위하여 빨리 뛰고, 또한 자주 깨면서 교감신경이 항진되어 심장은 더 세게 박동을 한다. 혈압이 올라가고 심장박동이 불규칙하여지며 심장박동이 일시적으로 멈출 수도 있다. 이와 같이 심장정지가 오래 지속되면 특별한 다른 질병이 없는 사람도 사망에 이를 수 있다. 따라서 수면무호흡증은 평소 건강하던 사람이 잠자리에 들었다가 갑자기 사망하는 원인이 될 수도 있는 것이다. 수면 무호흡증이 오래되면 일상생활에서 늘 피로를 느끼고, 성생활에 문제가 생기며, 혈압이 올라가고, 심장부전, 부정맥, 심근경색증 및 뇌졸중 등의 발생위험이 있고 심하면 수면 중에 심장정지로 인해 사망할 수도 있다. 따라서 수면 무호흡증이 있으면 이비인후과나 수면클리닉에서 검사와 치료를 받는 것이 좋다.

* 수면시간

나에게 적절한 수면시간은 몇 시간이 적당할까? 사람은 나이가 들면서 수면시간이 조금씩 줄어든다. 신생아시기에는 하루 18~22시간이 최적의 수면시간이고, 유아와 아동을 거쳐 청소년, 성인, 노인으로 가면서 조금씩 줄어든다고 한다.

- 6개월부터 수면시간이 조금씩 줄어들기 시작하여 돌이 되는 1세에는 14~16시간 잔다.
- 2~4세는 12~14시간 자는데 낮잠 자는 시간이 조금씩 줄어들고, 이 시기에는 자율성이 커지면서 분리불안에 노출되기 쉬우므로 인형을 갖고 잠자리에 들게 해주는 것이 좋다.
- 4~5세까지는 충분한 잠을 자야 신경세포 두뇌발달 등 성장발육이 왕성해진다. 신경세포는 4~5세까지 활발하게 성장하는데, 이 시기에 수면이 부족하면 신경세포의 성장이 둔화된다.
- 5~6세는 11~12시간 자는데 어둠에 대한 공포가 조금씩 커지므로 몸과 마음을 이완시킬 수 있는 이야기를 들려주면 정서적으로 도움이 될 뿐 아니라 상상력을 키워주는 학습 효과도 된다.
- 7세부터 사춘기에 해당하는 14세까지는 9~10시간 정도이고, 19세 성인이 되기까지 8시간의 수면을 취해야 한다. 성장기의 아이들은 충분한 잠을 자야 키도 성장하고, 근육의 긴장도 풀리고, 뇌세포도 활성화되면서 학습능률을 높일 수 있다. 그러나 우리나라 어린이와 청소년들은 학교 수업, 학원과외 등으로 수면 부족에 시달리고 있다. 육체적 정신적인 성장과 함께 인성교육도 함께 이루어져야 하는 시기에, 오로지 암기식 지식 습득에만 매달리면서 잠잘 시간이 턱없이 부족하다.
- 이후 성인은 7~8시간이고, 노인은 6~7시간의 잠을 잔다.

그러나 사람마다 수면시간은 차이가 있다. 성인의 경우에 스스로 적당한 수면시간을 찾는 일반적인 방법이 있다. 신경 쓰이는 특별한 일이 없는 것을 전제했을 때, 잠자리에 들어 다음날 아침 자연스럽게 눈뜨고 일어나는 시간이 개인의 적당한 수면이 될 수 있다. 물론 잠자리에 드는 시간이 너무 늦어서는 안 되고, 10~11시에 취침해서 다음날 몸이 시키는 대로 자연스럽게 눈뜰 때까지의 수면을 말한다.

* 수면부족

충분한 수면은 신체의 활력과 정신력을 높여, 삶의 질을 윤택하게 해준다. 물론 사람마다 개인차가 있어 평생을 4~5시간을 자는데도 아무런 문제가 없다고 하는 특별한 경우도 있고, 혹은 8~9시간 이상 자지 않으면 감기 몸살에 시달리고 맥을 추지 못한다는 사람도 있다. 그러나 일반적인 성인의 경우 6~8시간의 수면이 적절한 시간이라고 한다.

수면부족에 시달리면 신경이 예민해지고 집중력도 떨어져, 학업이나 정보의 습득에도 능률이 저하되고, 작은 자극에도 스트레스를 많이 받게 된다. 수면장애나 불면증에 시달리면 집중력·기억력·사고력이 저하되고 각종 안전사고의 원인이 된다. 또 작업능률의 저하, 면역기능·대사기능 등 생명유지를 위한 각종 기능의 저하되어 건강을 잃게 된다.

우리나라 중고등학생은 외국 학생보다 적어도 1~2시간 덜 잔다고 한다. 이에 따라 많은 학생들이 집중력과 사고력이 저하되고, 학교 수업시간에 꾸벅꾸벅 졸게 된다. 또 만성적인 수면부족은 우울이나 스트레스에도 쉽게 노출되게 한다. 우리 아이들의 이러한 수면부족은 선행학습을 해야 하는 비정상적인 교육환경에서 밤늦게까지 학원과외에 시달린 결과이다. 이 경우에 오후 1~3시 사이에 15~20분의 낮잠을 자면 수면부족에 의한 많은 문제를 줄어들게 하는 방편이 될 수 있다.

짧은 낮잠이 학생들의 집중력과 학습능률을 눈에 띄게 높여 준다. 여기서 15분 남짓의 낮잠은 빛과 소리 등의 외부의 자극을 최대한 줄인 환경에서의 짧은 수면을 말한다. 직장인들도 마찬가지이다. 바쁘게 돌아가는 도시생활에서 많은 직장인들의 수면시간은 대개 5시간 정도로 수면부족에 시달리고 있다. 15분의 짧은 낮잠을 잔 직장인들은 정신이 맑아지고, 집중력이 높아지고, 졸음이 줄고, 뇌의 반응속도가 빨라져 일에 대한 효율이 높아졌다고 한다. 운동선수들도 낮잠을 가볍게 자고 나면 몸도 가벼워지고 집중력이 좋아져 경기력이 향상된다.

이밖에도 만성적인 수면부족과 관련된 많은 연구에서, 장기적인 수면부족에 시달리는 사람은 각종 유전자 발현에 이상을 초래해서 뇌기능저하, 신진대사저하, 염증반응, 스트레스, 비만, 당뇨, 심장병, 골다공증 등에 노출되기 쉽다고 보고하고 있다.

이상에서, 수면은 단순한 휴식의 의미 이상이며, 건강과 장수에 직접적인 영향을 미친다. 청소년기에는 성장과 학업이라는 두 마리 토끼를 다 잡을 수 있는 수면관리가 필요하고, 성인의 경우에도 수면의 중요성을 간과하면 건강을 잃게 된다. 또 노인일수록 수면시간은 조금씩 짧아지는데, 노화가 더욱 진행하면 밤과 낮의 구별이 점점 모호해지게 된다. 즉, 낮에는 졸고 매사가 흐리멍덩해지면서 행동반경이 점점 좁아지고, 밤에는 수면시간이 짧아진데다 깊은 잠을 자지도 못한다. 가끔 노인들이 낮에 잠깐 앉아 있거나 차를 타거나 빈 시간만 있으면 꾸벅꾸벅 조는데, 이 경우 밤에 제대로 수면을 취하지 못하는 경우가 대부분이다.

노화를 지연시키고 건강을 유지하려면 일이나 운동을 통해 활동하는 동선을 좀 더 넓혀야 하고, 밤에는 좀 더 나은 수면을 취하기 위한 환경을 만들고 이를 실천하여야 한다.

* 숙면을 위한 방법

숙면을 위해서는 낮 동안 신체를 햇빛에 노출시켜 멜라토닌 분비를 왕성하게 하고 요가, 스트레칭, 필라테스 등으로 심신을 이완시키는 운동을 하면 머리도 맑아지고 기분도 좋다. 숙면을 위해 흔히 취할 수 있는 방법을 나열하면 다음과 같다.

- 규칙적인 취침과 기상을 실천한다. 즉, 평소 수면주기를 잘 지켜야 한다.
- 침실로 새어 들어오는 빛을 완전히 차단하고 실내조명도 꺼야 한다. 조그마한 불빛에만 노출되어도 송과체에서 멜라토닌 분비가 억제되어 수면을 방해하고 깊은 숙면에 도달하기 어렵다.
- 빛뿐 아니라 TV나 라디오, 각종 소음은 계속적으로 뇌를 자극하여 뇌세포가 각성상태가 되어 숙면을 방해한다.
- 취침 3시간 전부터는 커피 등 카페인 음료를 먹지 않는다.
- 취침 2시간 전에 보행이나 가벼운 운동을 20분 정도 한다. 그러나 취침 2시간 전에 과격한 운동을 하면 오히려 깊은 숙면을 방해할 수 있다.
- 만약 야간 배뇨가 잦으면 취침 2시간 전부터 수분섭취를 삼간다.
- 취침 90분 전부터는 자극적인 것을 피해야 한다.
- 취침 1~2시간 전에 땀에 젖을 정도의 과한 운동과 음주는 수면을 방해한다.
- 야식은 비만 등을 야기할 뿐 아니라 위에 부담을 주고, 또 과식을 하면 흔히 식도로 역류해서 수면을 방해한다. 그러나 잠자기 전 트립토판이 풍부한 우유나 치즈를 조금 먹는 것은 수면에 도움이 될 수 있다.
- 자기 전의 샤워는 미지근한 물로 해야 한다. 미지근한 물은 부교감신경을 자극해서 몸을 편안한 휴식상태로 유도해서 숙면을 유도하지만 뜨거운 물 샤워는 교감신경을 자극해서 신체를 각성시켜 숙면을 방해한다.
- 이 밖에도 느슨한 잠옷이 좋다.

2) 정지안정(情志安定)

건강을 유지하기 위해서는 정서적인 안정을 통해 정지情志를 활짝 펴서 음양을 조화시켜야 한다고 하였다. 동의보감에서는 인간의 감정을 나타내는 기쁨喜·성냄怒·근심憂·생각思·슬픔悲·두려움恐·놀람驚의 일곱 가지 사람의 감정 즉, 칠정七情에 대해 언급하면서, 칠정이 지나치면 장기의 기능을 저하시킨다고 하였다. 즉 기쁨이 지나치면 심기心氣를, 성냄은 간기肝氣를, 근심과 생각은 비기脾氣-소화기능를, 슬픔은 폐기肺氣를, 두려움과 놀람은 신기腎氣를 손상시킨다고 하였다.

내경에서는 '마음을 안정시켜 과도한 욕망을 없애고 정서적으로 안정을 하면 생명의 원천인 진기眞氣가 충실해지고, 위기衛氣·면역력·방어력·항상성가 증가하므로 어찌 질병이 침입할 수 있겠는가?'라고 하였다. 또한 편안함과 즐거움으로 일을 하고 스스로 만족할 줄 아는 것이 양생養生의 이치라고 하였다. 내경에서는 칠정 중 부정적인 정서에 속하는 성냄이나 근심, 생각, 슬픔, 두려움, 놀람은 말할 것도 없고, 긍정적인 감정에 속하는 기쁨에 대해서도 경계하고 있다. 기뻐하면 기가 조화로워져 마음이 편해지고 기혈의 순환이 순조로워지는 순기능을 한다. 그러나 과도한 기쁨은 심기心氣를 손상시키고 정신이 흩어져 수렴되지 않으며, 뜻志이 손상되기 때문에 기뻐함에도 반드시 지나치지 않아야 된다고 하였다. 여기에서 과도한 기쁨이란 우리가 흔히 말하는 도박이나 게임, 마약 또는 중독적인 행위로, 지나친 쾌락을 추구하는 것과 관련되는 상태를 말한다.

현대인들이 입버릇처럼 말하는 각종 스트레스도 정서적인 불안에 기인한다. 다시 말하면 스트레스의 원인 중 많은 부분이 외부의 자극이 아니라, 스스로의 정서불안에 기인하는 것이다. 따라서 스트레스를 해소하는 것도 외부의 어떤 자극에 대해 격한 감정을 외부로 표출하는 것이 아니라, 정서적인 안정을 통해 마음을 열고 상대방의 입장을 이해하거나 조금 손해를 보더라도 용서하고 배려하는 것이 스트레스를 푸는 지름길이다.

만약 외부의 자극을 감정이 내키는 대로 분출한다면 오히려 불난 데 기름 붓는 격으로 자기 자신은 물론 상대방에게 해가 되고, 스트레스를 가중시키는 결과를 초래하게 된다. 이해와 용서를 하는 것이 오히려 스스로의 마음이 안정되고 편안하게 해준다. 이해와 용서는 마음의 안정뿐 아니라, 상대를 배려하고 베풀었다는 성취감과 자존감을 갖게 하여 외부의 자극이나 스트레스가 오히려 생활의 활력소가 되고, 개인을 발전시키는 동기가 될 수 있다. 만약 도저히 감당할 수 없는 외부의 자극에 의한 스트레스라면 목표를 줄이거나 아니면 아예 그것을 포기하고 평상시의 일상생활로 돌아가는 것이 스트레스를 벗어나고 또 스스로를 보호하게 되는 것이다.

그러나 대부분의 스트레스가 생활 속의 작은 일이나, 노력하면 이룰 수 있는 일에 대해 마음속으로 갈등하고 고민하고 걱정하는 것들이다. 지금 내게 주어진 일이 아니라, 대부분 일어나지도 않은 조금 후의 일이나 내일을 걱정하고 갈등하는 것이다. 지금 성실히 최선을 다하면 내일은 저절로 굴러가게 마련이다. 지금 최선을 다해 노력하는 사람에게는 기회와 행운이 따르고 결국 성공에 이르게 된다. '실패는 성공의 어머니'라는 격언이 있다. 그러나 지금 최선을 다하지 않으면 실패는 대개 회복할 수 없는 추락이 되고, 혹 요행으로 성공하더라도 일시적으로 그쳐 좌절로 이어지게 된다. 실패는 성실하게 노력하지 않은 자가 포기한 결과이다. 그러나 노력하는 자의 시련이나 좌절은 일시적인 고통은 있겠지만 그 시련과 좌절이 토대가 되고 반면교사가 되어, 성공에 이르는 길잡이가 된다. 마찬가지로 대부분의 스트레스도 주어진 지금의 일을 성실히 할 때 쉽게 해소되는 것이다.

내일에 대한 불안과 걱정이 스트레스라면 그 스트레스의 내면에는 흔히 '내가 혹은 우리가 남보다 반드시 잘 되지 않으면 안 된다.'라는 지나친 욕심이나 조급함 또는 강박관념이 깔려있거나, 혹은 '상대방에게 인정받고 존중받으려는 높은 기대치에 못 미치는 섭섭함'이 깔려있는 경우가 많다. 이것 또한 정서적인 안정이나 편안함 또는 여유와는 상당히 거리가 먼 '욕심이 가득 찬 마음가짐'이다. 마음을 비우면 그만큼 편안해지고 스트레스도 줄어든다. 만약 어떤 형태로든 봉사활동을 꾸준히 할 수 있다면 불안, 걱정 등의 정신적인 스트레스를 해소하고 뿌듯한 보람을 가져주는 좋은 방법이 될 수 있다.

외부에서 가해지는 큰 충격이 아니라, 마음의 갈등이나 정서불안이 스트레스의 원인이라면 생활에서 스트레스를 푸는 방법을 찾아야 한다. 대인관계, 운동, 문화나 취미생활 등을 통해 스스로의 존재감을 높여야 한다. 자존감이 높을수록 사소한 갈등도 줄어들고 그만큼 스트레스도 줄어든다. 꾸준한 운동이나 취미활동은 편안하고 즐거운 마음을 이끌어내고, 스스로의 존재감을 높이게 된다. 또한 대인관계에서 상대를 배려하고 칭찬하는 것을 아끼지 않아야 한다. 칭찬과 갈등은 반비례한다. 칭찬은 긍정적인 사고를 유도하고 또 어떤 형태로든 좋은 에너지가 되어 되돌아오기 마련이다. 상대를 배려하고 칭찬하면 외부에서 가해지는 스트레스가 줄어들 뿐 아니라, 스스로의 자존감을 높여주고 심신의 안정을 가져주기 때문이다.

현대인들이 앓고 있는 많은 질병들의 원인이 신경성이나 스트레스인 것도 정서적으로 불안한 상태가 얼마나 건강에 나쁜 영향을 끼치는지를 말하는 것이다. 암의 원인은 유전적인 면과 환경요인 등 너무나 많은 요소들이 관여해서 한마디로 규정할 수 없다. 그러나 굳이 한마디로 말한다면 스트레스가 그 원인이라 할 수 있다. 스트레스란 정신적 혹은 물리적인 자극이 반복해서 가해지는 것을 말한다. 정신적인 정서불안의 계속적인 자극이나, 외부로부터 가해지는 발암물질을 포함한 각종 해로운 물질의 계속적인 자극이나, 또는 만성질병 등으로 세포나 조직에 만성적으로 반복해서 가해지는 물리적인 자극이 유전자 변이와 암세로를 활성화시키면 결국 암이 발병하는 것이다.

3) 조리음식(調理飮食)

조화로운 음식 섭취가 건강 장수에 필수 조건이다. 약식동원藥食同源이란 말이 있다. 약과 음식물은 근원이 같다는 뜻이다. 특히 한약은 거의 대부분 자연계에서 얻어지는 것으로 음식과 그 근원이 동일하다고 볼 수 있다. 그러나 약 대신에 음식으로 질병을 치료하라는 의미는 아니고, 음식이 질병의 예방과 치료에 약물 복용 못지않게 중요하기 때문에 질병의 예방과 치료에 음식의 적절한 섭취가 반드시 필요하다는 의미일 것이다.

한의학에서는 식이食餌에 대한 섭생에 관해 오미조화五味調和, 음식유절飮食有節 및 식의청담食宜淸談의 3가지를 제시하고 있다. 다음 절에 상술

CHAPTER 02 음식

01 건강과 음식

　인간은 자연의 질서 속에서 자연과 조화를 이루면서 생명활동을 하고 있다. 건강을 유지하기 위해서는 생체리듬을 자연의 질서에 맞추어야 하고, 여기에는 식사·활동·수면이라는 기본적인 3가지 생활섭생을 조화롭게 하여야 한다. 식이食餌는 물론이고, 생활환경에 속하는 활동과 운동, 내일을 준비하는 수면의 중요성은 아무리 강조해도 부족함이 없을 것이다.

　인간의 삶의 질을 판단하는 중요한 기준이 되는 의식주衣食住 중에서 의衣와 주住는 건강보다는 상대적으로 삶의 질에 더욱 가깝고, 이것은 경제적인 여유가 있으면 쉽게 이룰 수 있는 부분이다. 이에 비해 식이食餌는 삶의 질에 관련되지만 의衣나 주住보다는 건강에 더욱 밀접하다고 할 수 있다. 인간이 옷을 입고 잠을 자는 것은 생존에 꼭 필요하고 삶의 질과 문화수준의 척도가 되지만 먹는 것만큼 건강에 직접적으로 중요하지는 않다. 식이食餌는 생명현상을 유지하기 위한 필수조건이다. 사람은 음식물이라는 원료를 섭취하여 세포와 조직, 기관, 장기에 필요한 각종 영양분을 공급하여 피와 살이 되고, 에너지가 되어 생명활동을 영위하는 것이다.

　그러므로 음식물의 섭취는 인간이 살아가기 위한 가장 기본적인 필수조건이고, 생명활동을 영위하기 위해서는 인체가 요구하는 적절한 양을 반드시 공급해야 한다. 음식물을 섭취하여 각종 영양소가 흡수되면 효소나 호르몬의 작용을 받아 각종 생리적 기능을 수행하게 된다. 인체는 필요한 영양소를 골고루 섭취하여야 한다. 만약 어느 특정 식품이나 건강기능식품에 매달려 편식하면 영양의 균형이 무너지고, 우리의 몸도 한쪽으로 치우쳐 건강이 기울어지게 될 것이다.

과거 먹는 문제를 해결하지 못했던 가난한 시절에는 영양부족과 관련된 폐결핵 등의 질병이 만연하기도 했다. 그러나 70년대를 기점으로 점차 생활이 나아지면서 먹을거리가 풍성해졌다. 근래에는 빠르게 돌아가는 일상생활에 인스턴트를 포함하여 식생활이 서구화되면서, 오히려 영양과잉으로 인한 각종 대사질환이 만연하고 있는 실정이다.

건강식이란 편식하지 않고 골고루 균형 있게 먹는 것을 말한다. 자연친화적인 음식물을 선택하고, 인내와 절제를 통해 소박하고 담백한 음식을 먹으면서 음식 고유의 맛을 즐긴다면 자연히 건강과 가까워질 수 있을 것이다.

02 한방과 음식

음식의 기본 맛basic taste은 신맛, 쓴맛, 단맛, 짠맛의 4가지 원미four primary taste이고, 매운맛은 압각壓覺·통각痛覺으로 기본 맛에는 제외된다. 입 안 혀의 표면과 입천장口蓋 그리고 인후咽喉에 산재해 있는 수용체인 미뢰味蕾가 음식과의 접촉에서 일어나는 감각적 반응으로 맛을 느끼게 되고, 또한 음식의 맛뿐만 아니라 그 자극에 대한 쾌감이나 불쾌감도 같이 느끼게 된다. 음식의 기본 맛 외에 보조적인 맛으로 고기국물에 의한 감칠맛도 흔히 사용된다. 감칠맛을 내는 주성분은 글루타민산, 이노신산, 구아닌산, 시스테인 등이다.

혀의 미각부위는 신맛은 혀의 양옆, 쓴맛은 안쪽, 단맛은 혀끝, 짠맛은 거의 전체적으로 느낀다. 또한 맛은 온도에 따라 그 예민하게 느끼는 강도가 다르다. 쓴맛 단맛은 30~40℃의 온도에서 예민하고, 짠맛은 37℃, 매운맛은 50~60℃에서 가장 예민하다.

이러한 음식에 대하여 한의학에서는 오미조화, 음식유절 및 식의청담을 강조하고 있다.

(1) 오미조화(五味調和)

한의학에서는 음식의 맛을 산酸, 신맛·고苦, 쓴맛·감甘, 단맛·신辛, 매운맛·함鹹, 짠맛미의 다섯 가지로 분류하여, 이들 오미五味는 각각 인체에 미치는 영향이 다르다고 기술하고 있다. 오미를 조화롭게 먹으면 건강에 유리하고, 편식하면 질병이 생기기 쉽다고 하였다. 오미 중 매운맛과 단맛은 발산發散하여 양陽이 되고, 신맛과 쓴맛은 용설湧泄, 흘러넘침하여 음陰이 되고, 짠맛은 수렴한다고 하였다.

내경에 기재된 오미조화五味調和를 살펴보면 다음과 같다. 신맛이 넘치면 간기肝氣가 상하고 비기脾氣가 끊기며, 짠맛이 넘치면 뼈와 근육이 상하고 심기心氣가 억제되며, 단맛이 넘치면 가슴이 답답하면서 숨이 차고 신기腎氣를 상하며, 쓴맛이 넘치면 비기가 약해져 위기胃氣가 정체되며, 매운맛이 넘치면 근맥이 이완되고 정신이 아득해진다고 하였다. 그러므로 오미를 너무 넘치지 않게 조화하여 음식을 섭취하면 뼈와 근육, 기혈, 정신 등 인체의 각 조직들을 건강하게 하여 장수한다고 하였다.[01]

또한 음식물의 오미에도 상호작용이 있어 산승신酸勝辛, 감화산甘和酸 등의 작용이 있다고 하였다. 매운 음식에 식초를 치고, 단 음식에 신맛을 첨가하면 부드러워지는 것과 같은 이치이다.

---

01 "(陰之所生 本在五味, 陰之五宮 傷在五味) 是故味過于酸 肝氣以津 脾氣乃絕, 味過于鹹 大骨氣勞 肌短而心氣抑, 味過于甘 心氣喘滿 色黑 腎氣不衡, 味過于苦 脾氣不濡 胃氣乃厚, 味過于辛 筋脈沮弛 精神乃央, 是故謹和五味 骨正筋柔 氣血以流 腠理以密, 如是則骨氣以精 謹道如法 長有天命"

(2) 음식유절(飮食有節)

한의학에서 오미보다 더욱 강조하는 것이 음식유절飮食有節이다. 내경에서 곡식으로 오장육부를 영營하고, 과실로 조助하며, 축畜으로 익益하고 채菜로 충充한다고 하였다. 다시 말하면, 곡식과 콩으로서 탄수화물과 단백질을 섭취하여 인체의 각 기관을 영양하고, 과실로서 비타민이나 무기질의 섭취를 도우며, 가축으로 단백질의 섭취를 더욱 보태고, 야채로 수분과 무기질, 비타민, 섬유소 등의 영양소를 보충한다고 하였다.

또한 이러한 음식들을 정시定時에 그리고 정량定量을 먹을 것을 강조하고 있다. 다시 말하면 곡물·고기·야채·과일 등의 음식들을 규칙적으로 제때에 먹을 뿐만 아니라, 반드시 약간 모자라는 듯 먹음으로써 비위의 소화기능을 돕고, 생체의 리듬과 양기를 보호해야 한다고 하였다.

(3) 식의청담(食宜淸淡)

마지막으로 내경에서 식의청담食宜淸淡을 강조하였다. 마땅히 청담한 음식을 섭취하라는 의미이다. 청담淸淡이란 싱겁고 담백한 음식과 식사량을 작게 하는 소식少食의 의미이다. 또한 청담은 기름지고 진한 맛을 지닌 음식의 섭취를 경계하라는 의미를 포함하고 있다.

청담한 음식을 먹어야 하는 것에는 구체적으로 두 가지를 제시하였다. 첫째, 소진식염少進食鹽 즉, 짠 음식을 삼가고, 둘째, 소식소훈素食少葷 즉, 기름기가 적은 담백한 음식과 자극적이지 않는 음식을 섭취해야 한다고 하였다. 짠 음식을 과식하면 근육과 골격이 상하고 장기적으로는 각종 질병에 시달릴 수 있다고 하였고, 기름기가 많은 식품은 소화기능을 상하게 하고 체내에 습濕과 담痰을 축적시켜 화농성 종기가 잘 생기게 되고, 대사질환에 해당하는 소갈消渴, 당뇨, 편고偏枯, 수족마비에 의한 위축 등 다양한 질병에 노출될 수 있다고 하였다.

그러므로 음식 섭취에 있어 가장 중요한 것은 영양소를 골고루 규칙적으로 섭취하는 것이다. 음식물은 담백한 것이 좋으며, 섭취량은 생명현상을 유지하기 위한 최소한의 음식을 먹는 것이 가장 이상적이다. 다시 말하면 음식을 골고루, 기름지거나 자극적이지 않는 소박한 음식을 싱겁게, 과식하지 않고 적게 먹어야한다.

03 생활환경과 음식

음식문화는 그 사회의 다양한 여건과 환경에 의해 만들어진다. '나'라는 인간이 현재의 환경에서 생존하고 생활하는 것은 결코 우연한 일이 아니고, 연속성을 지닌 인류 역사의 한 지점에 내가 존재한다. '나'는 사회집단의 일원으로 존재하고 생활하며, 또 내일의 후손들에게 '나'를 물려주면서 인류가 지속되는 것이다. 내가 속한 사회·문화적인 환경이 그 지역의 고유한 음식문화를 만들고, 그 속에서 각 개인의 음식습관이나 기호가 형성된다고 할 수 있다.

개인의 기호 또는 습관은 개인이 속한 사회집단의 인종·지역·사회·종교·정치·경제·나이 등의 다양한 생활환경 인자와 함께 생리적인 특성 등이 작용하여 만들어진다. 또 이러한 습관이나 기호를 그 사회를 구성하고 있는 다수의 사람이 공유할 때 풍습이 되고, 전통이 되고, 문화가 된다. 개인의 기호인 식습관은 개인이 속한 사회의 영향을 받고, 그 사회를 구성하고 있는 다수가 유사한 식습관을 공유할 때 음식의 전통과 문화가 형성된다.

또 젊을수록 후미厚味를 좋아하고 나이 들수록 담미淡味를 좋아하는 경향을 나타낸다. 성장기에는 단백질과 지방이 풍부하고 열량이 높은 영양소가 필요하기 때문에 후미에 대한 생리적인 욕구가 높아지고, 나이 들수록 이와는 반대이기 때문이다.

(1) 기후풍토와 음식

생활환경과 관련된 기호의 결과, 더운 지방은 맵고 짠 것을 좋아하고, 추운 지방은 심심하고 싱거운 것을 좋아한다. 더운 지방은 땀으로 염분손실이 많아 맵고 짠 음식으로 이를 보충하고, 이에 비해 추운 지방은 그만큼 염분손실이 적기 때문이다. 음식의 섭취량도 온도에 반비례한다고 한다. 추운지방의 사람들은 추위에 대응하여 신체의 열 생산량을 증가하기 위해 탄수화물과 지방을 많이 섭취하는데, 실제 조사에서도 고당질식이와 그 다음으로 고지방식을 선택하였다고 한다.

강수량이 많은 우리나라를 비롯한 동아시아에서는 쌀을 주식으로 하고 식물성 자원이 풍부하여, 육식보다는 채식을 위주로 생활해왔다. 이와는 대조적으로 강수량이 적고 건조한 지역에서는 목축이 생활의 기본이 되어, 주로 축산물 중심의 육식문화가 발달하였다. 아프리카의 열대 초원지역, 중동지역, 서유럽 지역 사람들은 육식문화가 발달한 육식민족이다. 이러한 음식문화의 차이는 정서적인 차이를 형성하면서 민족성도 달라졌다고 한다. 즉, 농경문화가 발달하고 채식이 위주인 동아시아는 자연을 숭배하고 자연에서 얻는 혜택에 감사하며 생활하여 왔고, 목축과 수렵으로 식량자원을 마련한 지역에서는 자연과 인간이 대립되는 관계에서 모험적·도전적 행위와 비타협적인 민족성이 형성되었을 것이라고 한다.

각 민족이나 지방에는 음식에 대한 터부가 있다. 이러한 금기 식품이 종교적인 이유로 결탁하면 교리와도 같이 반드시 지켜야 하는 율법이 되기도 한다. 그러한 금기 식품은 그 지역의 생존을 위한 합리성이 있는 경우가 많지만 대개 반드시 지켜야만 하는 것도 아니다.

유대인은 돼지와 낙타를 금기시하여 먹지 않는다. 이는 돼지가 초원의 풀을 뿌리째 뽑아 먹어 초지를 폐허화시킬 뿐 아니라, 그 지방의 더운 기온으로 돼지고기가 부패하기 쉽다는 이유 등으로 율법화 되었다. 또 낙타는 운반용 가축으로 생활에 꼭 필요한 동물을 보호하는 수단으로 식용이 금기시되었고, 요르단 강 유역의 한정된 지역에서 생존을 이어왔다. 유대인과 이슬람교도들은 돼지고기를 절대적인 금기 식품으로 간주하고 있다.

서양에서는 월 이름의 철자에 'R'자가 없는 달인 5월~8월May, June, July, August 사이에는 굴이나 그 외의 패류를 먹지 말라는 금기가 있다. 이는 더울 때와 산란기에는 그만큼 음식중독을 일으키기 쉽기 때문에 생긴 실용적인 금기이다. 그러나 냉장고의 보급으로 냉동보관이 가능한 지금은 '반드시 지켜야 할지 어떨지?'는 각자가 알아서 판단할 일이다.

인도의 힌두교도들은 쇠고기를 먹지 않는다. 인도는 인구밀도가 높고 빈부의 차가 심해 절대빈곤으로 기아와 극심한 영양실조로 사망하는 인구가 허다한 지역이다. 소가 종교적인 이유로 절대적인 금기 식품으로 간주되어 소가 그 땅의 주인인양 도로를 유유히 산책하고 있는 풍경이 이채롭다.

(2) 소득과 음식

경제적으로 여유가 있을수록 또 어촌의 주민은 농촌이나 산촌의 주민에 비해 단백질 섭취를 많이 한다고 한다. 당연히 이들의 소변에서 배출되는 질소량은 상대적으로 높다. 식생활의 질을 결정하는 가장 직접적인 것은 경제적 조건이다. 수입이 낮을수록 총 지출비에서 식품비가 차지하는 비율이 증가한다. 우리가 흔히 사용하는 '엥겔지수'는 총 수입 중에 식품비가 차지하는 비율을 말한다. 어느 나라 어느 지역이든 경제적으로 여유가 있을수록 엥겔지수가 낮아지고, 지출되는 식품비 중에서 주식비보다 부식비의 비율과 외식비가 높아진다.

경제적인 형편에 따라 열량을 제공하는 탄수화물, 지방, 단백질의 3대 영양소의 열량구성비에도 차이가 난다. 즉, 소득이 많을수록 에너지의 섭취에 있어서 탄수화물보다 지방과 단백질의 비율이 높아지는 것이다. 2010년, 한국영양학회에서 '에너지

적정비율'을 발표하였다. 여기에 의하면 에너지의 비율을 탄수화물 55~70%, 단백질 7~20%, 지방 15~25%로 섭취할 것을 권고하고 있다.표 2-02. 2009년 보건복지부의 국민건강통계에 의하면, 과거 경제적으로 어려웠던 70년대 초중반까지는 탄수화물의 섭취가 총에너지의 80% 이상이었던 것에 비해 80년대 중반에는 70%로, 90년대 중반 이후 현재까지 65% 내외이며, 지방은 5%에서 19% 내외로, 단백질은 12%에서 15% 내외로 변하였다.표 1-02

이와 같이 우리의 식생활이 풍요로워지면서 청소년들의 발육상태가 좋아져 체격이 현저하게 증가하였다. 교육과학부 통계와 청소년정책연구원에 의하면 17세 청소년들의 신장은 과거 60~70년대에 비해 90년대 중반에는 남자 7cm, 여자 3cm 정도 증가하였고, 이후 2010년에는 남자 3cm, 여자 2cm 더 커진 것으로 나타나, 17세 청소년들의 신장이 2010년도에는 60년대에 비해 남자 약 11cm, 여자 5cm 정도 커진 것으로 나타났다. 또한 체중도 신장의 증가에 맞추어 60년대에 비해 90년대에는 남자 8kg, 여자 3kg이 증가하였고, 이후 2010년에는 남자 4kg 증가하고 여자는 0.8kg 감소하였다.표 1-03

이렇게 체격이 커진 이유는 경제성장에 맞추어 영양상태가 향상되었기 때문이다. 또한 이러한 결과의 중요한 원인은 단백질과 칼슘 섭취의 증가 때문이고, 그중에서 가장 결정적인 역할을 한 것은 우유의 소비량이 급격하게 증가한 때문으로 생각된다. 물론 체격이 크다고 체력이 나아진 것은 아니다. 현재 중고등학교의 교육현실이 생활체육과는 무관하게 입시위주의 교육에 치우쳐있어, 오히려 과거에 비해 체력은 뒤쳐진다는 지적이 많은 실정이다.

과거에 비해 단백질과 지방의 섭취가 증가하였고, 열량이 높은 인스턴트식품을 비롯한 가공식품을 많이 섭취하여 체격이 많이 향상되었다. 그러나 이에 따른 부작용도 늘어나고 있다. 에너지의 과잉섭취로 인한 소아 비만, 소아 당뇨 등의 증가와 함께 육식 위주의 식사에 의한 성인들의 동맥경화, 고혈압 등 심장순환기계 질환과 당뇨, 통풍 등 각종 대사질환, 대장암 등 각종 질병에 시달리는 부정적인 면도 경계하여야 한다.

표 1-02 **3대 영양소의 열량구성비**

	에너지(kcal)	탄수화물(%)	단백질(%)	지방(%)
1950년	2,416	83.2	12.3	4.5
1960년	2,378	81.1	12.4	6.5
1970년	2,149	80.8	12.0	7.2
1975년	2,020	80.0	12.0	8.0
1980년	2,039	77.3	13.1	9.6
1985년	1,930	70.8	15.4	13.8
1990년	1,869	67.7	16.9	13.9
1993년	1,848	65.2	15.7	18.0
2001년	1,897	65.8	15.1	19.1
2005년	1,979	64.2	15.5	20.3
2009년	1,883	66.4	14.6	18.0

자료 : 2009 국민건강통계 보건복지부

표 1-03 **청소년의 신장 및 체중 변화**

		신장(cm)				체중(kg)		
		1963	1993	2008	2010	1963	1993	2010
13	남	147.0	158.6	–	165.42	36.4	48.9	55.02
	여	145.0	155.6	–	158.97	38.6	48.2	49.34
14	남	148.7	164.4	169.1	170.13	40.4	54.2	60.87
	여	145.5	157.4	157.1	160.69	41.9	51.0	51.77
15	남	157.8	168.4	168.8	172.85	49.0	58.5	63.46
	여	153.9	158.3	160.5	161.45	46.8	52.7	53.06
16	남	160.5	169.9	173.3	173.19	–	60.4	64.67
	여	155.9	158.8	160.8	161.35	46.4	53.5	53.18
17	남	163.0	170.9	173.9	174.49	54.6	62.6	66.75
	여	156.5	159.0	161.2	161.45	51.1	54.1	53.31

자료 : 교육과학기술부 · 한국교육개발원, 《교육통계연보》, 2010년 한국청소년정책연구원

(3) 스트레스와 영양

건강을 담보하는 기본조건은 식사·운동·수면이다. 그러나 이러한 기본조건 외에도 쾌적한 주거환경이나 청결한 위생과 같은 생활환경은 건강을 촉진하는 인자이고, 또한 일이나 지식의 습득 등으로 오는 성취감이나 기쁨, 행복감 등의 정신적인 만족감도 건강을 촉진시키는 인자가 된다.

우리의 몸은 출생 직후 영유아기의 발육단계부터 성인에 이르기까지 건강 촉진인자와 건강에 해를 끼치는 인자 즉, 스트레스와 함께 뒤엉켜 생활하고 있다. 스트레스는 실연이나 좌절, 대인관계 등에서 생길 수 있는 심리적 스트레스와 외상, 화상, 수술, 만성질병의 조직변형 등 여러 가지 요인에 의해 생기는 물리적 스트레스가 있다.

신체가 이러한 스트레스에 노출되면 우리의 몸은 스트레스에 대항하기 위해 항상성homeostasis을 작동하여 평형상태를 유지하려고 노력한다. 그러나 스트레스가 너무 강하거나 장기간에 걸쳐 계속적으로 작용하면 생체가 제어할 수 있는 한계를 초과하여 항상성의 평형유지가 어렵게 되어, 많은 문제를 일으키고 영양대사에까지 지장을 초래하게 된다.

1) 물리적 스트레스

질병이 중하거나 심한 빈혈, 외상, 화상 등으로 강한 물리적 스트레스를 받게 되면 신체는 항상성 시스템이 작동하여 평형상태를 유지하도록 대처한다. 즉, 생체가 물리적 스트레스를 받으면 기초대사를 항진시켜 체내에 저장되어 있는 에너지를 방출하여 평형상태를 유지하려고 한다. 또한 생체의 회복에 필요한 새로운 에너지는 아미노산에서 동원된다.

이러한 대사의 항진으로 장기의 기능이 보존되고, 각종 호르몬의 작용에 의해 아미노산이 분해되며, 분해된 아미노산은 새로운 단백질을 합성하여 상해조직의 보수가 이루어진다. 또한 단백질 대사는 호르몬의 작용으로 아미노산이 분해되는 이화작용의 방향으로 이루어지기 때문에, 물리적 스트레스의 강도에 따라 요尿 중 질소량이 증가하게 된다. 이와 같이, 물리적 스트레스에 대해 생체는 대사항진과 함께 에너지를 발생시켜 지속적으로 방어하는 것이다.

물리적 스트레스에 대한 항상성의 발현은 한의학의 병리 이론에서 말하는 음허화동陰虛火動이나 혈허열血虛熱, 기허열氣虛熱 등과 유사하며, 생체가 손상되거나 부족한 것을 보상하고 회복하기 위한 반응 즉, 자연치유력 과정에 일어나는 현상이라 할 수 있다.

2) 심리적 스트레스

노여움, 고민, 슬픔, 공포, 압박감 등 심리적 스트레스를 받게 되면 일의 능률이 떨어지고 식욕이 없어져, 계속되면 체중도 감소된다. 물론 신경성 식욕부진뿐 아니라, 이와는 반대로 마음의 안정이나 불만을 해소하기 위해 과식이나 폭식을 하여 비만증을 유발하기도 한다. 또한 히스테리성 경향으로 욕구불만을 채우기 위해 폭식을 한 후, 의도적으로 구토를 하여 음식을 뱉어내기도 한다.

스트레스에 노출되면 부신에서 '코르티졸' 호르몬의 분비가 증가하여 지방분해가 억제되면 체지방이나 복부지방이 증가한다. 또 계속되는 스트레스는 뇌하수체에서 분비되는 식욕억제호르몬인 '렙틴'의 분비를 교란시켜 포만감을 잘 느끼지 못하고, 항노화 호르몬인 'DHEA'의 결핍을 초래한다. 이런 결과로 과식과 폭식으로 스트레스를 보상하려고 한다.

인체는 배가 고프면 시상하부 외측에서 분비되는 호르몬인 '그렐린'이 섭식을 유도하고 또 음식을 섭취하여 혈당이 일정 농도에 이르면 포만중추가 반응하여 시상하부 내측핵에서 '렙틴'이 분비되어 포만감을 느끼게 되는데, 만성적인 스트레스는 이러한 호르몬을 교란시켜 포만감을 느끼지 못하고 폭식을 하게 되는 것이다.

이와 같이 심리적 스트레스는 섭식이상을 초래하여 가끔 체중감소나 영양실조를 일으키기도 하고, 많은 경우 과식이나 폭식으로 비만을 일으키고 여러 가지 대사질환에 노출되기 쉬운 환경이 된다.

(4) 공해와 오염식품

우리나라는 1960년대 이후 산업화가 급속도로 진행되면서 국민경제가 나아지기 시작했다. 80~90년대를 지나면서 우리들의 살림살이도 과거에 비해 윤택해졌다. 그러나 1997년 말 외환위기를 맞아 국제통화기금IMF에 구제 금융을 요청하면서 한차례 큰 홍역을 치렀고, 또 2006말 미국의 금융 붕괴 이후 세계경제가 위축되면서 2014년 현재까지도 유럽을 비롯한 전 세계에 영향을 끼치고 있다. 국가 경제의 큰 부분을 무역에 의존하는 우리나라도 그만큼 힘겨워진 게 현실이다. 그러나 2007년 국민소득 2만$2014년 24,000$을 넘어서면서 우리나라도 선진국 대열에 들어섰고, 힘든 경제여건에도 불구하고 그만큼 풍족한 식생활을 누리고 있다.

1) 환경오염

우리들의 환경은 신선한 먹을거리를 위협하고 있는 실정이다. 석유를 비롯한 각종 화학공업과 관련된 공장폐기물, 농약 등이 토양과 물을 오염시키고 있다. 가공식품에 들어있는 수천 가지 식품첨가물과 음식점 주방의 오염된 위생환경도 경계해야 한다. 이뿐 아니라 각종 중금속, 사료에 들어있는 항생물질 등의 해로운 유기화합물, 방부제, 살충제, 방사능 등도 토양을 오염시키고 있고, 최근에 대두되고 있는 초미세먼지도 우리의 자연환경을 더럽히고 있다.

석유화합물의 연소, 공업용 화학물질, 전기제품, 의약품, 제지 등의 다양한 산업계에서 수은이 방출되어 환경을 오염시키고 있다. 수은은 메틸수은methyl-mercury의 형태로 인체 내에서 중독을 일으켜 중추신경을 비롯한 각종 신체 부위에 심각한 장애를 야기한다. 카드뮴은 충전지, 플라스틱, 페인트 등의 재료이고 인산비료와 하수구

침전물에도 함유되어 있다. 카드뮴에 중독되면 골격의 탈칼슘 decalcification이 일어나 뼈에 통증을 지속적으로 호소하는 '이따이이따이 병'을 일으킨다. 납은 페인트, 자동차 매연, 비료를 사용한 지역의 폐수찌꺼기 등에 함유되어 있다. 납중독은 빈혈, 신장질환과 신경조직에 손상을 일으킨다.

2) 식량부족과 오염식품

지구는 식량부족에 시달리고 있고, 이를 해결하기 위해 유전자조작이나 각종 농산물에 여러 가지 살충제를 비롯한 농약을 사용하여 생산성을 높이고 있다. 현재 사용되고 있는 수많은 다양한 농약은 화학구조가 다르고, 살충목적이 다양하다. 살충제는 벌레, 곤충, 곰팡이를 비롯한 각종 미생물을 죽일 뿐 아니라, 이 중 많은 살충제들이 사람에게도 해를 끼친다. 이러한 살충제와 농약의 무자비한 살포는 식품과 자연환경을 오염시키고, 인체가 이를 흡입하거나 식품을 통해 오염되면 작은 양은 간에서 무독물질로 처리되어 소변을 통해 체외로 배출하지만, 그 양이 이를 초과하면 그 분해산물이 체내에 축적되어 다양한 병리현상을 일으킨다. 중추신경의 장애를 일으킬 수 있고, 발암물질 carcinogen이 되어 암을 발생시키기도 하며, 기형물질 teratogens이 되어 기형아를 출산하기도 한다.

식용 가축과 어류의 사료에 사용되는 항생물질이나 호르몬제도 결국 우리 몸속으로 되돌아와, 건강을 위협하게 된다. 항생제의 내성은 약물의 무분별한 남용도 문제되지만, 우리가 먹는 식품에 함유된 항생제 성분도 원인이 된다. 사료에 항생물질이나 호르몬제를 섞는 것은 폐사를 줄이고, 동물의 체중을 늘려 생산량을 높이기 위한 수단이지만 결국 사람을 공격하게 되는 것이다.

3) 방사능물질

이밖에도 1986년 소련의 체르노빌 핵사고, 2011년 일본의 후쿠시마 원전사고, 핵

실험에 의한 방사성물질의 낙진, 원자력 발전 과정, 의료용 방사선 동위원소의 폐기물 등 우리의 환경은 방사능에도 완전하게 안전할 수는 없다. 특히 후쿠시마 원전사고는 사고 난 지 3년이 지난 지금까지도 계속 방사능을 바다로 배출시키는 커다란 재앙을 일으키고 있다. 일본은 이미 중북부가 방사능으로 오염되어 사람이 살 수 없는 땅으로 변했다는 말이 떠돌 정도이다. 후쿠시마에서 계속 유출되는 방사능은 심각한 해양오염을 일으켜 각종 어류를 비롯한 해산물의 안전성을 담보할 수 없을 정도로 이웃 나라를 비롯한 인류에 큰 피해를 입히고 있다. 우리 국민들도 방사능에 오염된 각종 식품에 노출되지 않도록 각별히 경계하여야 한다.

4) 미세먼지, 초미세먼지

최근에는 우리가 숨 쉬는 공기에 희뿌연 연무현상이 자주 발생하여 낮에도 안개가 낀 듯 시야가 흐리고 건강을 위협하는 날이 자주 발생한다. 이러한 현상은 특히 봄에 심하고, 겨울철 비교적 따뜻한 날에 대륙에서 날아오는 편서풍과 함께 날아오는 각종 산업 오염물질이 공기 중의 수증기에 함유되어 있다. 이러한 현상은 적어도 향후 20~30년은 지속될 것이라고 한다. 중국의 산업구조가 바뀌고 오염에 대한 각성을 기대해 본다. 중국 대륙의 영향이 적은 북풍이나 북서풍이 부는 추운 겨울날에는 상대적으로 비교적 맑은 공기를 유지한다. 이러한 연무 현상의 주범은 초미세먼지이다.

먼지는 대기 중에 떠다니거나 흩날리는 입자상의 물질로 분진이라고도 한다. 보통 $0.1~500\mu m$의 크기의 입자이며, 아래로 가라앉기 쉬운 강하분진과 입자가 가볍고 미세하여 장기간 대기 중에 떠다니는 부유분진이 있다. 또 미세한 먼지는 입자의 크기가 머리카락 굵기 $70~100\mu m$의 1/7인 미세먼지와 1/30 이하인 초미세먼지로 분류한다. 특히 초미세먼지는 우리 몸이 걸러낼 수 없을 정도로 미세하기 때문에 호흡기로 들어가면 폐 속에 달라붙어 염증을 일으켜 각종 폐 질환을 유발하고 악화시킨다. 초미세먼지가 모세혈관을 통해 혈액으로 들어가면 혈액의 점도가 증가하여 응고되기 쉽고 동맥경화 등 심혈관계에도 나쁜 영향을 일으키기도 한다.

미세먼지는 입자의 크기가 PM_{10} particulate matter less than 10㎛, 지름 10㎛ 미만이고, 초미세먼지는 $PM_{2.5}$ 지름 2.5㎛ 미만를 기준하고 있다. PM_{10} 미만의 미세먼지는 우리 눈에 보이지 않을 정도로 가늘고 작은 크기로서, 인체에서 걸러낼 수 없을 정도로 미세하다. 미세먼지, 특히 초미세먼지는 사람의 기관지를 통과하여 폐포까지 깊숙하게 침투해 각종 호흡기 질환을 일으키고 악화시키며, 또한 면역 기능을 떨어뜨린다. 이러한 먼지는 주로 산업, 운송, 주거활동 등에 의한 연소 혹은 기타 공정으로 배출되거나, 1차 배출된 가스형태의 오염물질이 변환되어 생성된다. 이들 먼지 속에는 황산염, 질산염, 암모니아 등의 이온 성분과 금속화합물, 탄소화합물과 함께 납, 카드뮴, 수은을 포함한 각종 중금속 등의 유해물질로 이루어져 있다.

발생된 먼지는 공기 중에 떠돌아다니다가 식물의 잎에 부착되어 잎의 기공을 막고 햇빛을 차단하여 식물 생육에 악영향을 미치고, 호흡을 통해 인체에 침입하여 기관지 및 폐에 부착된다. 인체에 들어온 미세먼지 중 일부는 기침, 재채기, 섬모운동 등에 의하여 제거되지만 일부 특히 초미세먼지는 기관지를 통과하여 중금속을 비롯한 각종 유해물질과 함께 폐포에 침착되고 축적되기 쉽다. 기관지를 통과할 수 있는 $0.1 \sim 1㎛$ 크기의 먼지가 폐포에 침착되는 비율이 가장 높다.

이와 같이 초미세먼지는 직경 2.5㎛입자로 머리카락 70~100㎛의 1/30~50이하의 직경으로 특수 마스크가 아니면 피부나 점막, 호흡기를 마음대로 침투할 수 있는 크기이다. 대부분 세계의 공장이라는 중국대륙에서 기류에 섞여 날아온 초미세먼지에는 각종 화학물질과 오염물질을 함유하고 있다. 여기에 노출되면 기침, 가래, 기관지염, 호흡이 가쁘고, 폐상피세포손상과 염증을 일으키고 장기간 반복해서 노출되면 폐 기능 저하·만성폐쇄성 폐질환·폐암 발생의 위험이 증가하게 된다. 평소 기관지염, 천식, 아토피 등을 앓고 있는 환자는 그 증세가 더욱 심해지는 것은 물론이다. 초미세먼지를 호흡기가 아닌 식품을 통해 섭취했을 때에는 유해물질이 더 쉽게 체내에 축적되므로 오염되지 않도록 하여야 한다.

'초미세먼지 주의보'가 발효된 날은 식약청이 인정한 황사마스크를 쓰는 것이 좋다. 황사마스크는 미세입자를 걸러내고 공기가 새지 않는 성능을 지닌 일회용으로, 세탁하면 모양이 변형되어 그 기능을 유지할 수가 없다. 또 외출 후에는 손과 피부, 점막입 안과 콧속을 씻는 노력이 필요하고 또한 음식물이 초미세먼지에 오염되지 않도록 주의하여야 한다.

세계보건기구에서는 미세먼지를 1급 발암물질로 규정하고 있고, 미세먼지의 농도가 증가할수록 폐암의 발생률이 증가한다고 보고하고 있다. 우리나라에서는 기상청에서, 미세먼지 예보는 환경부에서 하였으나, 2014년 2월 14일부터 기상청 환경기상통합예보실에서 하고 있다. 아래의 표 1-04는 기상청의 황사 농도 기준이고, 표 1-05는 환경부의 미세먼지 예보 등급이다.

표 1-04 **황사 농도 등급**

옅은 황사	* 청색 0~199μg/m³ * 녹색 200~399μg/m³	–
짙은황사	* 주황색 400~799μg/m³	황사주의보 : 1시간 평균농도 400μg/m³ 이상 2시간 이상 지속 예상될 때
매우짙은 황사	* 적색 800μg/m³~	황사경보 : 1시간 평균농도 800μg/m³ 이상 2시간 이상 지속 예상될 때

표 1-05 **미세먼지 PM₁₀예보 등급**

예보구간		좋음	보통	약간 나쁨	나쁨	매우 나쁨	
예측농도 (μg/m³ · 일)		0~30	31~80	81~120	121~300	201~300	301~
행동 요령	노약자	–	–	장시간 실외활동 가급적 자제	무리한 실외활동 자제	실외활동 제한	실내생활
	일반	–	–	–	장시간 무리한 실외활동 자제	실외활동 자제	실외활동 제한

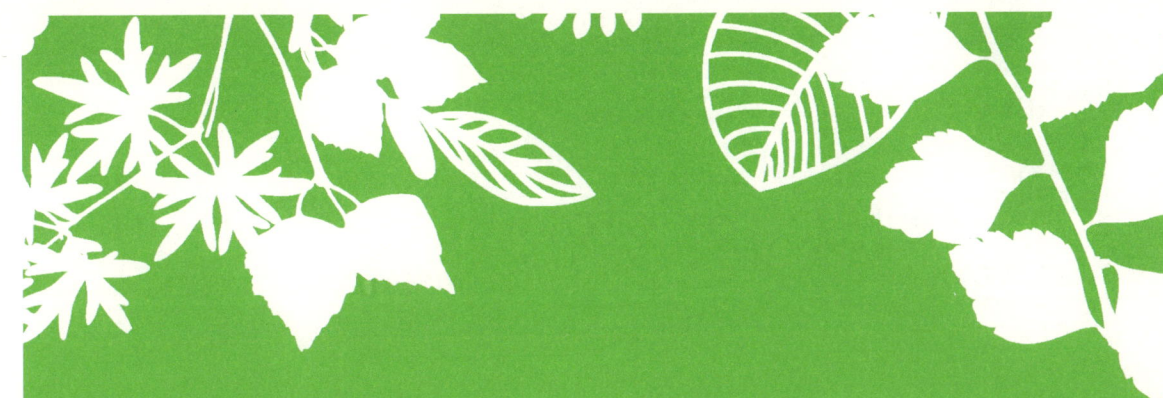

PART 02

영양소

신체는 성장과 유지, 체온조절, 활동 등 체내에서 일어나는 모든 신진대사와 일상생활을 수행하기 위해
일정한 에너지가 필요하다. 에너지는 개인의 나이, 체격, 체조직 구성, 활동량, 성장기, 임신 등에 따라 달라진다.
건강을 유지하기 위해서는 음식물로 섭취되는 에너지와 생명을 유지하기 위한 각종 신진대사, 발열 및 신체활동에
소비되는 에너지가 균형을 이루어야 한다. 이러한 에너지 요구량은 기초대사율과 활동 에너지 및
음식물의 발열작용에 필요한 식이성발열 에너지를 합한 것이다.
영양소는 크게 6대 영양소로 분류하고, 이들 영양소는 생장 발육 활동 등 체내 대사과정에 필요하다.
영양소는 기능면에서 에너지원이 되는 열량영양소와 신체를 구성하는
구성영양소 및 생리활동을 조절하는 조절영양소로 나눈다. 열량영양소인 탄수화물·지방·단백질은
에너지를 공급하여 생명활동의 동력으로 사용되고, 구성영양소인 단백질·무기질·일부의 지방은
조직·혈액·골격 등을 만드는데 사용되며, 조절영양소인 무기질·비타민·일부의 아미노산과 지방산은
생리기능을 활성화하는 조절작용을 수행한다.

CHAPTER 01 에너지와 영양소

01 에너지

에너지는 3대 기본영양소인 탄수화물, 단백질, 지방에서 얻는다. 이 중 탄수화물과 단백질은 4kcal/g의 열량을 방출하고, 지방은 9kcal/g의 열량을 방출한다. 신체는 성장과 유지, 체온조절, 활동 등 체내에서 일어나는 모든 신진대사와 일상생활을 수행하기 위해 일정한 에너지가 필요하다. 또 이러한 에너지의 필요량은 개인의 나이, 체격, 체조직 구성, 활동량 등에 따라 달라진다. 성장기나 임신 중에는 적절한 성장을 위한 에너지가 추가로 필요하고, 성인은 원활한 신진대사 및 활동을 위한 에너지를 필요로 한다. 건강을 유지하기 위해서는 음식물로 섭취되는 에너지와 생명을 유지하기 위한 각종 신진대사, 발열 및 신체활동에 소비되는 에너지가 균형을 이루어야 한다. 섭취에너지와 소비에너지 간의 균형은 체내 에너지 저장량에 영향을 미치고, 장기간의 에너지 불균형은 신체구성 성분의 변화와 체형·체중의 변화를 초래한다.

(1) 에너지 요구량

사람의 1일 에너지 요구량은 기초대사율 basal metabolic rate, BMR과 활동에 필요한 에너지 및 음식물의 발열작용에 필요한 에너지를 합한 것이다. 기초대사율은 식사하지 않은 상태에서의 에너지 소비량이고, 활동에너지는 신체활동에 필요한 에너지이며, 식이성발열 diet induced thermogenesis, DIT은 음식섭취에 의해 기초대사량 이상의 에너지 소비를 의미한다.

기초대사율은 총 에너지 요구량의 2/3를 차지하는데 체격키·체중, 나이, 성별, 생활습관에 따라 결정된다. 활동에너지는 총 에너지 소모의 1/3이며 시간당 1.5~8.5kcal/kg이다. 이밖에도 질병을 앓고 있는 경우에는 추가적인 에너지 소비량이 요구된다. 예를 들어, 발열이나 감염이 있는 환자는 활동에너지는 저하되지만 산소 소비량이 증가하여 1일 에너지 요구량은 아프지 않을 때보다 조금 더 증가한다.

(2) 에너지원 대사

에너지원이 되는 3대 영양소인 탄수화물, 지방 및 단백질은 각각 4kcal/g, 9kcal/g, 4kcal/g의 에너지를 갖고 있다. 이들 영양소는 체내에서 산화되면서, 에너지를 방출하고 탄산가스, 물 및 암모니아가 생성된다. 이렇게 생성된 총에너지의 60%는 열에너지heat energy로서 이 중 일부는 체온조절에 사용되고, 나머지 40%는 화학에너지chemical energy를 생성한다. 화학에너지는 ATPadenosine triphosphate, 아데노신3인산에 의해 에너지로 사용된다.

ATP는 모든 생물의 세포 내에 존재하는데, ATP는 작은 분자에 높은 에너지를 저장하였다가 필요에 따라 가수분해하여 에너지를 방출한다. ATP가 에너지를 생성하는 과정은 ATP 한 분자가 가수분해 되어 ADP가 생성되면서 11~13kcal의 에너지를 방출하고, 또 ATP에서 인산이 하나 떨어져 나가고 생긴 ADP도 필요에 따라 가수분해 되면서 AMP가 생성되고 11~13kcal의 에너지를 방출하여 생명활동에 사용된다. 또한 ADP는 호흡을 통해 유기물을 분해하면서, 그때 나오는 에너지를 이용해 ADP를 ATP로 만들어 쉽게 저장하였다가 필요할 때 가수분해하여 에너지로 사용하게 된다.그림 2-01

$$ATP + H_2O \rightarrow ADP + H_3PO_4 + 11\sim13kcal/mol$$
$$ADP + H_2O \rightarrow AMP + H_3PO_4 + 11\sim13kcal/mol$$

* AMP(adenosine monophosphate): 아데노신에 1개 인산기 * ADP(adenosine diphosphate): 아데노신에 2개 인산기
* ATP(adenosine triphosphate): 아데노신에 3개 인산기

그림 2-01 **ATP로부터 에너지를 만드는 과정**

    3대 영양소가 에너지로 동원되는 순서는 탄수화물, 지방, 단백질의 순서로 산화된다. 그러나 우리 신체가 필요로 하는 에너지보다 더 많은 양의 에너지를 섭취하면 잉여 에너지는 체지방으로 전환되어 체내에 축적된다. 다시 말하면 과다하게 섭취한 탄수화물, 지방, 단백질은 과다한 만큼 지방으로 전환되어 체내에 축적된다.

    알코올은 산화되면서 에너지를 방출하지만 체내에 축적되지는 않는다. 알코올은 7kcal/g의 열량이 발생하는데, 에탄올ethanol → 아세트알데하이드acetaldehyde → 아세테이트acetate, acetic acid → 탄산가스CO_2 + 물H_2O로 산화된다. 이 과정에 생성된 아세트알데하이드가 간장, 중추신경계, 심혈관계, 호르몬 대사 이상, 만성질환의 악화 등을 일으키는 주범이다. 즉, 주독酒毒이나 숙취해소의 일차목표는 아세트알데하이드를 제거하는 것이다. 또한 과음을 하면 에너지로 사용되어야 할 영양소가 알코올로 대체replace되어, 잉여 영양소가 지방산을 증가시켜 이로 인해 케토산증ketosis, 지방간fatty liver, 고지혈증hyperlipidemia을 일으킨다.

    과다하게 섭취한 탄수화물은 글리코겐glycogen으로 합성되어 간장약 100g과 근육약 200g에 저장되는데, 이를 초과하면 지방으로 전환되어 지방조직에 축적한다. 과다 섭취한 지방은 쉽게 체지방으로 저장되고, 단백질 역시 지방으로 전환되어 축적되고 이때 생성된 암모니아는 요소로 전환되어 소변으로 배설된다. 지방세포는 지방이 축적되면 될수록 많이 커지며, 커지는 정도도 경계가 없을 정도로 계속 커지게 된다.

02 한국인의 영양섭취기준

우리나라 보건복지부에서는 3년에 한 번씩 한국인의 영양권장량을 발표하고 있고, 2010년 한국영양학회에서 한국인 영양섭취기준을 발표하였다. 이 발표에서 사용한 체위기준은 소아와 청소년의 경우 2007년 질병본부가 제시한 성장 발육 표준을 사용하였고, 성인과 노인은 산업자원부 기술표준원 자료에 근거해 2005년 제정한 체위을 기준한 것이다. 표 2-01

또한 탄수화물과 단백질 및 지질의 영양섭취기준은 다른 영양소와 달리 서로 간의 균형이 중요하므로 에너지적정비율Acceptable Macronutrient Distribution Ranges : AMDR을 설정하여 제시하였다. 표 2-02

표 2-01 **한국인 영양섭취 기준 설정을 위한 체위기준**

연령		신장(cm)	체중(kg)
영아(개월)	0~5	60.3	6.2
	6~11	72.2	8.9
유아(세)	1~2	86.1	12.2
	3~5	107.0	17.2
6~8세	남자	122.2	25
	여자	121.0	24.6
9~11세	남자	139.0	35.7
	여자	140.0	34.8
12~14세	남자	158.8	50.5
	여자	155.9	47.5
15~18세	남자	171.4	62.1
	여자	160.0	53.4
19~29세	남자	173	65.8
	여자	160	56.3
30~49세	남자	170	63.6
	여자	157	54.2
50~64세	남자	166	80.6
	여자	154	52.2
65~74세	남자	164	59.2
	여자	151	50.2
75세이상	남자	164	59.2
	여자	151	50.2

자료: 2007년 질병본부 및 2005년 산업자원부 기술표준원

표 2-02 **한국인 영양섭취기준(Dietary Reference Intakes for koreans)-에너지적정비율**

영양소	1~2세	3~18세	19세 이상	비고
탄수화물	55~70%	55~70%	55~70%	
단백질	7~20%	7~20%	7~20%	
지질 총지방	20~35%	15~30%	15~25%	
n-6계 지방산	4~8%	4~8%	4~8%	
n-3계 지방산	1% 내외	1% 내외	1% 내외	
포화지방산*	-	-	4.5~7%	
트랜스지방산*	-	-	1% 미만	
콜레스테롤*	-	-	300mg/일 미만	목표섭취량

* 1~2세 3~18세 섭취기준을 설정할 과학적 근거가 부족함
자료: 한국영양학회, 한국인영양섭취기준위원회, 2010

영양학회가 발표한 한국인 영양섭취기준은 한국인들이 건강을 유지하고 질병을 예방하는데 필요한 영양소 섭취 수준을 제시하는 기준이다. 이러한 영양섭취기준Dietary Reference Intakes : DRIs, 표 2-02에는 평균필요량, 권장섭취량, 충분섭취량 및 상한섭취량의 4가지로 구성하여 제시하였다.

이 중 평균필요량Estimated Average Requirement : EAR은 대상 집단을 구성하는 건강한 사람들의 절반에 해당하는 사람들의 일일 필요량을 충족시키는 값으로 대상 집단의 필요량 분포치 중앙값으로부터 산출한 수치이다. 따라서 평균필요량은 개인의 영양섭취 목표로 사용하지 않고, 평소 평균필요량 미만인 사람의 비율을 최소화하는 것을 목표로 한다.

권장섭취량Recommended Nutrient Intake : RNI은 평균필요량에 표준편차의 2배를 더하여 정한 양이다. 따라서 권장섭취량은 개인의 영양소 필요량을 의미하는 것이 아니라 한 집단을 대상으로 그 집단 거의 모든 사람들의 필요량을 충족시킬 수 있도록 책정된 양을 의미하기 때문에 그 집단의 평균적인 필요량보다 많은 경향이 있다. 그러므로 권장섭취량은 개인보다는 국가나 지역사회의 인구집단에서 식이섭취를 평가하거나 식량, 영양정책의 수립, 식사 계획, 식사의 질적인 평가, 일반인이나 학교에서의 영양교육, 식이지침 개발, 영양표시의 기준치 등에서 기준치로 활용된다.

충분섭취량Adequate Intake : AI은 영양소에 대한 정확한 자료가 부족하거나 필요량의

중앙과 표준편차를 구하기 어려워 권장섭취량을 산출할 수 없을 경우에 제시한 양이다.

상한섭취량Tolerable Upper Intake Level : UL은 인체 건강에 유해 영향이 나타나지 않는 최대 영양소 섭취 기준으로 이보다 더 많은 양을 섭취하면 건강에 나쁜 영향을 끼칠 수 있다는 자료가 있는 경우에 설정한 것이다. 즉, 과량 섭취하면 건강에 해롭다는 자료가 있을 경우에 상한섭취량을 설정한다.

다음은 사단법인 한국영양학회가 발간한 '한국인 영양섭취기준 개정판, 2010'에서 발표한 내용이다. 표 2-03

표 2-03-1 한국인 영양섭취기준(Dietary Reference Intakes for Koreans)

나이	성별	에너지 (kcal/일)	단백질 (g/일)		식이섬유 (g/일)	수분 (ml/일)	비타민A (μgRE/일)			비타민D (μg/일)		비타민E (mga-TE/일)		비타민K (μg/일)	비타민C (mg/일)		
		필요추정량	EAR	RNI	AI	AI	EAR	RNI	UL	AI	UL	AI	UL	AI	EAR	RNI	UL
1~2(세)		1,000	12	15	10	1,100	200	300	600	5	60	5	100	25	30	40	350
3~5		1,400	15	20	15	1,400	230	300	700	5	60	6	140	30	30	40	500
6~8	남자	1,600	20	25	20	1,800	300	400	1,100	5	60	8	200	45	40	60	700
	여자	1,500	20	25	15	1,700	280	400	1,000	5	60	7	200	45	50	60	700
9~11	남자	1,900	30	35	20	2,000	390	550	1,500	5	60	9	280	55	55	70	1,000
	여자	1,700	30	35	15	1,800	370	500	1,500	5	60	8	280	55	60	80	1,000
12~14	남자	2,400	40	50	25	2,300	510	700	2,100	5	60	10	380	70	75	100	1,400
	여자	2,000	40	45	20	2,000	470	650	2,100	5	60	9	380	65	75	100	1,00
15~18	남자	2,700	45	55	25	2,600	590	850	2,400	5	60	12	430	80	85	110	1,600
	여자	2,000	40	45	20	2,100	440	600	2,400	5	60	10	430	65	75	100	1,600
19~29	남자	2,600	45	55	25	2,600	540	750	3,000	5	60	12	540	75	75	100	2,000
	여자	2,100	40	50	20	2,100	460	650	3,000	5	60	10	540	65	75	100	2,000
30~49	남자	2,400	45	55	25	2,500	520	750	3,000	5	60	12	540	75	75	100	2,000
	여자	1,900	35	45	20	2,000	450	650	3,000	5	60	10	540	65	75	100	2,000
50~64	남자	2,200	40	50	25	2,200	500	700	3,000	10	60	12	540	75	75	100	2,000
	여자	1,800	35	45	20	1,900	430	600	3,000	10	60	10	540	65	75	100	2,000
65~74	남자	2,000	40	50	25	2,100	490	700	3,000	10	60	12	540	75	75	100	2,000
	여자	1,600	35	45	20	1,800	410	600	3,000	10	60	10	540	65	75	100	2,000
75이상	남자	2,000	40	50	25	2,100	490	700	3,000	10	60	12	540	75	75	100	2,000
	여자	1,600	35	45	20	1,800	410	600	3,000	10	60	10	540	65	75	100	2,000
임신부	1분기	0	0	0													
	2분기	↑340	↑12	↑15	↑5	↑200	↑50	↑70	3,000	↑5	↑60	↑0	↑540	↑0	↑10	↑10	2,000
	3분기	↑450	↑25	↑30													
수유부		↑320	↑20	↑25	↑5	↑700	↑350	↑490	3,000	↑5	↑60	↑3	↑540	↑0	↑35	↑35	2,000

자료: 한국영양학회, 한국인영양섭취기준위원회, 2010

EAR (estimated average requirement) : 평균필요량
RNI (recommend nutrient intake) : 권장섭취량
AI (adequate intake) : 충분섭취량
UL (tolerable upper intake level) : 상한섭취량

표 2-03-2 **한국인 영양섭취기준**

나이	성별	판토텐산 (mg/일)	비오틴 (μg/일)	칼슘 (mg/일)			인 (mg/일)			나트륨 (g/일)		염소 (g/일)	칼륨 (g/일)	마그네슘 (mg/일)		
		AI	AI	EAR	RNI	UL	EAR	RNI	UL	AI	목표섭취량	AI	AI	EAR	RNI	UL
1~2(세)		2	9	390	500	2,500	350	500	3,000	0.7		1.1	1.7	60	75	65
3~5		3	11	470	600	2,500	390	500	3,000	0.9		1.4	2.3	85	100	90
6~8	남자	3	15	580	700	2,500	550	700	3,000	1.2		1.8	2.8	125	150	130
6~8	여자	3	15	580	700	2,500	450	600	3,000	1.2		1.8	2.8	125	150	130
9~11	남자	4	20	670	800	2,500	810	1,000	3,500	1.3	2	2	3.2	175	210	180
9~11	여자	4	20	670	800	2,500	700	900	3,500	1.3	2	2	3.2	175	200	180
12~14	남자	5	25	800	1,000	2,500	860	1,000	3,500	1.5	2	2.3	3.5	250	300	250
12~14	여자	5	25	740	900	2,500	680	900	3,500	1.5	2	2.3	3.5	240	280	250
15~18	남자	6	30	750	900	2,500	790	1,000	3,500	1.5	2	2.3	3.5	335	400	350
15~18	여자	6	30	660	800	2,500	580	800	3,500	1.5	2	2.3	3.5	285	340	350
19~29	남자	5	30	620	750	2,500	580	700	3,500	1.5	2	2.3	3.5	285	340	350
19~29	여자	5	30	530	650	2,500	580	700	3,500	1.5	2	2.3	3.5	235	280	350
30~49	남자	5	30	600	750	2,500	580	700	3,500	1.5	2	2.3	3.5	295	350	350
30~49	여자	5	30	510	650	2,500	580	700	3,500	1.5	2	2.3	3.5	235	280	350
50~64	남자	5	30	570	700	2,500	580	700	3,500	1.4	2	2.1	3.5	295	350	350
50~64	여자	5	30	590	700	2,500	580	700	3,500	1.4	2	2.1	3.5	235	280	350
65~74	남자	5	30	560	700	2,500	580	700	3,500	1.2	2	1.9	3.5	295	350	350
65~74	여자	5	30	570	700	2,500	580	700	3,500	1.2	2	1.9	3.5	235	280	350
75이상	남자	5	30	560	700	2,500	580	700	3,000	1.1	2	1.6	3.5	295	350	350
75이상	여자	5	30	570	700	2,500	580	700	3,000	1.1	2	1.6	3.5	235	280	350
임신부 1분기 / 2분기 / 3분기		†1	†0	†230	†280	2,500	†0	†0	3,500	†0	2	†0	†0	†33	†40	†350
수유부		†2	†5	†310	†370	2,500	†0	†0	3,500	†0	2	†0	†0.4	†0	†0	†350

EAR (estimated average requirement) : 평균필요량
RNI (recommend nutrient intake) : 권장섭취량
AI (adequate intake) : 충분섭취량
UL (tolerable upper intake level) : 상한섭취량

표 2-03-3 한국인 영양섭취기준

나이	성별	티아민(mg/일)		리보플라빈(mg/일)		니아신(mgNE/일)				비타민B6(mg/일)			엽산(μgDPE/일)			비타민B12(μg/일)	
		EAR	RNI	EAR	RNI	EAR	RNI	UL	UL	EAR	RNI	UL	EAR	RNI	UL	EAR	RNI
1~2(세)		0.4	0.5	0.5	0.6	5	6	10	180	0.5	0.6	25	120	150	300	0.8	0.9
3~5		0.4	0.5	0.6	0.7	5	7	10	250	0.6	0.7	35	150	180	400	0.9	1.1
6~8	남자	0.6	0.7	0.7	0.9	7	9	15	350	0.7	0.9	45	180	220	500	1.1	1.3
6~8	여자	0.6	0.7	0.6	0.7	7	9	15	350	0.7	0.9	45	180	220	500	1.2	1.5
9~11	남자	0.7	0.9	0.9	1.1	9	11	20	500	0.9	1.1	60	250	300	600	1.5	1.7
9~11	여자	0.7	0.9	0.8	0.9	9	11	20	500	0.9	1.1	60	250	300	600	1.6	1.9
12~14	남자	0.9	1.1	1.2	1.5	11	15	25	700	1.3	1.5	80	320	400	800	1.9	2.3
12~14	여자	0.9	1.1	1	1.2	11	14	25	700	1.2	1.4	80	320	400	800	2	2.4
15~18	남자	1.1	1.3	1.4	1.7	13	17	30	800	1.3	1.5	90	320	400	900	2.2	2.7
15~18	여자	0.9	1	1	1.2	11	14	30	800	1.2	1.4	100	320	400	900	2	2.4
19~29	남자	1	1.2	1.3	1.5	12	16	35	1,000	1.3	1.5	100	320	400	1,000	2	2.4
19~29	여자	0.9	1.1	1	1.2	11	14	35	1,000	1.2	1.4	100	320	400	1,000	2	2.4
30~49	남자	1	1.2	1.3	1.5	12	16	35	1,000	1.3	1.5	100	320	400	1,000	2	2.4
30~49	여자	0.9	1.1	1	1.2	11	14	35	1,000	1.2	1.4	100	320	400	1,000	2	2.4
50~64	남자	1	1.2	1.3	1.5	12	16	35	1,000	1.3	1.5	100	320	400	1,000	2	2.4
50~64	여자	0.9	1.1	1	1.2	11	14	35	1,000	1.2	1.4	100	320	400	1,000	2	2.4
65~74	남자	1	1.2	1.3	1.5	12	16	35	1,000	1.3	1.5	100	320	400	1,000	2	2.4
65~74	여자	0.9	1.1	1	1.2	11	14	35	1,000	1.2	1.4	100	320	400	1,000	2	2.4
75이상	남자	1	1.2	1.3	1.5	12	16	35	1,000	1.3	1.5	100	320	400	1,000	2	2.4
75이상	여자	0.9	1.1	1	1.2	11	14	35	1,000	1.2	1.4	100	320	400	1,000	2	2.4
임신부	1분기	†0.4	†0.4	†0.3	†0.4	†3	†4	†35	1,000	†0.6	†0.8	†100	†200	†200	1,000	†0.2	†0.2
임신부	2분기																
임신부	3분기																
수유부		†0.3	†0.4	†0.4	†0.4	†5	†5	†35	1,000	†0.6	†0.8	†100	†130	†150	1,000	†0.3	†0.4

EAR (estimated average requirement) : 평균필요량
RNI (recommend nutrient intake) : 권장섭취량
AI (adequate intake) : 충분섭취량
UL (tolerable upper intake level) : 상한섭취량

표 2-03-4 **한국인 영양섭취기준**

나이	성별	철 (mg/일)			아연 (mg/일)			구리 (mg/일)			불소 (mg/일)		망간 (mg/일)		요오드 (μg/일)			셀레늄 (μg/일)			몰디브덴 (μg/일)
		EAR	RNI	UL	EAR	RNI	UL	EAR	RNI	UL	AI	UL	AI	UL	EAR	RNI	UL	EAR	RNI	UL	UL
1~2(세)		4.8	6	40	2.4	3	6	220	290	1,500	0.6	1.2	1.4	2	55	80	300	17	20	85	100
3~5		5.4	7	40	3.2	4	9	250	330	2,000	0.8	1.7	2	3	65	90	300	19	25	120	150
6~8	남자	6.3	8	40	4.5	5	13	330	430	3,000	1	2.5	2.5	4	75	100	500	25	30	150	200
	여자	6.3	8	40	4.4	5	13	330	430	3,000	1	2.5	2.5	4	75	100	500	25	30	150	200
9~11	남자	8.5	11	40	6.4	8	18	440	570	5,000	2	10	3	5	85	110	700	33	40	200	300
	여자	8	10	40	6.2	7	18	440	570	5,000	2	10	3	5	85	110	700	33	40	200	300
12~14	남자	11	14	40	6.6	8	25	570	740	7,000	2.5	10	4	7	90	130	1,700	43	50	300	400
	여자	10	13	40	6.2	7	25	570	740	7,000	2.5	10	3.5	7	90	130	1,700	43	50	300	400
15~18	남자	11.8	15	45	8.2	10	30	670	870	10,000	3	10	4	9	95	130	1,900	50	60	300	500
	여자	12.9	17	45	7.2	9	30	670	870	8,000	2.5	10	3.5	9	95	130	1,900	50	60	300	500
19~29	남자	7.7	10	45	8.1	10	35	600	800	10,000	3.5	10	4	11	95	150	2,400	45	55	400	600
	여자	10.8	14	45	7	8	35	600	800	10,000	3	10	3.5	11	95	150	2,400	45	55	400	60
30~49	남자	7.4	10	45	7.9	9	35	600	800	10,000	3	10	4	11	95	150	2,400	45	55	400	600
	여자	10.5	14	45	6.8	8	35	600	800	10,000	2.5	10	3.5	11	95	150	2,400	45	55	400	600
50~64	남자	7.1	9	45	7.5	9	35	600	800	10,000	3	10	4	11	95	150	2,400	45	55	400	600
	여자	6.1	8	45	6.3	8	35	600	800	10,000	2.5	10	3.5	11	95	150	2,400	45	55	400	600
65~74	남자	6.9	9	45	7.2	9	35	600	800	10,000	3	10	4	11	95	150	2,400	45	55	400	600
	여자	5.8	8	45	6	7	35	600	800	10,000	2.5	10	3.5	11	95	150	2,400	45	55	400	600
75이상	남자	6.9	9	45	7.1	9	35	600	800	10,000	3	10	4	11	95	150	2,400	45	55	400	600
	여자	5.8	8	45	6	7	35	600	800	10,000	2.5	10	3.5	11	95	150	2,400	45	55	400	600
임신부	1분기 2분기 3분기	†78	†10	†45	†2	†2.5	†35	†100	†130	10,000	†0	†10	†0	†11	†65	†180		†3	†4	†400	
수유부		†0	†0	†45	†4	†5	†35	†350	†450	10,000	†0	†10	†0	†11	†130	†180		†8	†10	†400	†600

EAR(estimated average requirement) : 평균필요량
RNI(recommend nutrient intake) : 권장섭취량
AI(adequate intake) : 충분섭취량
UL(tolerable upper intake level) : 상한섭취량

CHAPTER 02 6대 영양소와 식이섬유

영양소는 크게 6대 영양소로 분류한다. 탄수화물carbohydrate, 단백질protein, 지방fat, 비타민vitamin A, B, C, D, E, K 등. B에는 B_1, B_2, B_6, B_{12}, niacin, pantothenic acid, biotin, 엽산 등, 무기염류Na, K, Mg, Ca, P, Fe, Cl, Zn, Cu, Mn, Co 등 및 물water로 구분한다.

각종 영양소는 생장 발육 활동 등 체내 대사과정에 필요하다. 대부분의 영양소는 음식물의 섭취를 통해 체외에서 공급을 받고, 체내의 대사과정을 통해 얻어질 수도 있다. 이들 영양소는 기능면에서 에너지원이 되는 열량영양소와 신체를 구성하는 원료가 되는 구성영양소 및 생리기능을 조절하는 조절영양소로 나눈다. 이 중 열량영양소인 탄수화물과 지방 및 단백질은 에너지를 공급하여 생명활동의 동력으로 사용되고, 구성영양소인 단백질과 무기질 및 일부의 지방은 조직, 혈액, 골격을 만드는데 사용되며, 조절영양소인 무기질과 비타민, 일부의 아미노산과 지방산은 생리기능을 활성화하는 조절작용을 수행한다.

01 탄수화물(carbohydrate)

탄수화물은 가장 중요한 에너지원이고 1g당 4kcal의 열량을 공급하며 정상적인 에너지대사에 필수적이다. 인체는 총열량의 60~70%를 탄수화물에서 섭취하고, 대부분을 복합당질에서 취한다. 탄수화물은 C탄소, H수소, O산소의 세 원소로 이루어진 유기화합물인데 CmH_2nOn으로 표시한다.

탄수화물은 식물의 광합성에 의해 생성된다. 식물의 엽록소와 대기 중의 탄산가스 CO_2와 토양의 물H_2O을 태양의 열에너지로 광합성하여 식물의 조직에 당질이나 전분의 형태로 저장된다. 우리가 이것을 섭취하면 인체 내에서 일련의 화학반응을 거쳐 분해되면서 에너지를 방출하는 것이다. 그림 2-02

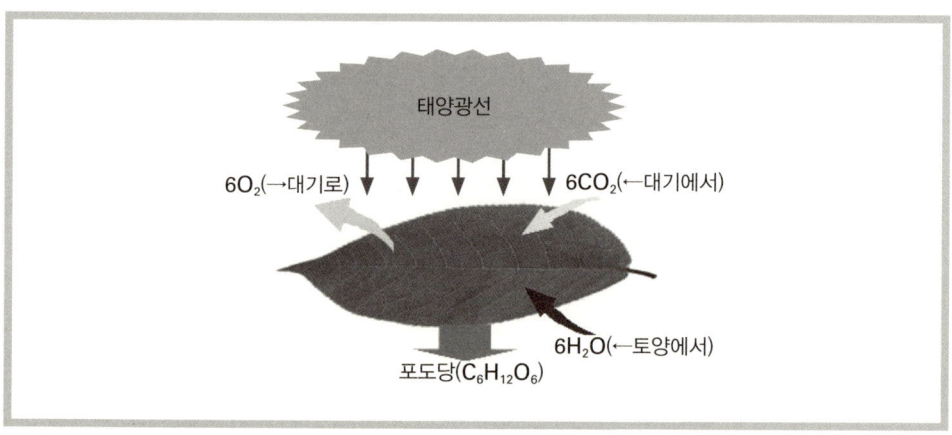

그림 2-02 **식물의 광합성**

탄수화물에는 섬유소와 전분을 포함하고, 동물세포의 탄수화물은 포도당과 글리코겐의 형태로 존재한다.

(1) 탄수화물의 종류

탄수화물은 단순당질과 복합당질로 나뉘는데, 단순당질에는 포도당·과당과 같은 단당류와 자당·맥아당·유당과 같은 이당류가 포함되며, 복합당질에는 소화가 잘되어 쉽게 열량으로 이용되는 전분과 소화가 잘 되지 않는 식이섬유가 있다. 식이섬유에는 섬유소, 반섬유소, 펙틴, 점성고무gum 등의 물질이 있다. 이들 물질은 소화관에서 잘 분해되지 않지만 장을 자극하여 배변에 효과가 있다.

소화성 탄수화물의 종류는 탄수화물을 구성하고 있는 기본단위로 탄소수에 따라 분류한다. 이에는 단당류monosaccharide, 이당류disaccharide, 올리고당류oligosaccharide 및 다당류polysaccharide가 있다.

1) 단당류(monosaccharide)

단당류는 녹말이 분해되어 생성되는데, 아무 맛이 없던 것이 단맛을 띠게 된다. 밥이나 빵과 같은 전분성 식품을 죽이 되도록 오래도록 씹으면 차차 감미를 느끼게 된다. 단당류는 더 이상 가수분해 될 수 없는 당이며, 탄소의 수에 따라 3탄당, 4탄당, 5탄당, 6탄당으로 분류한다. 자연계에 흔히 존재하는 단당류는 6탄탕의 형태이고, 여기에는 포도당glucose, 과당fructose, 갈락토오스galactose가 있다. 그림 2-03, 04, 05

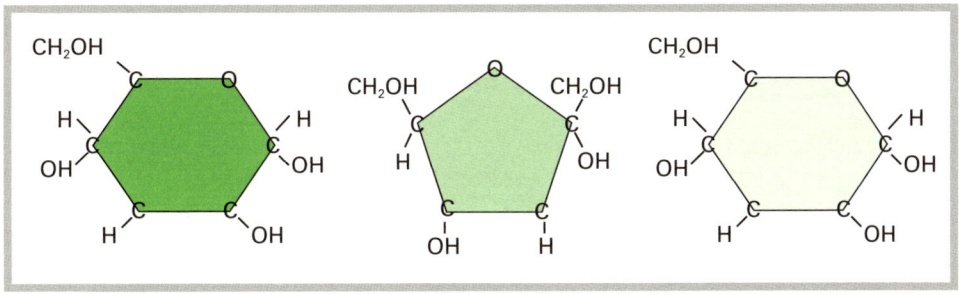

그림 2-03 **포도당의 구조**   그림 2-04 **과당의 구조**   그림 2-05 **갈락토오스의 구조**

2) 이당류(disaccharide)

두 개의 단당류가 결합된 당류이다. 다시 말하면 가수분해할 때 동일한 또는 각기 다른 단당류를 생성하는 탄수화물을 말한다. 대표적인 이당류에는 맥아당maltose, 유당lactose, 자당sucrose이 있다.

자당sucrose은 포도당과 과당이 결합된 형태로 흔히 말하는 설탕이다. 그림 2-06 자당은 자연계에 널리 분포되어 있으며 특히 사탕수수의 줄기와 사탕무의 뿌리에 15% 정도 함유되어 있다. 벌꿀의 자당은 벌침의 효소에 의해 분해되어 포도당과 과당이 등량 혼합된 전화당 상태이다. 자당은 정제하는 정도에 따라 황설탕, 백설탕, 설탕가루가 된다.

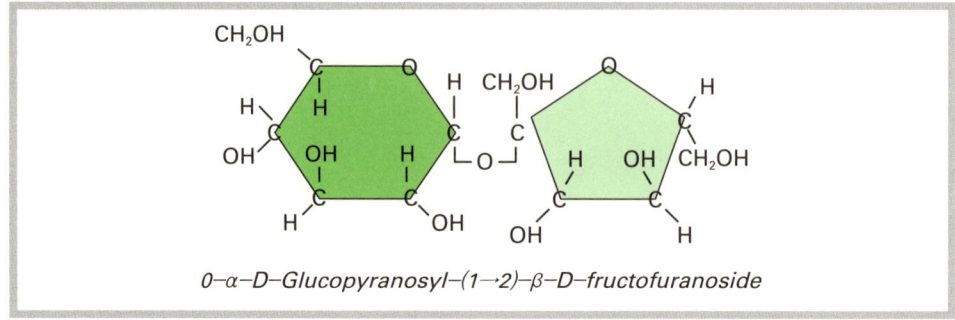

그림 2-06 **자당의 구조**

맥아당maltose은 두 개의 포도당이 결합된 형태이며, 전분이 가수분해 되어 생성되는 당으로 엿당이라고도 하며 자연식품이나 가공식품에 널리 함유되어 있다. 그림 2-06 특히 엿기름이나 발아 중의 곡류에 맥아당의 함량이 높다. 맥아당은 효모에 의해 발효되고 감미도는 설탕을 100으로 했을 때 60 정도이다. 맥주를 만들 때 알코올 생산에 필요한 효소로 사용된다.

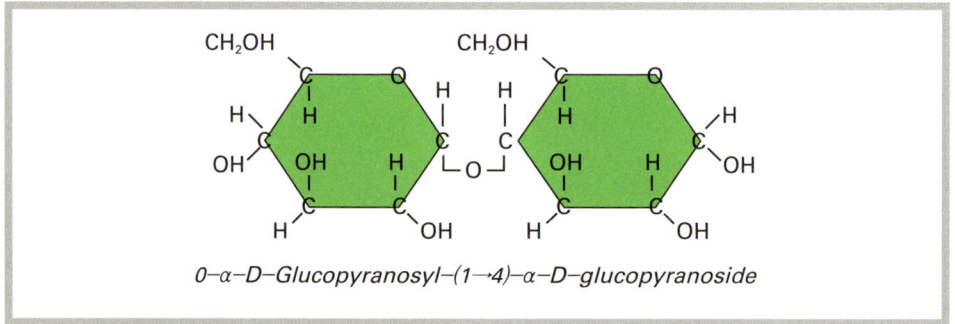

그림 2-07 **맥아당의 구조**

유당lactose은 포도당과 갈락토스가 결합된 형태이며 젖당이라고도 한다. 그림 2-07 모든 동물의 젖에 존재하며 식물에는 존재하지 않는다. 우유를 비롯한 유제품이 공급원이며, 음식물 중의 유당의 섭취는 젖산균의 발육을 왕성하게 하여 장내 유해한 세균의 발육을 억제하여 정장작용을 하고 면역력을 높여 아토피, 천식, 두드러기 등 알레르기질환이나 배변에 좋은 역할을 할 수 있다.

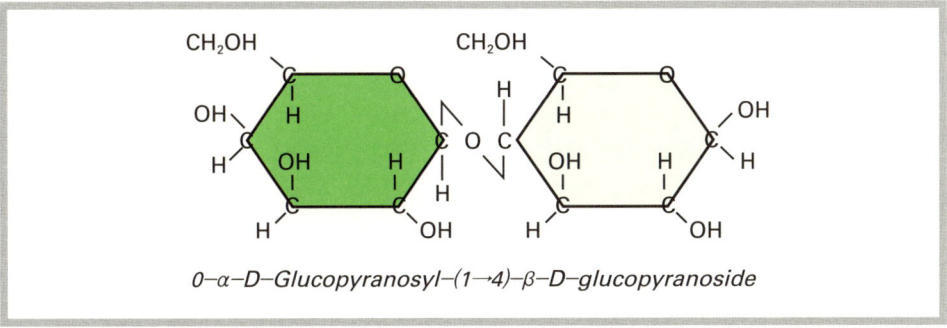

그림 2-08 **유당의 구조**

3) 올리고당류(oligosaccharide)

단당류 중 주로 육탄당이 3~10개 결합된 당류이다. 가수분해할 때 3~5개의 단당류를 생성하는 당류이다. 단당류나 이당류에 비해 단맛이 떨어지고 소장에서 분해와 흡수가 잘 이루어지지 않아 다른 탄수화물에 비해 저열량 1.6kcal/1g이므로 음료수와 과자 또는 아이스크림 등에 많이 이용된다.

4) 다당류(polysaccharide)

단당류가 10개 이상 결합되어 있는 탄수화물을 말한다. 가수분해할 때 6분자 이상의 단당류를 생성하는 분자량이 매우 큰 탄수화물이다. 한 가지 종류의 단당류로 이루어진 단순 다당류와 두 가지 이상의 단당류로 이루어진 복합다당류가 있다. 곡류, 채소, 과일 등에 들어 있는 다당류는 수천 개의 단당류로 이루어져 있다.

영양학적으로 중요한 의의가 있는 다당류에는 전분 starch, 글리코겐 glycogen, 셀룰로오스 cellulose가 있다. 이 중 전분은 수천 개의 포도당이 결합되어 있는 중합체로 아밀로오스와 아밀로펙틴으로 구성되어 있다. 전분은 탄수화물의 가장 중요한 급원이며 곡물, 감자 등에 많고 콩, 채소, 과일에도 존재한다.

글리코겐은 동물에서 얻어지는 다당류이며, 간·근육·조개류에 많고 균류와 효모에도 있다. 글리코겐은 주로 간과 근육에 저장된다. 포도당을 최대한 섭취했을 때 간에 저장되는 글리코겐은 간 중량의 약 6%인 100g 정도이고 근육에는 약 500g 저장된다.

셀룰로오스는 식물세포벽을 형성하는 기본조직으로 체내에서 분비되는 소화효소에 분해되지 않아 에너지원으로 사용되지 않지만 장운동을 증가시켜 변비와 대장암을 예방하는 것으로 알려지고 있다.

(2) 탄수화물의 역할

1) 에너지원

탄수화물은 4kcal/g의 열량을 방출한다. 즉, 탄수화물 1g으로 4kcal의 에너지를 신체에 제공한다. 에너지로서 포도당이 필요할 때 체내의 글리코겐은 산이나 효소 amylase에 의해 포도당으로 전환되어 사용된다. 이들 에너지는 근육수축, 신경작용, 심장박동, 음식의 소화와 흡수, 호흡, 새로운 조직의 합성 등 에너지를 필요로 하는 생리작용과 신체활동에 사용된다. 특히 정상적인 상태에서는 신경조직, 뇌세포의 활동, 적혈구의 에너지원으로 포도당만 사용한다.

포도당이 혈액으로 유입되면 혈당이 상승하여 췌장의 인슐린insulin 분비가 촉진되고, 글루카곤glucagon 분비는 감소되어 혈당의 항상성을 유지하게 된다. 자연계에 많이 존재하는 과당과 갈락토오스는 체내에서 쉽게 포도당으로 전환되므로 에너지 대사과정은 포도당과 동일하다.

우리가 흔히 섭취하는 곡물류의 열량은 밥 한 공기가 약 300kcal, 국수 한 공기 150kcal, 옥수수 1개 150kcal, 식빵 한쪽 100kcal, 큰 감자 한 개 300kcal, 중간 크기의 고구마 150kcal 정도이다.

소득수준이 낮은 지역이나 나라일수록 당질식품이 차지하는 열량 비율이 높다. 우리나라는 당질이 차지하는 열량비율이 70년대 초의 80%에서 근래에는 65% 정도로 감소하였고, 젊은 층일수록 당질의 비율은 낮아지고 지방은 높다. 2010년 한국영양학회에서는 19세 이상 성인의 경우, 당질식품에서 총열량의 55~70%를 공급받는 것을 권고하고 있다.

일반적으로 소득수준이 높아지고 사회가 빠르게 변화면서 가공식품과 탄산음료의 범람과 함께 당질의 섭취형태가 다당류는 감소하고 단당류는 계속 증가하고 있다. 단당류는 다당류에 비해 빨리 흡수되어 열원으로 사용되기가 쉽고 남은 당질 중 일부는 글리코겐glycogen의 형태로 간장이나 근육에 저장되기도 하지만, 일부는 중성지방으로 전환하여 체내에 축적되면서 비만을 비롯하여 성인병의 원인이 된다. 즉, 탄수화물의 섭취는 정제되지 않은 자연 그대로의 식품에 그치는 것이 건강에 좋다.

2) 지방합성

탄수화물의 섭취가 에너지로 이용되는 양보다 많으면 글리코겐의 형태로 간과 근육에 저장되거나 지방조직에서 지방으로 전환된다. 그러나 저장되지 못한 나머지 포도당은 지방산과 중성지방으로 전환되는데, 대부분의 중성지방은 간에 축적되고 일부는 혈장으로 방출하고 일부는 지방조직에 저장된다. 정상적인 간에 중성지방의 비율은 5%인데, 10% 이상이면 지방간이라는 진단을 하게 된다. 이와 같이 과식이나 간식 등으로 에너지 섭취에 비해 에너지 소모가 적은 상태가 지속되면 필연적으로 지방간이나 비만이 수반된다.

3) 기타

탄수화물의 섭취가 부족하여 체내에 저장된 글리코겐이 고갈되면 중성지방이 분해되어 지방산의 산화가 증가되면서 케톤체가 축적되어 케토산증ketosis을 유발한다. 즉, 지방대사의 중간산물인 케톤체가 혈액 내에 증가하여 당뇨병 환자의 증세와 같이 혈액의 산도가 높아지는 케토산증ketosis이 발생하여 밥맛이 없고 기운이 떨어지며 신경증상이 나타나기도 한다. 케톤체는 당뇨, 기아, acidosis, 과음, 고지방·저탄수화물식사 등에 의해 생성되는데, 케토산증은 이러한 케톤체가 과잉으로 축적된 상태를 말한다.

절식을 할 때에는 탄수화물이 단백질의 소모를 막아주는 단백질 절약작용을 한다. 탄수화물의 부족이 더욱 심해지면 에너지의 가장 중요한 급원이 되는 당질 대신 지방과 단백질로 에너지의 공급원이 대치代置된다. 이로 인해 인체 내 조직의 구성과 유지 보수에 사용해야할 인체 내의 단백질분해가 일어나고 나트륨손실, 탈수 등을 가속시키게 된다. 이 경우 당질을 적절히 섭취하면 이러한 증상은 쉽게 해소된다. 그러나 이와는 반대로, 총 열량의 70~80% 이상 고탄수화물 식이가 계속되면 고지혈증, 지방간, 비만 등을 유발시키므로 주의하여야 한다. 이 밖에도 탄수화물은 조섬유로서의 기능, 아미노산 합성, 결체조직 합성 등의 다양한 역할을 한다.

02 단백질

단백질은 탄소화물이나 지방의 구성원소인 탄소$_C$, 수소$_H$, 산소$_O$ 이외에 질소$_N$를 가지고 있으며 일부 단백질은 황$_S$을 가지고 있다. 이러한 원소가 모여 단백질의 기본단위인 아미노산을 형성하고, 아미노산이 여러 개 결합하여 단백질이라는 구조를 구성하게 된다. 단백질 급원식품은 동물성 단백질로 육류·생선류·패류·난류와 그리고 식물성인 콩 종류의 주성분이 단백질이다.

(1) 아미노산

단백질은 여러 종류의 아미노산amino acid으로 구성되어 있고, 아미노산은 펩타이드 결합peptide bond으로 연결되어 있다. 아미노산은 산과 알칼리로 작용하는 양성물질ampholyte이다. 아미노산의 구조는 한 개의 탄소에 산성을 띠는 카르복실기carboxyl group, –COOH와 알칼리성을 띠는 아미노기amino group, –NH₂가 연결되어 있고, 여기에 수소와 R기가 결합되어 있다. 이 R기에 따라 식품 중에 존재하는 아미노산의 종류가 정해진다. 아미노산의 기본 구조식은 그림 2-09과 같다.

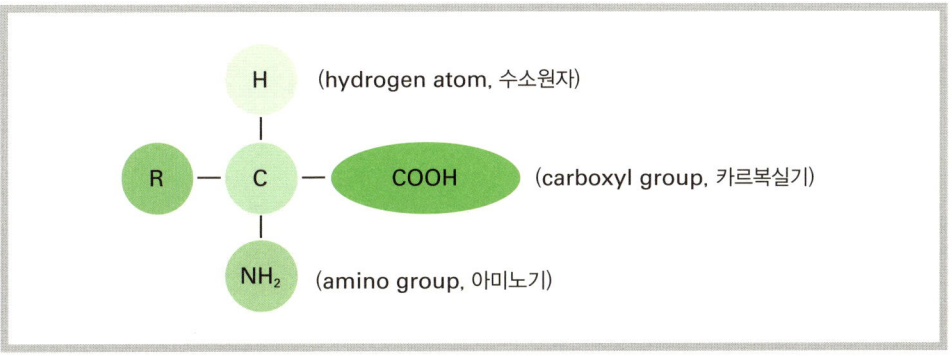

그림 2-09 **아미노산의 일반구조**

단백질은 한 아미노산의 카르복실기와 다른 아미노산의 아미노기에서 한 분자의 물이 빠져나가면서 펩타이드peptide 결합–CO–NH–으로 길게 형성하여 단백질이 형성된다. 이러한 peptide 결합의 수에 따라 2개dipeptide, 3개tripeptide, 여러 개polypeptide의 아미노산으로 나눈다. 아미노산은 한 분자 내에 산으로 작용하는 카르복실기–COOH와 알칼리로 작용하는 아미노기–NH₂를 가지고 있어, 아미노산은 필수 아미노산essential amino acid과 비필수 아미노산non-essential amino acid으로 분류한다. 필수 아미노산은 체내에서 합성이 불가능하여 반드시 식품을 통해 공급해야 하고, 비필수 아미노산은 체내에서 합성이 가능한 아미노산이다. 표 2-04

표 2-04 **아미노산의 종류**

필수 아미노산	비필수 아미노산
이소루신(Isoleucine) 루신(Leucine) 리이신(Lysine) 메티오닌(Methionine) 페닐알라닌(Phenylalanine) 트레오닌(Threonine) 트립토판(Tryptophan) 발린(Valine)	히스티딘(Histidine)* 아르기닌(Arginine)* 알라닌(Alanine) 아스파라긴(Asparagin) 시스테인(Cysteine) 글루타민산(Glutamate) 글루타민(Glutamine) 글리신(Glycine) 하이드록시프롤린(Hydroxyproline) 프롤린(Proline) 세린(Serine) 타이로신(Tyrosine)

* Histidine과 Arginine는 성장기 어린이에게 필수 아미노산임

(2) 단백질 섭취

단백질을 섭취하면 소화관 내에서 단백질 분해효소에 의해 아미노산으로 분해되어 흡수된다. 흡수된 아미노산은 각 조직의 체조직에 필요한 단백질을 합성하여 조직을 유지하고 성장하게 된다. 또한 흡수된 아미노산은 인슐린과 같은 단백질성 호르몬이나 소화효소, 부신피질의 아드레날린adrenalin, 갑상선의 티록신thyroxine, 핵산nucleic acid, 항체antibody 등의 원료로 사용된다.

1) 단백질 섭취량

우리가 섭취하고 있는 단백질의 종류는 여러 가지이다. 그러나 단백질의 종류에 따라 영양가는 차이가 있다. 자연계에는 20여 종의 아미노산이 있으며, 그중 필수아미노산은 10가지이다. 10가지 중 8종류는 성인에게 필요한 필수아미노산이고, 나머지 2종류는 어린이에게 필요한 히스티딘histidine과 아르기닌arginine이다.

대개 곡물이 함유하고 있는 단백질에 비해 동물성 단백질과 두류콩 단백질이 필수아미노산을 풍부하게 함유하고 있다. 비필수 아미노산은 체조직을 구성하고 성장발

육과 유지하는 역할이 낮아 영양소로서의 가치가 떨어진다. 이에 비해 동물성 단백질과 두류는 필수아미노산이 질적 양적으로 충분히 들어있는 양질의 단백질이다.

단백질의 필요량은 나이, 성별, 신체상황 등에 따라 다르고, 건강한 성인에서도 개인적인 차이가 아주 크다. 또 단백질의 섭취량뿐 아니라 곡류에서 얻은 단백질과 육류에서 얻은 단백질은 질적인 차이가 있으므로, 필요량을 결정할 때는 질적인 부분도 고려해야 한다. 건강한 성인은 총단백질 섭취의 1/4을 동물성 단백질에서 얻고, 성장기의 어린이·임신·수유·회복기환자 등에서는 고단백식의 필요성이 더욱 높으므로 적어도 총단백질의 1/3을 동물성 단백질에서 섭취하여야 한다. 성인의 1일 단백질 권장섭취량은 남자 50~55g, 여자 40~45g이며, 나이에 따른 단백질의 권장량은 표 2-03과 같다.

2) 단백질 섭취 부족

단백질 섭취가 부족하면 신체를 구성하고 유지 보수해야할 원료가 부족하므로, 질소의 평형이 무너져 부족해지면서 체단백질의 붕괴가 일어난다. 단백질, 즉 아미노산의 질소N와 소변으로 배출되는 요소urea, NH$_3$는 균형을 이루어야 되는데, 단백질 섭취가 부족하면 질소의 부負의 경향을 나타내어 체단백질이 소모되면서 질소를 보충하는 것이다. 만약 단백질 섭취가 부족한데, 여기에다 열량섭취까지 부족하면 저장지방과 체단백질의 일부를 에너지로 사용해서 더욱 심각한 상태를 야기한다.

만성적인 단백질 부족은 여러 가지 장애를 초래한다. 피하지방이 소실되면서 피부의 탄력성이 없어지고, 근육의 긴장은 저하되어 약해지며, 빈혈을 초래하고, 면역성이 저하하여 질병에 대한 저항력이 약해져서 쉽게 감염성 질환에 걸린다. 또 단백질 부족이 지속되면 혈액의 단백질 농도가 떨어져 삼투압현상으로 혈장액이 밖으로 스며나와 몸이 붓고, 변비의 경향이 생기거나 혹은 영양실조성 설사를 하기도 한다.

단백질 대사에는 여러 가지 호르몬이 관여한다. 성장호르몬, 남성호르몬, 인슐린 등은 단백질 합성을 촉진하는데, glucocorticoid는 단백질 합성을 촉진하지만 과량 시엔 분해를 촉진한다. 단백질 대사 이상으로 나타나는 질환으로는 저단백혈증, 통풍, 선천성 대사이상증phenylketouria 등, 콰시오카kwashiorkor, 마라스머스marasmus 등이 있다. kwashiorkor는 1~4세 어린이들의 고탄수화물식과 단백질 결핍으로 인해 열량과 단백질 부족으로 인해 머리카락의 탈색, moon face달 모양의 얼굴, 근육위축, 부종 등의 증상과 성장장애를 나타낸다. Marasmus는 유아의 극심한 영양실조에 의해 바짝 마르고, 흔히 식욕부진, 구토 증세를 수반한다. 팔다리에 근육과 지방조직이 빈약하여 뼈만 남은 것 같고 얼굴도 늙어 보인다.

우리의 몸은 끊임없이 새로운 것으로 바뀌면서 생명을 유지하고 있다. 우리 인체를 구성하는 조직은 항상 교체되면서 동적 평형을 유지하고 있는 것이다. 체성분의 신구新舊 교체를 원활하게 하기 위해서는 늘 적절한 단백질 섭취를 하여야한다. 예를 들어 근육의 단백질은 4개월이 되면 거의 신구가 교체되고, 간장의 단백질은 2~3주간에 걸쳐 50%가 교체된다고 한다. 공기나 물이 순환하면서 생태계를 유지하듯이 우리의 몸을 이루는 체성분도 끊임없이 새로운 물질이 흘러들어가 교체되면서 건강을 유지하는 것이다.

3) 단백질 섭취 과잉

단백질 섭취가 적정량을 초과하여도 특별한 큰 장애는 없다. 여분의 단백질은 에너지원으로 전환되고 그래도 남으면 당질이나 지질로 전환하여 저장된다.

단백질 섭취가 필요량보다 많으면 장액이 증가하고, 한편으로는 대장 내의 여분의 단백질을 장내세균이 분해하여 아민체를 생성하여 장운동을 억제하면서 변비경향을 나타낼 수 있다. 또한 단백질이 에너지로 전환되는 과정에서 분리된 질소는 신장에서 요소urea, NH_3나 크레아티닌creatinine의 질소화합물의 형태로 배설된다. 만약 신장기능이 미숙한 유아와 신기능장애가 있는 환자들은 신장에 과부하를 일으키기도 하고, 요소로 배설하기 위해 수분이 많이 필요하므로 탈수현상을 나타낼 수 있다. 이밖에도 단백질 과잉섭취는 체내에서 칼슘배출을 유도하므로 폐경 이후의 여성들에게 골다공증을 심화시키기도 한다.

(3) 단백질의 역할

단백질은 탄수화물, 지방과 같이 체내에서 연소되면서 4kcal/g의 열량을 공급한다.

그러나 더욱 중요한 것은 우리 몸을 이루는 구성요소이다. 단백질은 생물체의 생명유지에 아주 중요한 화합물로서 단백질 없이 생명체는 존속할 수 없다. 단백질은 우리 몸의 근육, 피부, 손톱, 골격, 장기, 혈액, 신경, 효소, 유전자 등의 성분을 이루고 있으며 여러 가지 주요한 세포의 구성요소로서 체조직과 기관을 구성한다. 우리 몸의 구성 중 2/3가 물이고, 그 나머지의 반이 단백질이며 그 다음으로 많은 것이 지질과 무기질이고 당질은 극히 적은 양이 체내에 존재한다.

단백질은, 체내에서 합성되지 않는 필수아미노산을 공급하기 때문에 아주 중요하다. 단백질은 여러 종류의 아미노산과 결합되어 있어 높은 생화학적 가치를 갖고 있고, 특히 그 구성성분으로 질소가 약 16% 함유되어 있어 체내의 질소유지에 필요불가결하다. 음식물에서 섭취하는 질소의 양과 체외로 배설하는 질소의 양, 즉 질소의 출납은 균형을 이루어야 한다. 질소의 체외배출은 대부분 요소NH_3의 형태로 소변으로 배출되고, 일부는 분변을 통해 대변으로, 또 일부는 땀·피부의 각질·손톱·발톱·모발 등으로 소모된다. 만약 섭취하는 질소의 양이 많으면 질소는 체단백질이 파괴되는 것을 보수하고, 여분의 아미노산은 분해되어 소변으로 배출하면서 질소출납의 균형을 이루게 된다. 또 섭취가 부족하면 체단백질이 소모된다.

단백질은 근육, 결합조직 등 신체조직을 구성하고 호르몬, 항체 등 특수물질의 합성에 이용될 뿐 아니라, 체내 필수 물질의 운반과 저장, 체액과 산~염기 평형 등 중요한 기능을 가지고 있다. 단백질은 분자 내에 산성 반응을 하는 부분-NH₂, 아미노기과 알칼리성 반응을 하는 부분-COOH, 카르복실기이 있어, 각종 대사과정에 의해 많은 산이 생성되어도 체액 중의 단백질이나 무기질이 알칼리성 물질로 작용하여, 신체의 체액을 중성 내지 약알칼리성을 유지되도록 자동 조절된다.

이밖에도 단백질은 중성지방이나 글리코겐과 달리 나중에 이용하기 위해 체내에 저장할 수 없다. 또 포도당과 지방의 합성에도 이용되며, 체내에 에너지가 부족할 때는 에너지로 사용된다.

1) 몸을 구성하는 요소

눈으로 겨우 확인할 수 있는 수정란이 280일의 태아 생활을 거쳐 신장 50cm, 체중 3kg의 신생아로 출생하여 성인으로 발육하기 위해서는 단백질의 공급이 필수적이다. 단백질을 섭취하면 소화관에서 아미노산으로 분해되어 장점막을 통해 흡수되어 혈액을 통해 간에 수송된다. 간에서 생화학적 과정을 거쳐 다시 혈액을 통해 각 조직으로 아미노산이 운반되면 조직 내에서 새로운 단백질을 합성하여 조직을 형성한다. 이런 과정을 통해 만들어진 새로운 단백질은 낡은 조직과 교체되면서 체조직과 기관을 형성한다. 성장기나 임신기에는 더욱 왕성하게 새로운 조직을 만들어 성장하게 되고, 성장이 완료된 성인에 있어서도 혈장·장점막·간장·신장 등을 비롯한 중요한 기관에서 이러한 단백질 교체는 부단히 일어나 약 10일마다 그 절반 이상이 새롭게 교체된다.

2) 체액의 중성 유지

단백질은 분자 내에 산성반응을 하는 부분과 알칼리성 반응을 하는 부분이 있어, 필요에 따라 산성 혹은 알칼리성 반응을 하게 된다. 체내의 대사과정에 많은 산이 생성되지만 체액 중의 단백질이나 무기질이 알칼리성 물질로 작용하여 이들 대사산물로 생성된 산을 중화한다. 반대로 체액이 알칼리성으로 기울면 단백질은 산성물질로 작용하여 알칼리를 중화시킨다. 다시 말하면 단백질은 무기질과 같이 체내의 산·알칼리성을 조절하는 중요한 역할을 하고 있다.

3) 효소, 호르몬, 항체의 생성

단백질은 생명활동을 하면서 체내에서 이루어지는 각종 화학반응을 순조롭게 진행하게 하는 효소와 호르몬의 중요한 구성요소가 된다. 또한 질병을 방어하는데 필요한 항체도 단백질로 구성되어 있어, 단백질의 공급이 부족하면 항체생성이 저하되어 질병에 대응하는 저항력이 약해진다.

4) 열량원

단백질의 열량은 4kcal/1g이다. 인체 내에서 에너지를 사용할 때는 먼저 당질을 동원하고, 그 다음으로 지방이 연소되는데, 이것으로도 필요한 열량에 미치지 못하면 단백질을 에너지원으로 사용하게 된다.

단백질을 에너지로 사용할 때는 간에서 단백질을 탈아미노화 시켜야한다. 즉, 체내에서 연소할 수 없는 단백질 중의 질소부분을 떨어뜨려야 연소시킬 수 있다. 이렇게 떨어져 나간 질소부분 즉, NH_2는 요소NH_3나 질소화합물의 형태로 신장을 거쳐 체외로 배출시킨다. 이와 같이 단백질을 에너지원으로 사용할 때는 간장과 신장에 부담을 주게 된다. 신부전증에 단백질 섭취를 제한하는 것도 이러한 이유 때문이다.

(4) 단백질의 섭취량

만약 단백질이 결핍되면 성장장애가 오고 질병에 대한 저항력도 약해진다. 단백질의 1일 권장량섭취량은 12~14세와 50세 이후에는 남 50g, 여 45g이고 15~49세의 성인은 남 55g, 여 50g이다. 표 2-10

단백질 약 8g을 함유하는 식품을 나열하면 가자미, 고등어, 광어, 동태, 북어, 조기 등의 생선 1토막ₐ에는 단백질 약 8g을 함유하고 50kcal의 열량을 나타낸다. 또한 새우 4개, 꽃게 1/2, 뱅어포 1장에 약 8g의 단백질과 50kcal의 열량을 나타내고, 달걀 1개는 8g의 단백질과 75kcal, 치즈 1장에 약 5.6g의 단백질과 67kcal, 두부 1/2모₂₀₀g에 176kcal의 열량을 나타낸다.

아래의 표 2-05는 농촌진흥청 국립농업과학원에서 발간한 표준식품성분표에 나타난 두류, 견과류·종실류 및 육류의 100g당 에너지, 단백질, 지질 및 탄수화물을 나타내는 것이다.

표 2-05-1 **두류(100g당)**

식품			에너지	단백질	지질	탄수화물
강낭콩		생것	169kcal	10.0g	1.2g	29.2g
		마른것	354kcal	21.2g	1.1g	63.9g
		삶은것	156kcal	9.8g	0.7g	27.2g
대두 (마른것)		검정콩	414~431kcal	34.3~36.4g	4.5~5.4g	30.5~37.1g
		노란콩	420~442kcal	34.5~36.2g	17.8~18.2g	30.7~37.3g
두부		두부	88kcal	7.6g	5.9g	0.8g
		비지	74kcal	3.5g	1.5g	11.7g
		순두부	55kcal	5.8g	3.1g	0.7g
		연두부	62kcal	4.2g	2.8g	4.7g
완두콩		생것	79kcal	5.8g	0.3g	13.2g
		마른것	367kcal	20.7g	1.3g	67.2g
		삶은것	116kcal	8.9g	0.3g	19.2g
팥	검정	마른것	351kcal	21.6g	0.3g	64.4g
		삶은것	145kcal	9.2g	0.1g	26.4g
	붉은	마른것	356kcal	19.3g	0.1g	68.4g
		삶은것	200kcal	11.3g	0.2g	37.7g

2011 표준식품성분표, 농촌진흥청 국립농업과학원

표 2-05-2 **견과류 및 종실류(100g당)**

식품		에너지	단백질	지질	탄수화물
들깨	생것	540kcal	16.0g	39.5g	37.7g
	마른것	501kcal	16.9g	33.4g	39.9g
땅콩	마른것	568kcal	24.5g	45.1g	(7.4)g
	볶은것	580kcal	25.5g	48.2g	-
	삶은것	318kcal	13.5g	22.0g	21.3g
밤	생것	167kcal	3.2g	0.6g	37.1g
	마른것	377kcal	6.7g	4.1g	78.6g
	구운것	166kcal	3.2g	0.4g	37.2g
	삶은것	96kcal	2.5g	0.1g	21.2g
아몬드(마른 것)		598kcal	18.6g	54.2g	19.7g
잣	마른것	640kcal	15.4g	61.5g	17.6g
	볶은것	708kcal	17.6g	75.0g	4.7g
참깨	마른것	569kcal	20.5g	49.2g	21.2g
	볶은것	587kcal	20.4g	50.7g	22.5g
코코넛	생것	355kcal	3.3g	33.5g	15.2g
	마른것	660kcal	6.9g	64.5g	23.7g
	볶은것	592kcal	5.3g	47.0g	44.4g
파스타치오넛(마른것)		562kcal	24.2g	49.0g	21.2g
호두	마른것	663kcal	15.4g	66.7g	12.6g
	볶은것	671kcal	16.0g	68.4g	10.5g
해바라기씨	마른것	584kcal	20.8g	51.5g	20.0g
	볶은것	611kcal	20.1g	56.3g	6.1g

2011 표준식품성분표, 농촌진흥청 국립농업과학원

표 2-05-3 **육류**

식품			에너지	단백질	지질	탄수화물
소고기(수입산, 구운것)	갈비		400kcal	22.6g	33.7g	0g
	안심		267kcal	26.5g	17.1g	0g
	채끝		230kcal	27.1g	12.7g	0g
송아지 고기	갈비구운것		229kcal	24.0g	14.0g	0g
	갈비삶은것		251kcal	32.4g	12.5g	0g
	등심구운것		217kcal	24.8g	12.3g	0g
	등심삶은것		284kcal	30.2g	17.2g	0g
	어깨구운것		184kcal	25.5g	8.3g	0g
	어깨삶은것		235kcal	33.6g	10.2g	0g
	채끝구운것		202kcal	25.1g	10.5g	0g
	채끝삶은것		252kcal	31.3g	13.1g	0g
양고기 구운것	갈비		359kcal	21.1g	29.8g	0g
	다리		225kcal	26.4g	12.5g	0g
	어깨		276kcal	22.5g	20.0g	0g
돼지고기 구운것	갈비		368kcal	30.1g	25.6g	0
	뒷다리		299kcal	38.2g	14.1g	1.2g
	등심구운것		242kcal	27.3g	13.9g	0
	등심삶은것		219kcal	36.4g	2.0g0g	0
	사태		215kcal	37.8g	5.6g	0
	삼겹살		493kcal	21.9g	41.1g	0g
	안심		220kcal	40.3g	5.3g	0g
	어깨등심		297kcal	23.3g	21.4g	0g
닭고기	구운것		247kcal	27.8g	12.6	2.8g
	삶은것		251kcal	26.1g	15.0	0.g9
	살코기	구운것	190kcal	28.9g	7.4	0g
		삶은것	142kcal	27.8g	2.6	0.1g
	가슴살	구운것	164kcal	34.7g	1.3	1.3g
	다리	구운것	227kcal	27.5g	11.7	0.3g
	다리	삶은것	200kcal	24.9g	10.0	0.1g
개고기	생것		271kcal	19.0	20.2	0.1
사슴고기	구운것		158kcal	30.2	3.2	0
꿩고기	생것(암꿩)		120kcal	27.2	0.6	0

2011 표준식품성분표, 농촌진흥청 국립농업과학원

03 지방

(1) 개요

1) 농축된 열량원

지방은 식품 중 가장 농축된 에너지원으로 1g에 9kcal의 열량을 제공하고, 체내에 저장이 잘되어 저장에너지로 중요하다. 지방은 탄수화물과 단백질에 비해 열량이 높고, 지방이 체내에 저장될 때 수분함량이 극히 낮아 지방조직은 1kg당 약 7,000kcal의 열량을 저장할 수 있다. 지방은 피하, 복강, 근육 장기 등의 조직에 저장되어 필요할 때에 에너지로 사용되고 또 체온유지와 외부의 충격으로부터 장기를 보호하는 역할도 한다. 지방을 공급하는 식품으로는 돼지고기를 비롯한 육류, 버터, 생선유, 올리브유 등이며, 인체에 필요한 칼로리 중 20~30%는 지방에서 공급함이 좋다.

우리나라는 최근 20여 년 사이에 식생활이 급격히 변화되었고, 지방 섭취량도 계속 증가하고 있는 추세이다. 우리나라는 지방의 섭취량을 총열량 중 15~25% 범위 안에서 권장하고 있으며, 일본은 20~30%, 구미의 여러 나라들은 대략 30%를 지방에서 공급받을 것을 권장하고 있다. 에너지 요구가 높은 성장기·임신·수유기에는 지방섭취량을 높이고, 만성질환의 이환율이 높고 각종 대사질환에 시달리기 쉬운 노년기에는 지방 섭취량을 낮게 하는 것이 바람직하다. 그리고 콜레스테롤 섭취량은 1일 300㎎을 초과하지 않도록 권장하고 있다. 그러나 지방은 식품의 향미를 증가시키고 미각을 증가시켜 과잉섭취하기 쉬우므로 늘 경계하여야 한다.

2) 비가시적 지방(invisible fat)과 가시적 지방(visible fat)

지방에는 육안으로 판별되지 않는 비가시적 지방 invisible fat과 육안으로 확인할 수 있는 가시적 지방 visible fat이 있다. 비가시적 지방은 단백질과 결합한 지단백질

lipoprotein이나 인산과 결합한 인지질phospholipid 등의 복합체 형태로 체내에서 이동하고 또 조직 내에 존재한다. 혈액이나 조직에서 존재하는 지질은 이러한 복합체의 상태로 조직과 조직 사이나 세포와 세포사이를 이동하는 것이다. 이와는 달리 살코기나 뼈의 주위에 붙어 있는 굳기름이나 또는 육질에 희끗희끗하게 박혀있는 기름을 가시적 지방이라고 한다. 우리가 섭취하는 지방의 양은 이 두 종류를 통틀어서 말한다.

3) 지질

지질lipids이란 물에는 녹지 않고 유기용매ether, chloroform, benzene 등에는 잘 녹는 화합물로 그 구성 원소는 탄소$_C$, 수소$_H$, 산소$_O$로 이루어져 있다. 이러한 지질의 구조는 glycerol과 지방산fatty acid이 1개, 2개, 3개가 결합되어 있다.그림 2-11, 12 지질에 따라 지방산 외에도 ester, sterol, 지용성 비타민, 색소, wax 등의 여러 물질이 포함되기도 한다.

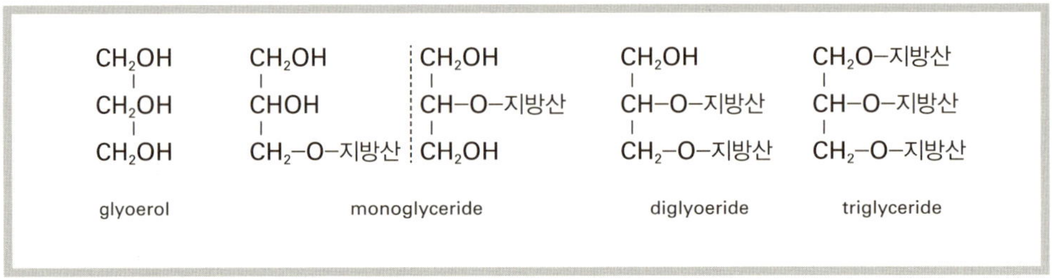

```
CH₂OH        CH₂OH        CH₂OH           CH₂OH           CH₂O-지방산
│            │            │               │               │
CH₂OH        CHOH         CH-O-지방산      CH-O-지방산      CH-O-지방산
│            │            │               │               │
CH₂OH        CH₂-O-지방산  CH₂OH           CH₂-O-지방산     CH₂-O-지방산

glycerol      monoglyceride                diglyceride      triglyceride
```

그림 2-11 **지질(glycerol, monoglyceride, diglyceride 및 triglyceride)의 구조**

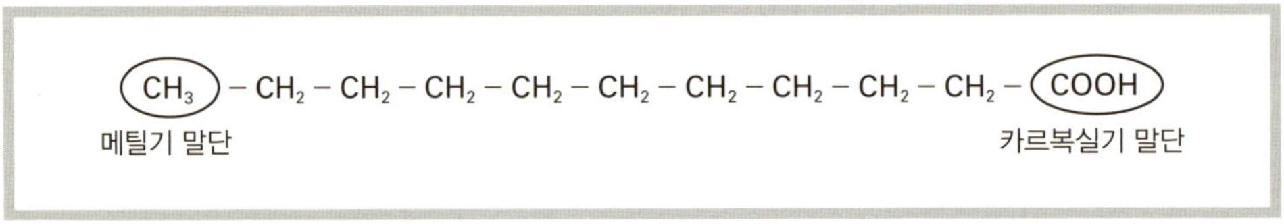

```
(CH₃) - CH₂ - CH₂ - CH₂ - CH₂ - CH₂ - CH₂ - CH₂ - CH₂ - CH₂ - (COOH)
메틸기 말단                                                    카르복실기 말단
```

그림 2-12 **지방산(fatty acid)의 구조**

(2) 지질의 분류

지질은 단순지질simple lipids, 복합지질compound lipids, 전구체와 유도지질precursor & derived lipids로 분류하는데 지질은 물과는 섞이지 않고 비중이 0.9로 물보다 가벼워 물에 뜨게 된다. 이러한 성질을 가진 지질에 비누, 담즙산염, 레시틴, 단백질, 중성세제와 같은 유화제를 넣으면 섬세한 지방입자가 물속에 분산되어 섞이게 된다. 인체의 세포 내에 있는 비가시적 지방invisible fat은 레시틴lecithin이나 단백질 등에 의해 유화된 상태로 존재한다.

1) 단순지질(simple lipid)

단순지질은 지방산과 각종 알코올의 ester를 말한다. 즉, glycerol의 ester인 glyceride형태로 이루어져 있으며, 단순지질은 지방fat과 왁스wax가 있다. 이 중 지방은 지방산과 glycerol의 ester이며, 일반적으로 식물성 지방은 상온에서 액체 상태인데 흔히 기름oil이라고 하고, 동물성 지방은 고체 상태로 존재한다. 왁스는 지방 이외의 고급 알코올과 ester를 말하며, 왁스류는 인체 내의 소화효소로 분해되지 않아 영양적 가치는 없다. 식품에 많이 들어 있지 않고 피부, 털, 나뭇잎 등에 포함되어 있다. 과실류의 왁스처리는 수분증발을 막아 껍질이 마르지 않도록 하지만, 맛의 저하와 부패를 촉진할 수 있다.

2) 복합지질(compound lipids)

복합지질은 알코올과 지방산 이외의 다른 기를 갖는 지방산의 ester를 말한다. 여기에는 인지질phospholipid, 당지질glycolipid, 지단백질lipoprotein이 있다.

① 인지질(phospholipid)

인지질은 지방산과 알코올 이외에 인P 즉, 인산기가 결합되어 있는 복합지질이다.

인지질은 동식물의 세포막과 미토콘드리아막의 구성성분으로 세포막을 통과하는 물질들의 통로 역할을 한다. 인지질은 특히 신경조직, 간, 심장 등의 활발한 대사기능을 하는 조직에 많이 함유되어 있고, 식물 중에는 콩에 많이 함유되어 있다. 따라서 인지질은 에너지원보다는 조직세포의 유지를 위하여 중요한 기능을 가지고 있다.

② 당지질(glycolipid)

당지질은 질소를 함유하지만 인산기를 갖기 않는 지방산과 탄수화물의 복합체를 말한다. 즉, 당지질은 탄수화물과 지방이 결합된 지방이다. 당지질은 동물의 뇌와 신경섬유에 존재하며, 이온을 운반하는 기능을 가진 세포막의 중요한 구성성분이다.

③ 지단백질(lipoprotein)

지단백질 lipoprotein은 지방질과 단백질이 주로 소수 결합에 의해 결합한 것으로서 단백지질 proteolipid이라고도 하는데 뇌단백, 심근, 신장, 간장, 세포핵 및 mitochondria 등에 존재한다.

지단백질은 단백질과 결합하여 지질의 수송(운반)과 대사에서 중요한 역할을 한다. 지단백질은 밀도에 따라 여러 가지로 구분되는데, 체내의 지방이나 지방산을 조직이나 간으로 운반하는 역할을 한다.

이 중 카일로마이크론 chylomicron은 중성지방에서 합성되어 림프관을 통해 혈중으로 유입되어 백색의 혼탁을 나타낸다. 지방식 후나 기아상태에서 혈장은 유백색을 나타내지만 지단백질 효소 lipoprotein lipase에 의해 혈중에서 소실된다.

최저밀도 지방단백 very low density lipoprotein, VLDL은 중성지방의 방출을 위해 간장에서 합성되며, 밀도가 0.95~1.006인 최저 비중의 지단백질이다.

저밀도 지방단백 low density lipoprotein, LDL은 β-globulin과 결합된 저비중의 지단백질로 혈장 콜레스테롤의 2/3를 운반한다. 고밀도 지방단백 high density lipoprotein,

HDL은 L-globulin과 결합되어 있고 주로 인지질과 콜레스테롤로 구성되어 있는데, chylomicron과 cholesterol 대사에 관련된 높은 밀도의 지단백질이다.

3) 전구체와 유도지질(precursor & derived lipids)

단순지질 및 복합지질의 가수분해 산물로써 글리세롤, sterol, fatty aldehydes, ketone body, hydrocarbons, 지용성 비타민과 호르몬에 지방산, 글리세롤, sterol을 포함한다. 전구체와 유도지질은 스테롤sterol과 지방산fatty acid으로 분류할 수 있다.

① 스테롤(sterol)

동·식물 조직 중에 존재하는 steroid핵을 가진 환상 알코올군이 스테롤이다. 이 중 동물성 스테롤cholesterol은 부신, 뇌, 신경계에 높은 농도로 있고 근육, 피부, 혈액, 뇌, 신경계, 결체조직에 많이 있다. 콜레스테롤의 분자식은 $C_{27}H_{45}OH$이고 융점이 149°C인 백색의 고체이다. 인체 내에서 조직의 세포막의 물질투과성을 조절하는 구조 기능의 역할을 하고, 담즙산, aldosterone, estrogen, testosterone 같은 steroid계 호르몬, 비타민 D를 합성하는데 중요한 물질이다. cholesterol이 과잉되면 ester로 전환되어 체지방 복부지방 지방간 고지혈증 등의 일으킨다.

* 콜레스테롤

콜레스테롤은 생명 유지에 필수적인 물질이다. 동물조직의 필수 신체성분으로 뇌 고형물의 17%, 성호르몬과 담즙산염의 합성, 세포막과 신경초의 주요한 구성성분이다. 또한 비타민 D의 전구물질인 7-dehydrocholesterol도 콜레스테롤에서 유도된 물질이다.

콜레스테롤은 지방섭취에 의해 공급되고 또 대부분 간장 혹은 일부는 소장에서 합성되어, 여러 가지 중요한 역할을 한다. 지방소화에 반드시 필요한 담즙성분의 일부가 되고, 여러 종류의 호르몬 전구체가 되며, 태양광선에 의해 비타민 D를 합성하고, 뇌와 신경세포의 구성성분으로 중요한 역할을 하고 있다.

그러나 혈중에 콜레스테롤이 높은 高콜레스테롤血症hypercholesterolemia이 되면 혈관 벽이 좁아지고 혈관의 탄력성이 낮아져 동맥경화증과 심장병, 고혈압, 뇌졸중의 원인이 되기도 한다. 콜레스테롤은 저밀도 지단백질low density lipoprotein, LDL과 고밀도 지단백질high density lipoprotein, HDL의 두 가지 형태로 나눈다. 이 중 LDL-cholesterol은 혈관의 내벽에 침착해 혈관 내경이 좁아지면서 탄력성을 잃게 하는 반면에, HDL-cholesterol은 혈관 내벽을 청소하여 건강한 혈관을 유지하게 한다. 따라서 동맥경화는 스트레스와 함께 LDL-cholesterol의 증가 및 HDL-cholesterol의 감소로 인해 발생하게 된다. 이로 인해 동맥경화와 함께 혈관이 좁아지면 혈액순환이 원활하지 않아 혈류장애가 생기고, 이러한 변화가 심장의 관상동맥에 생기면 심근경색증을 일으키고, 뇌혈관에 생기면 뇌색전이나 뇌출혈과 같은 뇌졸중을 일으킬 수 있다.

임상적으로 고지혈증과 관련된 지표는 표 2-05와 같다. 기대수치는 HDL-cholesterol은 높을수록, LDL-cholesterol은 낮을수록 양호한 지표가 된다.

표 2-05 혈청 지질과 기대수치

혈청 지질	기대 수치
total cholesterol(TC)	200mg/ml
HDL-cholesterol	35mg/ml
LDL-cholesterol	130mg 이하/ml
TC/HDL-cholesterol	4.5 이하
triglyceride	150mg/ml

식물성 스테롤phytosterol은 흡수율이 낮고5% 이하, 섬유소와 마찬가지로 지질흡수를 저하시켜 항고지혈증, 항환경호르몬, 항암 등에 긍정적인 역할을 하는 것으로 인정되고 있다. 밀, 옥수수, 대두, 미강유, 야자유 등에 함유되어 있는 sitosterol을 비롯해 campesterol, stigmasterol 등이 주, 미식물성 스테롤이고, 식물성 식용유가 주된 급

원이다. Ergosterol은 효모, 곰팡이, 버섯 등에 함유되어 있는 스테롤로서, 자외선 조사에 의해비타민 D_2로 된다. 따라서 ergosterol은 자외선 조사에 의해서 비타민 D_3가 되는 7-dehydrocholesterol과 함께 provitamin D로 알려져 있다.

② 지방산(fatty acid)

지방산은 지방질의 중요한 구성 성분이다. 천연에 존재하는 지방산은 대부분 탄소 수가 짝수(4~30개)이고, 직선으로 말단의 COOH와 긴 탄화수소(R)로 연결되어 있는 유기산을 지방산(fatty acid)라고 하며 RCOOH로 표기된다. 그 외에도 미량이지만 hydroxy(-OH), keto($C=O$), methyl기($-CH_3$) 등의 치환기를 갖거나 가지를 친 것과 홀수개의 탄소수의 지방산도 있다.

일반적으로 C12 이하의 것을 저급 지방산, C14 이상의 것을 고급 지방산이라 하며, 지방산의 분자 내에 이중결합을 가지고 있지 않은 것을 포화 지방산(saturate fatty acid), 이중결합을 가지고 있는 것을 불포화 지방산(unsaturated fatty acid)이라고 한다. 표 2-06, 07

i. 포화지방산(saturate fatty acid)

포화 지방산(saturated fatty acid)은 일반식 $C_nH_{2n}O_2$ 또는 $C_nH_{2n}-COOH$로 표시되는 지방산으로서, 이중결합을 전혀 갖지 않고 최대 가능 수소원자와 결합되어 있다. 탄소수가 적은 저급지방산은 휘발성이며, 탄소수가 증가하는 고급지방산은 물에 녹기 어렵고 융점은 상승하여 상온에서 고체로 된다. 포화 지방산의 계열 중에서 천연 유지에 가장 많이 존재하는 것은 C16의 palmitic acid와 C18의 stearic acid이다. Lauric acid는 월계수에서 추출하였고, 청어에도 C25~C33의 포화지방산이 미량 존재한다.

포화지방산은 육류에 많이 함유되어 있으며, 포화지방산의 계열 중에서 천연 유지에 가장 많이 존재하는 것은 식물성 유지의 중요한 구성성분인 C16의 팔미트산

palmitic acid, $C_{15}H_{31}COOH$과 동물성 유지의 중요한 구성성분인 C18의 스테아르산 stearic acid, $C_{17}H_{35}COOH$이다. 이밖에도 아세트산 acetic acid, CH_3COOH, propionic acid C_2H_5COOH, butyric acid C_3H_7COOH, caproic acid $C_5H_{11}COOH$, caprylic acid $C_7H_{17}COOH$, decanoic acid $C_9H_{19}COOH$, lauric acid $C_{11}H_{23}COOH$, myristic acid $C_{13}H_{27}COOH$, archidic acid $C_{19}H_{39}COOH$, behenic acid $C_{21}H_{43}COOH$, lignoceride acid $C_{23}H_{47}COOH$ 등이 있다. 표 2-06

표 2-06 **포화지방산의 종류**

포화지방산	
종류	구조식
acetic acid (2:0)	CH_3-COOH, (CH_3COOH)
propionic acid (3:0)	CH_3-CH_2-COOH, (C_2H_5COOH)
butyric acid (4:0)	$CH_3-(CH_2)_2-COOH$, (C_3H_7COOH)
caproic acid (6:0)	$CH_3-(CH_2)_4-COOH$, $(C_5H_{11}COOH)$
caprylic acid (8:0)	$CH_3-(CH_2)_6-COOH$, $(C_7H_{15}COOH)$
decanoic acid (10:0)	$CH_3-(CH_2)_8-COOH$, $(C_9H_{19}COOH)$
lauric acid (12:0)	$CH_3-(CH_2)_{10}-COOH$, $(C_{11}H_{23}COOH)$
myrisstic acid (14:0)	$CH_3-(CH_2)_{12}-COOH$, $(C_3H_{27}COOH)$
palmitic acid (16:0)	$CH_3-(CH_2)_{14}-COOH$, $(C_{15}H_{31}COOH)$
stearic acid (18:0)	$CH_3-(CH_2)_{16}-COOH$, $(C_{17}H_{35}COOH)$
archidic acid (20:0)	$CH_3-(CH_2)_{16}-COOH$, $(C_{19}H_{39}COOH)$
behenic acid (22:0)	$CH_3-(CH_2)_{20}-COOH$, $(C_{21}H_{43}COOH)$
lignoceride acid (24:0)	$CH_3-(CH_2)_{20}-COOH$, $(C_{23}H_{47}COOH)$

포화지방산은 돼지고기 소고기 등 각종 육류의 지방과 베이컨 버터 치즈 초콜릿 등의 가공식품에 많이 함유되어 있다.

ii. 불포화 지방산(unsaturated fatty acids)

불포화 지방산 unsaturated fatty acids은 분자 내에 1개 또는 그 이상의 이중결합 $-CH=CH-$을 가지고 있는 지방산이며, 영양상 인체에 중요한 물질이다. 이중결합이 한 개 있으면 단일불포화지방산 monounsaturated fatty acid이라 하고, 두 개 이상이면 다불포화지방산 polyunsaturated fatty acid, PUFA이라고 한다.

a. 단일불포화지방산(monounsaturated fatty acid, $C_nH_{2n-2}O_2$)

이중결합이 하나인 지방산을 말하며, 거의 모든 지방에서 발견되는 팔미토레산 palmitoleic acid과 올레산 oleic acid이 단일불포화지방산이며 그 구조식은 다음과 같다.

Palmitoleic acid: $CH_3(CH_2)_5CH=CH_3(CH_2)_7COOH$
Oleic acid: $CH_3(CH_2)_7CH=CH_3(CH_2)_7COOH$

b. 다불포화지방산(polyunsaturated fatty acid, FUFA)

이중결합이 2개 이상인 지방산을 말하며, 이중결합이 4개 이상인 것을 고도불포화지방산이라고 한다. 일반적으로 불포화 지방산은 상온에서 액체이며, 이중결합을 많이 가지고 있는 것은 중합을 잘 일으킨다. 불포화 지방산은 이중결합이 붙어 있는 탄화수소 사슬R의 공간 배치에 따라서 cis형과 trans형의 기하 이성체가 존재하지만 천연 유지 중에 존재하는 불포화 지방산은 불안정한 cis형을 취하고 있다.

이중결합이 2개의 지방산을 함유하고 있는 식품은 옥수수, 땅콩, 면실유, 대두유 등이며, 리놀레산 linoleic acid이 여기에 해당된다. 이중결합이 3개의 지방산인 경우는 아마인유에 들어 있고, 리놀렌산 linolenic acid이 이에 속한다. 이중결합이 4개인 경우는 땅콩, 특히 낙화생유에 많이 함유하고 있으며, 아라키돈산 arachidonic acid이 여기에 속한다. 다불포화 지방산의 구조식은 다음과 같다.

linoleic acid: $CH_3(CH_2)_4CH=CHCH_2CH=CH(CH_2)_7COOH$
linolenic: $CH_3CH_2CH=CHCH_2CH=CHCH_2CH=CH(CH_2)_7COOH$
arachidonic acid: $CH_3(CH_2)_4CH=CHCH_2CH=CHCH_2CH=CHCH_2CH=CH(CH_2)_3COOH$

표 2-07 **불포화지방산의 종류**

불포화 지방산	
종류	구조식
palmitoleic acid (16:1)	$CH_3(CH_2)_5CH=CH_3(CH_2)_7COOH$
oleleic acid (18:1)	$CH_3(CH_2)_7CH=CH_3(CH_2)_7COOH$
linoleic acid (18:1)	$CH_3(CH_2)_4CH=CHCH_2CH=CH(CH_2)_7COOH$
linolenic acid (18:3)	$CH_3CH_2CH=CHCH_2CH=CHCH_2CH=CH(CH_2)_7COO$
arachidonic acid (20:4)	$CH_3(CH_2)_4CH=CHCH_2CH=CHCH_2CH=CHCH_2CH=CH(CH_2)_3COOH$

c. 필수지방산(essential fatty acid, EPA)

필수지방산essential fatty acid, EPA이란 신체의 성장과 유지 및 생리적 기증에 꼭 필요한 것으로, 체내에서 생합성 되지 않거나 합성이 되더라도 그 양이 부족하여 반드시 식품으로 섭취해야 하는 지방산을 말한다. 필수지방산에는 다불포화지방산 polyunsaturated fatty acid, PUFA에 속하는 리놀레산linoleic acid, 리놀렌산linolenic acid, 아라키돈산arachidonic acid 등이 있다. 트랜스지방산이 구조적으로 trans형으로 필수지방산의 활성을 갖지 못하는 것에 비해, PUFA는 cis형으로 생물학적 활성이 있다. 그림 2-11, 12

다불포화지방산의 종류에는 cis결합의 위치에 따라 n-3계 지방산과 n-6계 지방산으로 분류한다. n-3계 지방산은 오메가-3$_{ω3}$라고도 하는데 리놀렌산, EPA, DHA가 대표적이다. 식품으로는 들기름, 호두, 대두, 아마씨에 많이 함유된 α-리놀렌산과 어유에 많이 함유되어 있는 DHA, EPA 등이 있다. n-3계 지방산은 혈소판 응고인자인 prostaglandin 형성을 주도하여 혈전증이나 심근경색증의 발생을 감소시키고, 간에서의 중성지방합성을 억제하여 혈중 콜레스테롤 수치를 낮추며, 혈액의 점성을 떨어뜨려 동맥경화를 예방한다. 호두에는 n-3계 지방산의 일종인 알파 리놀렌산이 많고 항산화물질인 비타민E 또한 풍부하다. 올리브유 등에 함유된 지질 단가불포화지방산의 약 30%를 호두의 알파 리놀렌산으로 대치한 "호두식사"를 1개월 동안 섭취한 실험에서 혈관탄력성EDV이 높아지고, 혈구 등이 혈관에 부착되는 지표VCAM-1가 낮아졌다고 발표하였다.

n-6계 지방산은 오메가-6ω_6라고도 하며 여기에 속한 것은 리놀레산, 아라키논산, γ-리놀렌산 등이 있고, 식품으로는 옥수수유, 대두유, 홍화유 등의 식물성기름에 풍부하게 함유되어 있다.

n-9계열 지방산은 올레산oleic acid으로 올리브유가 80% 이상 가지고 있는 지방산이다. 돼지기름, 미강유, 팜유, 참기름 등에도 있다. 이는 단일 불포화지방산으로 다불포화지방산의 이중결합에 대한 산화과정에 따른 효과를 억제할 수 있는 지방산으로 알려져 있다.

우리나라 영양섭취기준에 의하면 총 지방 섭취 중 n-3ω_3계 지방산은 1%, n-6ω_6계 지방산은 4~8%를 기준하고 있다. WHO/FAD[1994]에서는 ω3 : ω6의 섭취비율을 1:5~1:10으로 권장하고 있다. 그러나 우리가 일상에 섭취하기 쉬운 것이 n-6계 지방산이 대부분이어서 n-3 : n-6계 지방산 비율이 1 : 10~30 정도로 불균형이 심해 세포조직에 쉽게 염증을 일으킨다고 한다. 우리 식탁에서 n-3계 지방산의 섭취는 늘리고 n-6계 지방산은 줄이는 노력이 필요하다.

이에 비해 이중결합을 한 개 가진 단일불포화지방산에는 n-7 및 n-9 지방산이 있는데, 체내에서 합성되므로 필수 지방산은 아니다. 식품 중에는 올레산oleic acid이 가장 널리 분포되어 있다.

* 필수지방산의 역할

필수지방산은 식물성 기름과 생선기름에 다량 함유되어 있으며, 섭취하면 체내에 바로 저장되는 영양소이다. 필수지방산은 생체막의 구조와 기능에 필요하고, 세포막의 구조와 기능에도 관여하며, 생식기관과 기타 조직에 분포되어 있으면서 호르몬과 유사한 기능을 하는 프로스타글란딘prostaglandin을 생산하는 초기물질로서 생식기관에도 대량으로 들어있다. 필수지방산이 결핍되면 성장부진·피부질환·생식력감퇴·스트레스에 의한 저항력감소 등을 일으키며, 전체 섭취 열량의 1~2%만 공급해도 결핍증상을 예방할 수 있다.

Linoleic acid가 결핍되면 피부가 붉어지고 예민해져 쉽게 감염된다. 특히 생후 28일까지의 신생아와 3세까지의 영아嬰兒에게 부족하면 습진성 피부염eczema이 발생하고, 성장발육이 저하된다. 모유에는 우유보다 필수지방산의 함량이 높기 때문에 모유를 수유하는 아기가 훨씬 안전하다. 또한 성인에서는 혈중 콜레스테롤을 저하시킨다.

Linolenic acid는 여러 가지 신체기능과 혈압을 조절하는 호르몬 유사물질을 체내에서 합성하는 전구체이다. 들깨유, 아마인유와 자소유에 많은 알파리놀렌산 alpha linolenic acid은 대장암과 유방암의 암세포 증식을 억제하고, 기억 학습능력을 향상시킨다고 보고하였다. 특히 다불포화지방산인 DHAdocosahexaenoic acid, EPAeicosapentaenoic acid와 함께 콜레스테롤을 저하시키고, 심장순환기계의 질병을 예방한다. 에스키모 사람들이 고혈압, 심근경색, 혈전증 등 심장순환기계의 질병에 걸리지 않고 안전한 것은 소금을 섭취하지 않는 것과 함께 해산물 특히 생선을 주식으로 하는 이들의 식생활 때문이라 할 수 있다. 이들은 생선이나 패류貝類 등의 해산물에 들어있는 필수지방산을 다량 섭취할 뿐 아니라 DHA와 EPA 등의 고도불포화 지방산을 많이 섭취하고 있고, 실제로 에스키모 사람들의 혈중에는 DHA와 EPA가 높다.

EPA는 정어리와 같은 등푸른 생선에 많이 함유되어 있는데, 혈액 중의 중성지방과 콜레스테롤 수치를 떨어뜨리고 혈압강하, 혈소판 응집 억제, 대장암과 전립선암의 억제, 심장병·동맥경화·뇌졸중 등의 순환기계 질병의 예방과 치료에 효과가 있다. DHA는 고등어와 같은 등푸른 생선에 많이 함유되어 있는데, 기억력 향상·항염·항알러지·혈당강하·항암 등의 작용과 함께 혈중지질을 감소시키고 심장순환기계에 긍정적인 역할을 하는 것으로 알려져 있다.

또 필수지방산 중 arachidonic acid는 체내에서 linoleic acid로부터 합성되지만 그 양이 부족하여 반드시 음식물로 보충하여야 하고, 콜레스테롤을 저하시키는 역할을 한다.

이상에서 필수지방산은 체내에서 여러 가지 중요한 생리기능을 한다. 생체막과 세포막의 구조와 기능, 생식기관, 성장발달, 피부감염, 스트레스 등에 좋은 역할을 한다. 또한 혈중 콜레스테롤 특히 LDL-cholesterol의 농도를 감소시켜 동맥경화증을 예방하고, 혈압을 낮추며, 혈전생성을 감소시키는 효과가 있다. 이 외에도 간에서 중성지방의 합성을 저해하고, 산소부족으로 인한 조직손상의 재생을 돕는다. 특히 DHA는 뇌의 구성성분으로 성장기 어린이들의 두뇌 발달에 중요한 역할을 한다.

　시중에서 건강기능식품으로 유통되는 오메가 3은 식물성 지방과 어유魚油에 들어있는 linolenic acid와 DHA, EPA 등을 말한다. 오메가 3계 지방산이라는 것은 지방산의 탄소원자 번호를 메틸기 $-CH_3$쪽에서 3번째 탄소에 의해 이중결합을 가지고 있는 지방산을 통틀어 말한 것이다.

iii. 트랜스지방산(trans fatty acids)

　유지류는 공기 중의 산소와 반응하여 분해하면 기름 전 냄새 혹은 산패酸敗되어 독특한 악취를 풍기고 맛도 나빠진다. 불포화지방을 많이 함유하고 있는 기름일수록 공기, 습기, 광선 혹은 세균의 작용으로 산패되고 변질되기 쉽다. 이러한 산패는 고온에서 진행이 빠르고 광선은 산패를 더욱 촉진하므로, 식품을 잘 보존하기 위해서는 공기의 접촉을 막고 냉암소에 저장하는 것이 좋다. 또 산패를 방지하기 위해 식품에 항산화제인 비타민 E, C나 구연산을 첨가하기도 한다.

　트랜스지방산은 인위적으로 만든 지방산이다. 지방산 분자 중 cis-position 대신 trans position에서 불포화지방산의 이중결합에 수소원자를 첨가함으로써 액체 식물성기름을 고체로 만들어 사용한다. 주요 원료로 사용되는 식물성기름은 linoleic acid $\omega 6$이다. 식물성기름에 수소를 첨가하여 열에 대한 안정성을 높여 액체 상태의 기름을 반고체 상태로 만든 것이 트랜스지방이다. 즉, 인위적으로 가수소화可水素化 과정에서 수소의 일부가 이중결합의 위치에서 trans의 결합형을 구성하는 것이 트랜스지방이다. 그림 2-13, 14

트랜스지방산은 인스턴트식품을 비롯한 가공식품에 아주 흔하게 함유되어 있고, 음식을 조리할 때 아주 편하게 사용할 수 있는 장점이 있다. 쇼트닝8~17%, 샐러드유8~17%, 마가린16~70%의 트랜스지방산 등을 사용하여 빵, 튀김, 과자 등에 편리하게 사용된다. 자연식품에 함유하고 있는 불포화지방산은 cis형이다.

트랜스지방산은 안정성이 있다. 그러나 필수지방산의 활성을 갖지 못하고 포화지방의 물리적 특성을 갖고 있으며, 오히려 필수 지방산의 대사를 길항하여 필수 지방산의 결핍을 초래하거나 악화시킨다. 트랜스지방산이 생체막 조직의 인지질에 결합하면 막 조직의 구조화 효소에 영향을 미쳐 생체막의 기능에 변화를 초래하게 된다. 또한 arachidonic acid 합성에 필요한 효소의 작용을 방해하여 필수 지방산의 요구량을 증가시키게 된다. 세계보건기구WHO에서는 트랜스지방의 성인 1일 섭취량을 총에너지 섭취의 1% 이하로 제한하고 있다. 산모의 트랜스지방산 섭취 과잉은 태아의 성장을 지연시킨다. 섭취 에너지의 7% 이상 트랜스지방산으로 섭취하는 것은 LDL을 증가시키고 HDL을 감소시키며, 중성지방을 증가시키고 동맥경화를 일으키고 혈전형성을 증가시키는 요인이 되어 심장순환기계에 나쁜 영향을 끼친다.

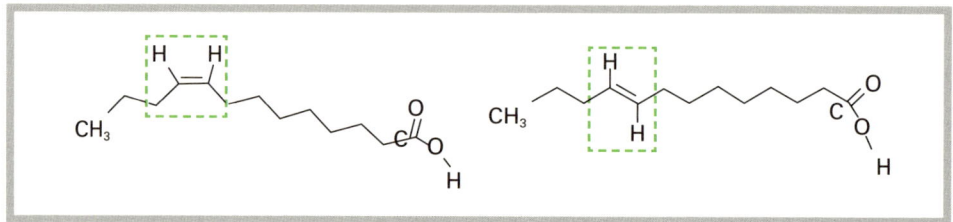

그림 2-13 **cis-fatty acid**   그림 2-14 **trans-fatty acid**

iv. **CLA(conjugated linoleic acid)**

Conjugated linoleic acidCLA는 리놀레산의 위치 이성체들을 말한다. Liolenic acid는 탄소위치 9, 12 또는 10, 13번째에 cis-형으로 이중결합이 존재하는 것을 말하고, CLA는 9, 11 또는 10, 12번째에 cis- 또는 trans-형으로 공액 이중결합이 존재하는 것인데 모두 8가지의 이성체가 있다. 8가지 중에서 c9, t11-형과 t9, c11-형이 생물학적으로 가장 활성이 크다. LA가 실험동물에서 암 형성을 촉진하는 지방산인데 비해, CLA는 실험동물에서 유방암, 대장암, 위암, 피부암 발생을 억제한다. CLA는 지금까지 식품에서 발견된 항암물질 중에서 그 함량이 높고 독성이 없으며 암 발생단계 중 개시단계와 촉진단계 모두 저해하는 효과를 동시에 지닌 항암물질로 주목받고 있다. CLA의 항암효과는 주로 항산화 효과에 의한 것이다. 이밖에도 CLA는 체지방량 감소, 면역기능의 향상, 동맥경화의 예방인자 등의 연구결과도 있다.

CLA의 급원식품은 육류 및 낙농제품이며 식물성기름에는 적다. CLA는 가금류나 계란에서 소량 발견되고 치즈나 우유, 요거트 같은 가열과정을 거치는 낙농제품에 상당량 존재하는데 총 CLA의 양은 가열과정 중에 증가한다. 육류 중의 CLA 함량은 돼지고기, 쇠고기, 닭고기 순이고, 생선 중에는 삼치우리 나라에서 상용되고 있는 우유와 육류 및 생선류에 대한 CLA 함량을 조사한 결과, 우유 중에는 293ppm에서 최고 2143ppm이 함유되어 있었으며 육류 중에서는 쇠고기에 1150ppm, 돼지고기에 2370ppm, 닭고기에 200ppm 정도 함유되어 있어 돼지고기에 특히 높은 것으로 나타났다. 생선 중에서는 삼치에 함량이 가장 높으며 열을 가하여 굽거나 조림을 할 경우 CLA 함량이 약 2배 가량 증가한다.

(3) 지질의 역할

1) 에너지원

지방은 체내에서 농축된 에너지의 급원이 되므로 매우 중요하다. 1g의 중성지방의 섭취는 9kcal(38KJ)의 높은 열량을 공급하며, 지방조직에 저장되어 잠재적인 효율이 높은 에너지원이다. 지방은 당질 및 단백질에 비해 탄소 및 수소의 함유 비율이 높고, 산소의 함량이 낮아 체내에서 산화되는 비율이 높아 효과적인 에너지원이 된다.

2) 신체의 구성성분

지방은 체중의 약 20%를 차지하는 영양소이다. 지방은 세포의 원형질 중에 존재하고, 각 조직에 분포되어 있어서 주요내장기관을 보호하며 열의 부도체로서 체온유지에 필요하다. 지방질은 체지방 조직의 구성 성분이며 세포막, prostaglandin과 호르몬, 신경 보호막, 비타민 D, 소화 분비액의 구성 성분이다. 인지질, 콜레스테롤, 당지질이 대표적인 세포막 구성 성분으로 뇌, 신경, 간장 등 주요기관에 존재한다. 이 같은 세포막 구성 성분이 되는 인지질은 에너지원뿐만 아니라 세포의 구조적 지지대 역할도 하며, 단백질과 같은 수용성 물질과 결합되어 있어서 혈액 내 지질의 운반에도 중요한 역할을 한다.

지방 중 이온성이 없는 중성지방 triglyceride과 콜레스테롤 에스테르 cholesterol ester는 동식물의 세포 내에 저장된 에너지원이고, 이 중 중성지방은 지용성 비타민의 흡수를 돕고 콜레스테롤은 담즙산, 성호르몬 androgen, estrogen, progesterone, glucocorticoids, mineralocorticoid 및 비타민 D의 전구체이며, 생체막과 신경세포의 미엘린 수초의 구성 성분이 된다. 이온성이 있는 인지질 phospholipid, sterol, cholesterol 등은 세포막을 구성한다. 이와 같이 신체의 모든 세포는 지방을 함유하고 있으며, 잉여에너지는 지방조직 등에 저장지방으로 축적되어 있다.

3) 대사조절기능

① 신호전달

신호전달 signal transduction이란 hormones, growth factors, stresses 등과 같은 많은 세포외적 자극을 수용하여 세포가 적절한 반응을 하려면 그러한 자극들을 인지하고 세포 내로 전달하는 일련의 과정을 말한다.

신경 전달물질, 호르몬, 성장인자 같은 세포 밖의 신호가 그들의 특이적인 수용체에 결합하면, 세포막을 구성하는 지방성분인 인지질 燐脂質·phospholipid의 분해가 일어난다. 인지질의 분해 산물은 이차전달 물질로써 세포 밖으로부터 전달된 신호를 증폭하고 하부의 신호전달 분자에게 그 신호를 전달한다. 이러한 신호전달의 결과로써 세포의 성장, 분화, 사멸과 같은 세포의 생리적 현상들이 조절되어 진다.

② 영양소

지방산은 β-산화로 acetyl-CoA를 생성하므로 비타민 B1을 필요로 하지 않는데 반하여, 탄수화물은 pyruvate를 경유하여 acetyl-CoA를 만들기 때문에 비타민 B1을 필요로 한다. 따라서 열량원으로 지방을 섭취할 때에는 당질을 주열량원으로 할 때보다 비타민 B_1의 요구량을 절약할 수 있다.

③ 지용성비타민의 흡수

비타민 A의 전구물질로서 녹황색 채소에 많이 들어있는 carotene은 흡수될 때 지질이 충분히 있지 않으면 잘 흡수되지 않는다. 따라서 carotene과 지용성 비타민A, D, E, K의 흡수가 정상적으로 일어나기 위해서는 지방으로부터의 열량 섭취가 총 열량 섭취의 10~15%는 되어야 한다.

지용성 비타민 A, D 및 E는 반드시 지방에 용해되어 체내에서의 흡수되고 이용된다. 또한 탄수화물을 에너지로 사용할 때는 반드시 비타민 B_1의 소모가 동반되는데, 지방을 에너지원으로 할 때는 비타민 B_1의 소모가 일어나지 않으므로 비타민 B_1이 절약된다. 이밖에도 지질 중 7-dehydrocholesterol 이나 ergosterol은 자외선에 의해 비타민 D로 전환된다. 비타민 D는 칼슘의 흡수를 돕고 뼈의 밀도를 높여 튼튼한 골격조직을 만든다.

극심한 저지방 식이를 하는 저개발 국가에서 지용성 비타민 결핍증을 동시에 보여주고 있다. 다수의 불포화 지방산과 sterol이 cis 이중결합을 가지고 있어 쉽게 산화되려는 경향이 있어서 천연 항산화제인 비타민 E α, β, γ, δ-tocopherol와 셀레늄의 권장량이 불포화 지방산의 섭취 증가에 따라 증가한다.

④ 필수지방산 공급

동물은 지방산을 생합성할 수 있으나, 불포화 지방산 합성에 제한이 있어서 methyl 말단과 3과 6의 위치에 이중결합이 있는 불포화 지방산은 합성할 수 없다. 이렇게 정상적인 성장과 건강의 유지에 필수적이며 체내에서 합성되지 않는 지방산을 필수 지방산이라 하는데, linoleic acid, linolenic acid 및 arachidonic acid 등이 이에 속한다. 이들은 모두 불포화 지방산으로 참기름, 옥수수기름 및 면실유 등 식물성 기름에 많다. 즉 linoleic acid $_{C18:2,\ n-6}$와 linolenic acid $_{C18:3,\ n-3}$는 반드시 식품을 통해 공급되어야 한다. 이들 지방산이 부족하면 성장장애와 피부의 각질화가 일어나고, 불임증, 신장과 간 조직의 이상, 모세관의 약화, 적혈구의 약화 등을 초래한다.

(4) 지방이 풍부한 식품과 조리

1) 지방이 풍부한 식품

일반적으로 식용류를 포함한 기름 작은술 1개$_{5g}$, 버터 작은술 1.5개$_{6g}$, 마요네즈 작은술 1개$_{6g}$, 땅콩·호두·잣 등의 견과류 큰술$_{8g}$은 45kcal의 열량을 나타낸다. 두류, 견과류·종실류 및 고기에 함유되어 있는 지질의 양과 열량은 표 2-05-1, 2, 3에 자세히 열거하였다.

자연계에는 여러 가지 형태의 지질이 있으며, 그 종류에 따라 그 특성이 각각 다르다. 식용 유지류는 동물성과 식물의 지방을 정제한 것이다. 지방은 18℃의 상온에서 액체인 기름$_{油}$과 고체인 굳기름 상태로 존재한다.

① 식물성 기름

식물성 기름에는 들기름, 참기름, 콩기름, 옥수수유, 호콩류, 올리브유, 면실유 등 다양한 기름이 있다. 식물성 기름은 거의 모두가 순수한 유지이고, 열량이 1g당 9kcal이다.

② 식물지(植物脂)

식물성 지방은 거의 모두가 상온에서 액체의 상태이다. 그러나 견과류에 들어있는 지방은 고체상태의 굳기름이다. 코코넛 열매에서 얻은 지질은 가수소加水素하여 트랜스 지방인 마가린이나 쇼트닝을 제조하는 원료로 사용되고 카카오에서 얻은 지질은 초콜릿의 제조나 제과용으로 이용하고 있다.

③ 동물지(動物脂)

동물성 지방은 그 종류에 따라 굳은 상태가 조금씩 다르지만 일반적으로 상온에서 굳기름의 상태로 존재한다. 이러한 동물성 굳기름은 포화지방산, 특히 콜레스테롤의 함량이 높다. 이러한 동물지에는 버터, 돼지의 지방인 리드, 쇠기름 등이 있다.

④ 경화유(硬化油)

식물성 기름은 불포화지방산이 많기 때문에 상온에서 액체의 상태이다. 불포화도가 높다는 것은 그만큼 화학적으로 불안정하여 산화되기 쉽다. 이러한 산화를 방지하기 위하여, 식물성기름에 수소를 첨가하여 액체에서 고체상태의 트랜스지방이 되도록 가공한 것이 마가린이나 쇼트닝이다. 마가린은 고형화 하는 가공과정에서 유성분, 향료, 식염, 색소, 비타민 A, 유화제, 산화방지제 등을 첨가하여 천연버터와 같은 식품으로 제조한 것이다. 과자나 케이크에 많이 들어있는 쇼트닝은 밀가루나 보리가루 등을 반죽할 때 생기는 글루텐gluten의 형성을 막아, 과자나 케이크의 질감에 끈적끈적한 점착성을 제거하여 바삭바삭한 부드러운 질감을 느끼게 한다.

분말유지는 우유의 단백질인 카제인casein, 젤라틴gelatin, 유당, 전분 등을 첨가하여 유화시킨 후 분무 건조시킨 것이다. 이것은 단백질이나 전분이 기름의 미세한 입자를 둘러싼 것이다. 유지를 둘러싸고 있는 단백질이나 전분의 얇은 막 때문에 유지가 직접 공기와 접촉하기 않기 때문에 산화를 방지하는 것이다. 대개 기름이 70%, 피막이 30%로 조성되는데 커피에 넣은 분말크림도 일종의 분말크림의 일종이다.

2) 유지를 이용한 조리

유지는 그 자체가 풍미성분이나 맛을 내는 성분을 녹이고, 다른 식품의 질감을 고소하고 부드럽게 하기 때문에 조리의 부재료로 널리 사용된다.

① 고온가열

물은 100℃에서 끓고, 열이 더욱 가해지면 증기가 되어 발산하면서 온도를 뺏기 때문에 물의 온도는 100℃ 이상 올라가지 않는다. 그러나 기름은 가열을 계속하면 할수록 발화점에 도달할 때까지 온도가 상승한다. 기름의 끓는 온도는 그 종류에 따라 다르지만 대략 130℃~200℃ 사이이다. 높은 온도에서 짧은 시간에 익힌 음식, 즉 음식을 기름에 튀기면 삶거나 찐 음식에 비해 영양성분이 변화는 시간이 그만큼 짧고 튀긴 음식 특유의 고소하고 바삭한 질감이 있다.

② 유지의 용해성

동물성 유지인 쇠기름이나 버터 등은 융점이 높아 가열조리한 후에 높은 온도에서는 좋으나 식으면 굳어져서 식감이 나빠진다. 그러나 식물성 기름은 융점이 낮고, 이러한 융점이 낮은 기름은 음식을 둘러싸는 경향이 있기 때문에 부드러운 식감을 가져다준다.

③ 유화

기름과 물은 섞이지 않으나, 유화제에 의해 잘 섞이게 된다. 마요네즈가 대표적인 유화제이다. 기름이 유화되면 식감이 부드러워져서 식미를 증진시키는 효과가 있다.

④ 쇼트닝, 크림

밀가루와 유지를 혼합하여 과자나 파이 또는 약과를 만들면 바삭바삭한 질감을 가져준다. 또 쇼트닝이나 버터를 각반하여 공기를 충분히 넣어주면 부드러운 지방덩어리가 형성되는 것을 크림이라고 한다. 크림은 기포가 많이 함유되어 있어, 케이크에 크림을 섞으면 부드럽고 바삭바삭한 질감을 주는 음식이 된다.

(5) 지방의 섭취

지방의 섭취는 총열량의 20~25%가 가장 이상적이며, 이 중 불포화지방산과 포화지방산의 섭취비율은 3 : 2를 유지하는 것이 좋다. 불포화지방이 심혈관계에 좋다고 식물성기름과 생선기름만 섭취하면 체내에서의 산패 증가로 인해 과산화물질이 증가하여 노화를 촉진하기 쉽고, 이를 방지하기 위해 비타민 E를 비롯한 항산화제의 필요량도 증가하게 된다.

1) 부족

지방섭취의 부족이 지속되면 가장 문제가 되는 것이 필수지방산의 부족이다. 인간을 포함한 동물이 필수지방산이 부족하면 성장기의 발육부진, 피부염, 성기능의 저하, 지방간, 스트레스에 의한 저항력 감소, 지질대사 장애 등이 발생한다. 지방섭취의 만성적인 부족은 탄수화물의 과잉섭취로 인해 혈중 콜레스테롤이나 중성지방이 증가하여 고지혈증을 나타내고 지방간이 발생한다. 또 필수지방산이 부족하면 전립선과 고환에서 합성되는 호르몬인 프로스타글란딘 prostaglandin 생성에 영향을 받아 혈관확장과 성기능을 저하시키게 된다.

2) 과잉

지방섭취의 과잉이 장기간 지속되면 여러 가지 문제가 발생한다. 고지혈증을 일으키고 혈관의 동맥경화와 함께 심장순환계의 다양한 질병을 유발하기 쉽다. 내당능이 저하하여 당뇨병 발생의 원인이 되기도 하며, 이밖에도 노인이 될수록 위험이 커지는 다양한 대사질환에 노출될 위험이 커지게 된다.

04 비타민(vitamin)

비타민은 정상적인 신진대사에 필수적으로 필요하다. 인간이 생명현상을 유지하고, 성장하고 번식하는 등 정상적인 생활을 영위하기 위해 절대적으로 필요한 필수 영양소이다. 비타민의 필요량은 극히 미량의 유기물로서, 체내에서 합성되지 않으므로 음식물이나 비타민제의 형태로 필요량을 매일 섭취하여야 한다. 2012년 식약청의 보고에 의하면 우리나라 청소년들의 1/3, 노인층의 40% 이상에서 비타민제재를 복용하는 것으로 나타났다. 비타민 중에서는 비타민 B群과 비타민 C를 많이 복용하였고, 특히 노년층에서는 thiamine과 비타민 E를 각각 권장량의 60배와 40배 이상 복용하는 것으로 나타나, 이에 대한 계몽이 필요할 것으로 생각된다. 또한 비타민 A는 시금치, 비타민 C는 김치를 통하여 주로 섭취하고, thiamine, riboflavin, niacin은 주로 쌀을 통하여 섭취하는 것으로 보고하였다.

비타민의 기능은 신체 내에서 일어나고 있는 다양한 화학반응에 관여하는 효소의 작용을 촉진하는 보조효소로서의 기능을 수행한다. 음식물을 섭취하면 소화과정의 각종 화학반응에 의해 분해되고 흡수된다. 흡수된 영양소는 세포층에서 산화되어 열량을 방출하는데, 이때 일어나는 일련의 화학반응에 관여하는 효소는 500여 종에 이른다고 한다. 이 효소들 중 어떤 것은 단독으로 화학반응을 수행하지만 일부는 보조효소가 없으면 화학반응을 진행하지 못하게 되고, 이로 인해 중간 대사산물이 체내에 축적되면서 건강을 해치고 영양결핍증상을 나타내게 된다. 이러한 보조효소의 역할을 비타민이 담당하게 된다. 비타민은 지용성과 수용성이 있다. 표 2-08

표 2-08 **지용성 및 수용성 비타민**

종류		지용성 비타민	수용성 비타민
종류		Vitamin A, D, E, K	Vitamin B_1, B_2, B_6, B_{12}, niacin, pentosan, biotin, inositol, choline 등, vitamin C
성질	용해	기름과 유기용매에 용해된다.	물에 용해된다.
	흡수 및 이동	지방과 함께 흡수되고 임파계를 통해 이동한다.	당질과 아미노산과 함께 소화·흡수된다. 문맥순환으로 간으로 이동한다.
	저장	과다섭취하면 체내에 저장된다.	과다섭취하면 소변으로 배출된다.
	배출	담즙을 통해 서서히 배출된다.	쉽게 소변으로 빠르게 배출된다.
	필요량	필요량은 매일 공급할 필요 없다.	매일 필요량을 공급하여야 한다.
	전구체	전구체가 존재한다.	전구체가 존재하지 않는다.
	구성원소	구성 원소는 수소, 산소, 탄소이다.	수소, 산소, 탄소 외에 질소 혹은 경우에 따라 황, 코발트 등을 함유한다.
	결핍증	결핍증상은 서서히 나타난다.	결핍증상이 비교적 빨리 나타난다.

(1) 비타민의 종류

1) 지용성 비타민

지용성 비타민은 A, D, E, K가 있다. 지용성 비타민은 체내에서 비타민으로 전환하는 선행물질 즉, 전구체가 있다. 녹황색 채소, 과일, 당근 등에 들어 있는 카로틴carotin, carotene은 체내에서 비타민 A로 전환된다. 또 우리 몸의 피하에 있는 7-dehydrocholesterol은 자외선에 의해 비타민 D로 전환되기 때문에, 하루 20분 정도의 일광욕을 하면 하루에 필요한 비타민 D를 공급받을 수 있다.

지용성 비타민은 식품 속의 지방 내 흡수가 잘 되는 것이다. 비타민 K는 장내세균에 의해서도 합성된다.

지용성 비타민을 과다 섭취하여 조직의 포화상태를 능가하면 체내에 저장되므로 매일매일 일정량을 섭취하지 않아도 저장된 것에 의해 충당된다. 따라서 지용성 비타민의 섭취 부족이 지속되어도 결핍상태는 서서히 일어난다. 만약 지용성 비타민을 과잉 섭취하여 축적되면 이로 인한 다양한 신체증상을 일으키므로 주의하여야 한다.

지용성 비타민의 기능, 결핍증 및 중독증은 표 2-09와 같다.

표 2-09 **지용성 비타민의 기능, 결핍증 및 중독증**

비타민	기능	결핍증	중독증
Vitamin A (retinoid, carotinoid)	세포재생촉진, 시력유지, 피부와 안구 건조방지, 신체의 저항력 강화	야맹증, 안구건조증, 각막연화증, 성장지연, 피부건조와 염증	피로, 두통, 설사, 체중감소, 뼈의 통증, 태아의 기형, 조산, 사산
Vitamin D (cholecalciferol, ergocalciferoid)	칼슘과 인의 흡수촉진, 골격유지	구루병(rickets), 골연화증(osteomalacia)	혈청칼슘증가, 연조직에 칼슘침착-요로결석 등, 성장지연
Vitamin E (tocopherol, tocotrienol)	항산화작용, 세포막보호	용혈(적혈구수명단축), 생식기 이상	근육약화, 두통, 피로
Vitamin K (phyloquinone, menaquinone)	혈액응고	각종 출혈	폐색성황달의 악화-비타민 K 흡수불량에 기인

2) 수용성 비타민

수용성 비타민은 B군과 C가 있다. 비타민 B 중에는 B_1, B_2, B_6, B_{12}, 나이아신niacin, 펜토산pentosan, 비오틴biotin, 이노시톨inositol, 콜린choline 등이 있는데, 이들은 체내에서 하는 역할이 유사하여 같은 그룹으로 분류하고 있다.

수용성 비타민은 물에 잘 녹는 성질이 있을 뿐만 아니라, 빛·열·산소에 매우 예민하거나 약하기 때문에 산화하거나 파괴되기 쉽다. 그러므로 식품의 수송, 보관, 조리를 할 때 많은 주의를 기울여 식품이 함유하고 있는 비타민이 최대한 파괴되지 않도록 주의를 기울여야 한다. 비타민 B군 중에 펜토산은 식품에 널리 분포되어 식생활에서 부족할 염려가 없다. 또한 비타민 B_{12}와 비오틴은 장내세균에 의해서도 합성하여 필요량을 공급하기도 한다.

수용성 비타민은 필요량 이상 섭취하면 체내에 저장되지 않고 소변으로 배설된다. 이에 따라 매일 필요량을 공급해주지 않으면 결핍증세가 비교적 빠르게 나타난다. 수용성 비타민의 기능과 결핍증은 표 2-10과 같다.

표 2-10 **수용성 비타민의 기능과 결핍증**

비타민	기능	결핍증
B_1(thiamine)	탄수화물대사의 조효소	각기병, 마비성다발성신경염, 신경·순환기계장애, 서맥·우심실비대
B_2(riboflavin)	에너지대사의 조효소	성장지연, 설염, 구각염, 눈의 이상
B_3(niacin)	에너지대사, 지방합성, 지방분해에서 조효소	펠라그라(pellagra), 설사, 피부염, 불면, 정신착란
B_6(pyridoxine)	단백질대사, 신경전달물질합성, Hb합성의 조효소	신경과민, 불면, 흥분, 우울증, 두통, 부종, 복통
B_{12}(cobalamin)	당질·지질·단백질대사의 조효소, 신경기능대사의 조효소	악성빈혈, 우울증, 신경증
pantothenic acid	에너지·당질·아미노산대사 및 지방합성·분해의 조효소	손 감각 이상, 피로, 두통
biotin	포도당합성, 지방합성의 조효소	난백병, 피부염, 탈모, 설염, 구토, 권태, 우울증
folacin (folic acid)	핵산(DNA)합성의 조효소, 적혈구생성작용	거대적혈구성빈혈, 설염, 성장지연
C (ascorbic acid)	콜라겐형성, 호르몬합성, 신경전달물질합성, 항산화기능	괴혈병, 상처치료지연, 부종, 골격조직의 발육·관절형성의 부진

수용성 비타민은 체내에서 흡수되어 여러 가지 중요한 기능을 한다. 특히 에너지 대사가 필요한 조효소의 작용을 하기 때문에, 에너지 생성 영양소인 탄수화물·지방·단백질의 대사가 정상적으로 이루어지기 위하여 필수적으로 요구된다.

비타민 B군이 영양소의 에너지 대사에 조효소로서의 기능을 간단히 소개하면 다음과 같다. Thiamine$_{V.B_1}$은 인체 내에서 티아민의 조효소 형태인 TPP$_{thiamin\ pyrophousphate}$로 존재하고, 탄수화물의 에너지 대사에 참여한다. Riboflavin$_{V.B_2}$은

FAD_{flavin adenine denucleotide}와 FMN_{flavin mononucleotide}의 형태로 단백질과 결합하여 존재하고, 탄수화물과 지방의 에너지 대사에 조효소의 역할을 한다. Niacin_{V.B₃}은 NAD_{nicotinamide adenin dinucleotide}와 NADP_{nicotinamide dinucleotide phosphate}의 구성성분 즉, 전구체이다. Pantothenic acid_{V.B₅}는 CoA_{coenzyme A}의 구성성분 즉, 전구체이다. Pyridoxine_{V.B₆}은 근육에 대부분 PLP_{pyrdoxal phoshate}로 glycogen phorylase에 결합된 형태로 존재하고, PLP는 아미노산 대사에 관여하는 효소의 조효소로 작용한다. Folate_{V.B₉}는 세포내에서 조효소의 형태인 THFA_{tetrahydrofolic acid}로 전환되어 핵산대사에서 단일탄소 전이반응과 아미노산 대사에 조효소로 작용을 한다. Biotin_{V.B₇}은 황을 함유한 비타민으로 지방과 탄수화물 대사에 관여한다. 비오틴은 개의 탈탄산효소_{carboxylase}의 필수적인 보조인자로 작용하여, 이 중 3개는 열량과 아미노산 대사에 관여하고 1개는 지방산 합성에 작용한다. V. B₁₂_{cobalamin}은 당질·지질·단백질대사 모두에 관여한다.

아래 그림 2-16은 3대영양소의 에너지대사 과정에 요구되는 비타민 B군의 역할을 보여주는 그림이다.

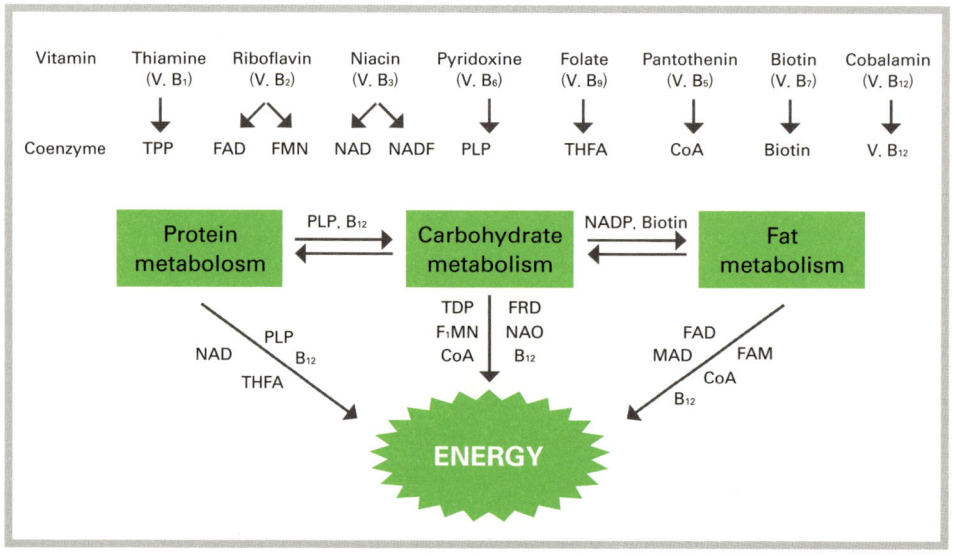

그림 2-16 에너지 영양소 대사와 수용성 비타민   (Nutrition;An Applied Approach, Thompson and Manroe, 2005)

(2) 비타민 A

비타민 A는 시력과 관련 있는 비타민이라고 널리 알려져 있다. 과거 야맹증이나 또는 각막연화로 인해 실명하는 어린이들이 많았는데, 비타민 A가 많이 함유된 간유를 섭취하면서 해소되었다. 비타민 A는 시각뿐 아니라 성장, 생식 그리고 면역체계의 보존에 중요한 역할을 하는 영양소다. 또 신체의 모든 점막에서 이루어지는 여러 가지 화학작용에 관여한다.

동물성 식품에 존재하는 비타민 A는 장에서 가수분해 되어 장 점막세포로 흡수된다. 흡수된 레티놀은 장점막 세포에서 유미지립chylomicron에 결합되어 임파계를 통해 혈액으로 들어간다. 섭취된 비타민 A의 50% 이상이 레티놀 에스테르retinol ester의 형태로 간에 저장된다. 간에 저장된 레티놀 에스테르는 레티놀로 전환된 후 레티놀 결합 단백질retinol binding protein과 결합하여 각 조직으로 운반된다. 레티놀은 글루쿠론산이나 타우린과 결합하여 담즙으로 제거되며, 대사산물은 대변70%, 소변30%으로 배설된다.

녹황색의 식물성 식품에는 체내에서 비타민 A의 전구체인 카로티노이드carotinoid의 형태로 들어 있다. 비타민 A의 전구체인 베타카로틴은 장과 간에서 레티놀로 전환되며, 전환되지 않은 베타카로틴은 체내에서 85%가 지방조직에, 10%는 간에, 나머지는 다른 조직에 널리 퍼져있다. 식물성 식품에서 공급되는 카로티노이드carotinoid는 과일과 채소의 붉은색, 녹황색, 노란색, 오렌지색 등을 내는 색소이다. 카로티노이드 생성 물질에는 알파, 베타카로틴α, β-carotene, 루테인lutein, 라이코펜lycopene, 크립토잔틴cryptoxanthin, 칸타잔틴cantaxanthin, 지아잔틴zeaxanthin 등 자연계에 약 500여 종이 존재한다. 그러나 이들 중 α-카로틴, β-카로틴, β-크립토잔틴β-cryptoxanthin 등 50여 종만이 레티놀retinol로 전환될 수 있다.

이들 성분들이 체내에서 흡수될 때 장腸의 장막에서 비타민 A로 전환되며, 비타민 A에는 생체 활성을 갖는 레티놀retinol, 레티날retinal, 레티노인산retinoic acid 등 세 종류의 물질이 있다. 이들 세 가지 형태는 단 하나의 작용기만 서로 다를 뿐 동일한 화학구조를 갖고 있다.

1) 기능

비타민 A는 신체의 저항력을 강화시킨다. 생체막membrane 조직의 구조와 기능을 조절하는 역할을 하며, 상피세포 성장인자로서 세포의 재생을 촉진시켜 상처 치유에도 좋고, 각종 점막을 보호해서 구강, 위, 장, 기관지 등의 점막을 보호하여 점막의 염증에도 좋다. 비타민 A는 눈의 망막, 남성의 고환, 여성의 난소에 많이 분포되어 있어, 눈의 망막에 있는 간상세포에 존재하는 감광색소인 로돕신rhodopsin 생산에도 필요하고, 난소·고환에도 도움이 된다. 또한 세포의 산화를 막아주는 항산화제 역할을 한다. 또한 비타민 A는 세포분화에 중요한 역할을 하기 때문에, 임신과 수유기에도 중요하다.

비타민 A는 신체의 모든 점막에서 여러 가지 화학적 작용을 하는데 관여한다. 비타민 A가 부족하면 피부나 점막은 건조해져 까칠하게 된다. 상피세포가 비정상적으로 증식하여 각질화가 되기 때문에 세균의 감염에 대한 저항력이 낮아져 염증을 일으키게 된다. 비타민 A의 부족으로 상피세포의 각질화 또는 인설鱗屑의 발생은 암의 전단계의 조직과 유사하다고 한다. 실험동물에서도 비타민 A의 부족으로 암의 발생을 일으킬 수 있고, 역학조사에서도 비타민 A의 섭취가 부족한 지역에서는 암의 발생률이 높다는 보고도 있다. 이와 같이 비타민 A가 부족하면 피부가 쉽게 트는 현상을 일으키며, 감염에 대한 저항성이 낮아져 감기나 독감 또는 폐렴도 생기기 쉽다고 한다.

β-카로틴의 체내 기능은 노화 지연, 항암 효과, 당뇨병 합병증 예방, 폐 기능을 증진하고 자연 상태의 β-카로틴은 항산화 작용이 더욱 강하다. 카로티노이드carotinoid는 동맥경화증을 예방하고 항산화 작용을 하는 것으로 알려져 있다. 루테인lutein과 지아잔틴zeaxanthin은 백내장과 황반 퇴화 예방, 시각 퇴화속도 지연 등의 역할을 한다. 라이코펜lycopene은 전립선암과 심장병 예방에 도움을 준다.

2) 결핍

비타민 A가 부족하면 야맹증과 안구건조증xerophthalmia, 각막연화증이 발생하며 눈에 이상이 생겨 암暗 적응 능력이 저하되고 실명에 이르기도 한다. 어두운 곳에서 물체를 보게 하는 것에 관여하므로, 비타민 A가 부족하면 갑자기 어두운 곳에 들어갔을 때나 어두운 곳에서 물체를 보지 못하는 야맹증을 일으킨다. 이것은 비타민 A가 부족하면, 어두운 곳에서 작용하는 각막의 간상세포에 있는 로돕신rhodopsin이 레티놀의 보급이 불충분하여, 생성장애가 생기기 때문이다.

비타민 A가 결핍되면 상피세포들은 점차 단단하고 건조한 각화성 조직으로 변하며 점액의 분비 기능이 상실되어 여드름, 종기, 건선의 원인이 되기도 하고, 박테리아의 침입을 쉽게 받는다.

비타민 A가 결핍되면 동물의 생식 기능이 손상될 수 있다. 여성의 생리불순, 유방섬유낭종이나 암, 자궁경부이형증이나 암의 발생가능성도 높아진다고 한다. 또 임신 중 비타민 A 결핍은 과잉섭취와 마찬가지로 기형이나 사산으로 이어질 수도 있다.

3) 과잉

비타민 A를 과량 섭취하면 독성이 나타날 수 있으므로 주의하여야 한다. 그 증상은 급성과 만성이 있다. 1일 권장량의 100배의 양을 수일간 섭취하면 급성 독성으로 구역질, 두통, 현기증, 무력감, 가려움증 등이 나타난다. 급성은 섭취를 중단하면 증상이 사라진다. 만성은 장기간에 걸친 과량 섭취여 식욕 부진, 체중감소, 두통, 탈모증, 피부건조, 가려움증, 어지러움 등이 나타날 수 있으며, 심한 경우에는 간 손상, 출혈, 혼수 등이 나타날 수 있다.

임신부가 과잉 섭취하면 태아의 조산과 기형을 불러오기도 한다. 특히 임신기에 비타민 A를 과다하게 섭취하면 사산, 기형 등이 나타날 수 있다. 또 지방질 섭취 부족 및 흡수 불량, 단백질 부족, 호흡기 질환 등과 함께 나타날 수 있다.

검사는 혈청 레티놀에스터 농도_{정상은 5% 미만}를 측정한다.

4) 급원식품과 단위

① 급원식품

비타민 A는 동물의 간에 많이 함유되어 있으며 돼지고기, 소고기 등의 육류와 계란, 유제품, 어패류, 동물성 식품에 많이 함유되어 있다. 또한 식물성 식품으로 녹황색 채소, 귤, 당근, 호박, 고구마, 김, 붉은 고추, 고춧잎, 파프리카 등에 많이 함유하고 있는 카로틴_{carotin}은 비타민 A의 효능을 갖고 있다.

카로틴을 섭취하면 체내에서 산화과정을 통해 비타민 A로 전환되기 때문에, 카로틴을 비타민 A의 전구체라는 의미로 프로비타민_{provitamin} A라고도 한다. 식물성 식품에 들어 있는 카로티노이드_{carotinoid}의 형태에 따라 급원식품을 더욱 세분하면 다음과 같다.

α, β, γ-carotene 중 β-carotene의 효력이 가장 좋다. β-carotene은 당근·늙은 호박·고구마·브로콜리·시금치·케일·살구·망고·파파야·키위 등에 함유하고 있다. 루테인_{lutein}은 시금치·아욱·양배추·상추·배추·케일·키위·브로콜리 등에, 라이코펜_{lycopene}은 토마토·고추·자몽·수박 등에, 지아잔틴_{zeaxanthin}은 옥수수·시금치·늙은 호박 등에, 크립토잔틴_{cryptoxanthin}은 가지과에 많이 함유되어 있다.

한국인 영양섭취기준에 의한 성인의 1일 비타민 A 권장량은 남자 750μgRE, 여자 650μgRE이고, 상한량은 3,000μgRE이다. 표 2-03 비타민 A의 독성 증상은 성인은 15,000μg_{50,000IU}, 어린이는 6,000μg_{20,000IU}을 식품과 보충제를 통하여 매일 섭취하면 나타난다.

② 단위

비타민 A의 양을 표시할 때는 그 효력에 따라 단위를 정하는데, 이에는 IU_{Interna-}

tional Unit와 RE retinol equivalent가 있다. 식물성 비타민 A로서의 효력은 β-carotin이 가장 좋고, 나머지는 β-carotin의 1/2정도이다. 동물성 식품의 비타민 A에 비해 식물성인 β-카로틴은 인체 내에서 흡수·전이 등의 과정에서 그 효력이 감소되어, 동물성 비타민 A의 1/3 정도의 효과를 나타낸다. 세계보건기구 WHO와 FAO에서 비타민 A의 이용률에 있어 1μg 레티놀 retinol과 6μg β-carotin 그리고 다른 전구체 carotin 12μg을 레티놀 당량 RE, retinol equivalent으로 할 것을 제안하였다. 즉, 1IU는 0.3μg retinol이고, 1.8μg β-carotin에 해당한다.

1RE = 3.33IU = 1μg retinol = 6μg β-carotin = 다른 비타민 A 전구체 carotin 12μg

(3) 비타민 D

비타민 D는 상피소체 호르몬과 같이 작용하여 칼슘과 인의 흡수 등 무기질대사에 관여한다. 비타민 D가 항구루병인자 抗佝僂病因子로 발견된 이래, 현재까지 10여 종의 비타민 D의 활성을 가진 물질이 알려져 있다. 그중 활성의 강도와 자연계의 존재량으로 보아, 비타민 D_2와 D_3가 가장 중요한 것으로 인정되고 있다.

비타민 D_2와 그 전구체인 프로비타민 provitamin D_2는 식물계에 존재하고, 비타민 D_3와 그 전구체인 프로비타민은 주로 동물계에 존재한다. 이들 프로비타민은 자외선 조사에 의해 비타민 D로 전환된다. 식물계 표고버섯 등에 들어있는 비타민 D의 전구체인 ergosterol은 햇볕 자외선에 말리는 과정에서 비타민 D_2로 전환된다. 인체의 피하에 존재하는 비타민 D_3의 전구체인 7-dehydrocholesterol 디하이드로콜레스테롤은 일광 자외선에 의해 D_3로 전환된다.

비타민 D는 생선의 간유에 많이 함유되어 있다. 그러나 야외의 자외선에 20~30분 일광욕을 하면 신체에 필요한 비타민 D를 충분히 공급받을 수 있기 때문에 음식을 통해 공급하지 않아도 그다지 문제되지 않는다. 그러나 성장하는 어린이나 임신부, 수유부는 하루에 400IU의 비타민 D를 공급하여야 한다.

1) 부족

비타민 D가 결핍되면 칼슘이 뼈의 기질에 침체되지 못하여, 유골조직이 증가되어 뼈가 물러지면서 골격의 변형을 초래한다. 즉, 구루병을 발생시키게 된다. 구루병은 사지, 척주, 골반뼈의 기형, 관절부위가 붓거나 다리가 휘게 된다. 구루병이 주로 어린이에게 발생하는 것은 연약한 골격 특히 다리뼈와 같은 무게를 지탱하는 뼈가 성장으로 오는 체중의 무게를 감당하지 못하기 때문이다. 임신부나 수유부가 비타민 D가 부족하면 골격 내의 석회분이 용출되어 연약한 뼈를 형성하여 골연화증骨軟化症을 유발한다.

2) 과잉

비타민 D를 과잉섭취하면 혈청칼슘이 증가되고, 이들 칼슘은 혈관벽이나 비뇨생식기에 축적되어 신장·방광·요로결석의 원인이 되기도 한다. 1일 2,000IU 이상 비타민 D를 섭취하면 과잉으로 인한 증상을 일으키게 된다. 비타민 D의 과잉증상은 체중감소, 설사, 구토, 경련, 탈모 등이 나타나고 심하면 사망에 이르기도 한다. 비타민 D의 과잉섭취는 흔히 일어나는 것은 아니지만, 어간유를 포함해서 지용성 비타민제의 과다섭취에 의해 일어날 수도 있으므로 섭취량에 주의하여야 한다.

(4) 비타민 E

비타민 E의 활성을 가지는 것으로 식품에는 α, β, γ 및 δ-tocopherol토코페롤의 4종류와 토코트리에놀α, β, γ 및 δ tocotrienol의 4종류의 형태 즉, 8종류가 있다. 이 중 α-토코페롤이 가장 흔하고 생체활성이 커서 비타민 E의 대명사처럼 사용된다.

비타민 E의 결핍증은 실험동물에서는 생식기능의 저하, 빈혈, 근육위축 등의 보고가 있으나 사람에게는 아직 명확한 유해성은 없는 것으로 인정하고 있다. 사람에서는 드물기는 하나 적혈구의 막이 손상되면서 용혈溶血을 일으켜 빈혈이 발생할 수도 있다.

비타민 E의 가장 중요한 역할은 항산화기능이다. 비타민 E는 강한 환원력을 가지고 있어, 다른 물질의 산화에 필요한 산소를 많이 소비하여 체내의 물질이 산폐酸廢 되는 것을 방지한다. 즉, 항산화기능을 통해 건강을 유지하고 노화를 지연시키는 역할을 하는 것이다. 천연유지油脂에 산화되기 쉬운 PUFA polyunsaturated fatty acid, 다불포화지방산가 다량 함유되어 있는데도 불구하고, 쉽게 산폐 되지 않는 이유도 기름내에 비타민 E가 많기 때문이다. 천연식품에 비타민 E가 존재하면 그 식품이 함유하고 있는 비타민 A, 카로틴류, 불포화지방산, 비타민 C 등이 산화되고 파괴되는 것을 보호하게 된다.

1) 기능

동물성 지방에 많이 함유되어 있는 다포화지방산인 LDL-cholesterol이 동맥경화를 초래하여 심장순환기계 질환을 유발한다는 사실이 알려진 이래, 식물성 지방 즉, HDL-cholesterol을 많이 함유하고 있는 불포화지방산의 섭취가 높아지고 있다. 이에 따라 비타민 E의 중요성이 강조되고 있다. 비타민 E는 동물과 식물체 조직 내에서 항산화작용을 비롯해 여러 가지 기능을 수행하고 있다.

① 항산화작용

불포화지방산이 산화되어 생성되는 과산화지질이 체내에 증가하면 노화현상이 촉진되는데, 비타민 E의 적절한 섭취는 이것을 억제하여 노화를 방지하는 작용을 한다.

② 세포막 대사에 관여

비타민 E는 정상적인 세포막을 형성하는데 중요한 역할을 한다. 세포막의 구성성분인 지방산의 파괴를 방지한다. 즉, 세포막의 불포화지방산의 산화를 방지하여 세포를 보호한다. 비타민 E가 결핍되면 적혈구 막의 저항성이 약해져 저농도의 식염수에도 쉽게 용혈을 일으킨다.

③ 체조직성분의 합성에 관여

비타민 E는 비타민 C를 합성할 때 보효소로서 작용한다. 또 탄수화물·지방·단백질이 에너지를 생성하기 위한 화학반응을 할 때에는 코엔자임 Q가 필수적인데, 비타민 E는 코엔자임 Q의 합성을 촉진한다. 이뿐 아니라 비타민 E는 pyrimidine이 핵산을 형성할 때 조절역할을 하고, 또 골수에서 적혈구를 생산하는 과정에서도 필요하다. 그러므로 비타민 E가 부족하면 핵산의 형성을 조절하지 못해 거대적혈구를 만들게 된다.

④ 햄(heme) 합성에 관여

heme은 헤모글로빈hemoglobin, Hb의 구성요소로서 철분을 함유하고 있다. 비타민 E는 heme 합성에 필요한 두 가지 효소를 조절하여 heme 합성에 관여한다.

⑤ 세포의 호흡작용에 관여

비타민 E는 포도당과 지방산의 최종 산화과정에 관여하여 에너지 방출이 원활하게 이루어지게 한다.

2) 급원식품

식품에는 4종류의 토코페롤과 4종류의 토코트리에놀 모두 8종류가 있다. 이 중 α-토코페롤이 가장 흔하고 생체활성이 커서 비타민 E의 대명사처럼 사용된다.

비타민 E는 곡류 특히 보리나 밀의 배아, 옥수수기름·올리브유 등의 종실유, 야자유, 쌀겨, 콩·콩기름, 해바라기씨, 호박씨, 참깨, 등에 많이 함유되어 있다. 또한 땅콩·아몬드·호두·아보카도·헤이즐넛 등의 견과류에도 많이 함유되어 있다. 이밖에도 레몬, 시금치, 양배추, 시금치, 브로콜리, 케일, 근대, 겨자 잎 등에 소량 함유되어 있다.

(5) 비타민 K

비타민 K는 혈액을 응고시키는 fibrin 형성에 관여하는 prothrombin이 생성되는 과정에 촉매 역할을 한다. 혈관이 손상되어 출혈을 일으키면 혈전형성 촉진물인 thromboplastin에 의해 prothrombin이 활성화되어 thrombin으로 전환되는데, thrombin은 혈액 내에 존재하는 fibrinogen을 fibrin으로 만들어 혈액을 응고시키게 한다. 따라서 비타민 K가 공급되지 않으면 prothrombin 생성이 장애되어 지혈이 잘 되지 않는다.

비타민 K는 지용성이어서 체내 흡수에는 담즙이 필요한데 담즙의 분비가 부족하거나 또는 항생제로 인해 비타민 K가 부족하면 지혈에 문제가 생긴다. 비타민 K는 장내세균에 의해서도 합성이 가능하고 공급 받을 수 있다. 신생아의 경우 태내에서 비타민 K를 충분히 비축하여 출생하지 않으면 소화기 등에서 출혈을 일으켜 사망에 이르는 경우도 있다. 산모는 출산 전에 비타민 K를 충분히 공급하는 것이 좋다.

비타민 K의 급원식품은 시금치, 양배추 등과 같은 녹황색 채소이다.

(6) 비타민 B군

수용성 비타민이 발견되면서 비타민 B와 C로 분류하였으며, 이후 계속 발견되는 비타민 B들은 단일물질이 아닌 것으로 판명되어 이들을 군群으로 묶었다. 비타민 B군은 화학적 구조로 볼 때 공통성은 없으나 몇 개를 제외하고는 질소를 함유하고 있는 것이 특징인데, 넓은 의미로 amine에 속한다. 비타민 B군에는 B_1, B_2, B_6 등 번호를 붙였으나 계속 발견되면서 번호를 붙이는 것이 별 의미가 없다고 인정하고, 화학적 성분에 따른 고유 명칭으로 사용하게 되었다.

비타민 B군은 생물체 내의 대사에 관여하는 효소의 활성기를 구성하고 있는 것이 대부분이다. 식물체는 대사과정의 거의 모두를 무기질에 의존하고 있어, 비타민을 스스로 합성하기 때문에 외부에서 공급받지 않아도 생명유지와 성장을 할 수 있다. 그러나 동물이나 미생물은 자가생성의 능력이 없으므로, 비타민 B군은 외부에서 공급받아야 하고 영양소로서 절대적으로 필요하다.

비타민 B군 중에서 부족하기 쉬운 B_1, B_2, 나이아신 및 B_{12}의 결핍은 심리적 또는 정신적 혼란을 유발해서 신체적 장애뿐 아니라 정신적인 장애를 일으키기도 한다. 표 2-11

표 2-11 **비타민 B_1, B_2, 나이아신 및 B_{12} 결핍에 의한 신경증상**

비타민	결핍에 의한 신경증상
B_1	우울증, 신경과민, 혼란증세, 주의집중력결여, 기억상실, 식욕부진
B_2	피로, 우울증
나이아신	신경과민, 예민증세, 불안, 환각, 혼란증세, 불면증
B_{12}	우울증, 환각, 주의집중력저하, 기억상실, 흥분, 망상증

1) 비타민 B_1(thiamin)

비타민 B_1의 대표적인 결핍증상은 각기병脚氣病, beriberi이다. 각기병은 도정한 쌀을 주식으로 하는 아시아 사람에게 주로 발생하는데, 이는 도정 과정에서 비타민 B_1이 제거되기 때문이다. 각기병은 19세기 이전 아시아에서 주로 발생하였으며, 주로 신경계와 심혈관계에 영향을 끼친다. 전신 증상으로는 식욕저하, 체중감소, 무기력증이 대표적이고 이밖에도 무감각, 단기 기억력 상실, 혼돈, 소화기계 통증, 과민, 말초신경 무감각, 근육약화 등을 들 수 있다. 알코올 중독자나 체중 조절을 목적으로 하는 비만수술bariatric surgery을 받은 사람에게서 발견되기도 하며, 비타민 B_1이 부족한 어머니에게서 모유 수유를 하는 유아에게도 발생할 수 있다. 또한 비타민 B_1은 당질대사에 꼭 필요한 영양소이다. 탄수화물에 의한 1,000kcal의 열량을 동원하려면 0.27mg의 비타민 B_1이 필요하므로, 지방보다 탄수화물 위주의 식사를 하면 비타민 B_1의 필요가 그만큼 증가하게 된다.

비타민 B_1은 독특한 냄새를 지니고 있다. 복합비타민제의 콤콤한 냄새나 또는 효모에서 맡을 수 있는 냄새가 비타민 B_1에 의한 냄새이다. 비타민 B_1은 수용성 비타민으로 물에 잘 용해되고 열에 안정성이 있으며, 약산성 용액에는 비교적 안정성이 있으나, 알칼리용액에 가열하면 바로 파괴되어 버린다.

조리를 할 때, 필요이상으로 세척하거나 물에 담구면 비타민 B_1의 손실을 초래한다. 또한 어패류나 담수어의 살 속에는 thiaminase라는 효소가 있어 비타민 B_1을 분해하고 파괴하므로, 민물생선을 회로 먹거나 조개류를 먹을 때는 비타민 B_1을 보충하는 것이 좋고 또 가열하여 민물고기를 먹으면 thiaminase은 파괴되므로 안전하다.

① 기능

비타민 B_1thiamin은 다른 B군과 같이 보조효소의 구성성분으로 인체 내의 화학반응에 관여하는 효소를 활성화하여 화학반응을 원활하게 해준다. 음식에서 흡수된 thiamin은 유리상태로 흡수되어, 세포층에서 두 분자의 인산phosphate과 결합하여 TPPthiamin pyrophosphate를 만든다. TPP는 당질대사에 관여하는 carboxylase라는 효소를 활성화시키는 보조효소의 역할을 하여 당질대사를 원활하게 한다.

만약 비타민 B_1이 부족하면 당질대사가 원활하게 이루어지지 않아, 당질대사의 중간산물인 pyruvic acid가 산화되지 않은 채 혈액 증가하게 된다. 혈청 중에 pyruvic산이 증가하면 신경계나 순환기계의 기능에 장해를 일으키게 된다. 실험적으로 비타민 B_1을 결핍시키면 혈액 내에 pyruvic 산과 젖산lactic acid이 증가하여 혈액의 산성증acidosis을 일으키게 된다.

비타민 B_1은 기타 비타민 B 복합체와 같이 보조효소의 구성성분으로 체내에서 일어나는 화학반응에 관여하는 효소를 활성화하여 각종 화학반응을 원활하게 해준다.

② 결핍

비타민 B_1의 결핍은 근육이 약해지고 마비성 다발성 신경염을 일으킨다. 또한 각기병의 원인이 된다. 그러나 인체 실험에서는 비타민 B_1이 결핍된 식이를 하면 각기와 유사한 신경을 일으키지만 초기에는 식욕감퇴와 쉽게 피로를 느끼는 정도 이외에는 별다른 증상이 나타나지 않는다. 그러나 그 정도가 점점 심해지면 다발성 신경염이 발생해서 손끝 저림과 마비증상이 나타난다. 또한 맥박이 느려지고, 확장기혈압diastoric pressure이 낮아지며, 우심실이 비대해지게 된다. 또 실험적으로 비타민 B_1을 결핍시키면 혈액 내에 pyruvic산과 젖산이 증가하여 혈액의 산성증acidosis을 일으키기도 된다.

③ 급원식품과 권장량

현미, 통밀 등의 통곡물, 검정콩, 땅콩 등의 두류, 각종 잡곡 등에 많이 함유되어 있으며, 육류 중에서는 돼지고기에 비타민 B_1이 많다. 표 2-12

전기한 바와 같이 비타민 B_1은 당질대사에 필요한 영양소이므로 1일 필요량은 열량섭취를 기준으로 한다. thiamin 0.5mg/1,000kcal을 기준으로 권장한다. 표 2-03

표 2-12 비타민 B_1, B_2 및 나이아신 급원식품과 함유량 단위 : mg/100g

Vitamin B_1		Vitamin B_2		나이아신	
식품	함량	식품	함량	식품	함량
땅콩	1.09	쇠고기간	2.10	돼지고기간	14.9
돼지고기	0.95	돼지고기간	2.30	돼지고기신장	51.4
팥	0.56	분유	1.46	쇠고기간	12.0
검정콩	0.50	양미리	1.30	쇠고기신장	7.0
참깨	0.50	달걀가루	1.20	쇠고기	16.3
호밀	0.47	치즈	0.55	닭고기	5.0
날밤	0.45	양송이	0.53	땅콩	17.8
통보리	0.31	맛살(조개)	0.49	현미	5.1
현미	0.30	고등어	0.46	메주콩	3.2
칠분도쌀	0.19	시금치	0.34	검정콩	3.0
수수	0.35	풋고추	0.34	강낭콩	1.8
통밀	0.34	달걀	0.30	녹두	2.1
분유	0.29	우유	0.10	팥	1.8

2) 비타민 B₂(riboflavin)

비타민 B₂는 비타민 B군 중에서 비교적 열에 강한 편이다. 성장촉진成長促進 인자로 알려진 비타민 B₂는 건조된 상태에서는 광선에 안전하나, 수용액에서는 녹황색 형광색 빛을 발하고 자외선에 약해 쉽게 파괴된다. 수용성이지만 비타민 B₁보다는 물에 잘 녹지 못하고, 약산성 용액에서는 쉽게 녹는다. 그러나 알칼리에서는 곧 파괴되어 비타민으로서의 역할을 상실하게 된다. 예를 들어, 우유에는 비타민 B₂가 많이 함유되어 있으나, 2시간 정도 광선에 노출되면 그 함량의 50~70%의 비타민 B₂가 파괴된다. 그러므로 우유를 보관할 때는 항상 냉암소나 냉장고에 보관하는 것이 좋다.

우리나라 식생활에서 가장 부족하기 쉬운 비타민이 비타민 B₂이다. 비타민 B₂가 장기간 결핍되면 성장기 아이들의 경우 성장이 지연되고, 구각염입 가장자리의 염증 혹은 찢어짐, 입술 갈라짐, 설염혀의 염증 등이 나타난다.

① 기능

비타민 B₁과 함께 비타민 B₂도 체세포의 산화효소의 구성요소로서, 세포 내에서 아주 중요한 기능을 한다. 비타민 B₂는 인산에스테르phosphateester, 즉 FMNflavin mono nucleotide와 또한 아데노신adenosine, 인산phosphoric acid과 결합한 FADflavin adenine dinucleotide라는 효소단백질과 결합하여 황색 효소를 형성하고 있다. 이렇게 결합한 비타민 B₂는 보조효소의 역할을 하면서 세포의 호흡작용에서 수소를 제거하여 아미노산, 지질 및 당질대사의 최종산물인 물을 형성하는 과정에 관여한다. 이와 같이, 비타민 B₂는 생명현상의 유지에 필요한 중요한 영양소이다.

② 급원식품과 권장량

비타민 B₂는 우유, 계란, 간, 육류 등 일반적으로 동물조직에 풍부하게 들어있다. 식물체는 세포질이 적어 효모를 제외하고는 비타민 B₂의 함량이 적지만, 녹황색 채소

와 땅콩을 비롯한 콩에도 많이 들어 있다. 표 2-12

비타민 B_2의 필요량은 섭취열량을 기준으로 한다. 체조직을 포화시킬 수 있는 비타민 B_2의 충분한 양은 0.5~0.6mg/1,000kcal이고, 권장량은 나이와 성별에 따라 차이가 있다. 표 2-03

3) 나이아신(niacin, vitamin B_3)

나이아신은 니코틴산 nicotinic acid과 니코틴아마이드 nicotinamide의 총칭이지만 니코틴아마이드의 형태로 존재하며, 비타민 B_3라고도 한다. 니코틴아마이드는 니코틴산에서 쉽게 생성되므로 이들 둘은 생리적으로 같은 것으로 간주하고 있다. 또한 나이아신은 조효소인 NAD nicotinamide adenine dinucleotide와 NADP nicotinamide adenine dinucleotide phosphate의 구성성분으로 작용한다. NAD는 pyruvic acid의 대사, 지질대사 등의 탈수소효소의 보조효소이고, NADP는 세포 내의 산화 반응에 관여하고 있다. 즉, NAD와 NADP는 생체 내에서 50여 가지의 서로 다른 화학반응과 산화환원 반응에 관여하여 탄수화물대사, 지방산대사, 세포호흡 스테로이드 합성대사과정 등을 촉진하는 역할을 수행한다.

나이아신은 항抗펠라그라 인자이다. 펠라그라 pellagra는 옥수수를 주식으로 하는 저소득층에 만연했던 질병이다. 과거 미국 남부의 가난한 주민들과 러시아, 이집트, 북이탈리아 등지에서 나이아신이 결핍된 식생활을 하는 주민들 사이에 유행했었다.

옥수수는 우리 식생활에서 전분이 풍부한 당질식품으로 많이 공급되고 있다. 옥수수기름에는 리놀렌산이 풍부하여 식용유로, 마가린 원료로 널리 활용된다. 그러나 옥수수에 함유되어 있는 제인 zein은 불완전단백질로 트립토판 tryptophan이 결여되어 있다. 나이아신은 tryptophan으로부터 합성되는데, 그 비율이 60 : 1이다. 즉, tryptophan 60mg이 1mg 나이아신 당량 niacin equivalent에 해당된다. 다시 말하면 트립토판 60mg은 신체 내에서 나이아신 1mg의 효력을 나타낸다. 따라서 트립토판이 결여된 옥수수를 주식으로 하면서 육류를 섭취하지 못하면 심각한 나이아신 결핍증을 초래하는 것이다.

펠라그라는 피부, 소화기관, 중추신경계에 영향을 미치는 질병이다. 피부가 광선에 노출되면 심각한 염증을 일으키고, 구강·위·장점막에 이상을 일으켜 피부염과 함께 설사를 동반한다. 이뿐 아니라 중추신경계에 영향을 미쳐 불면증, 현기증, 의기소침 등의 증상을 나타내고 심하면 정신착란 지능저하 등이 나타내기도 한다. 펠라그라는 피부염, 설사, 정신착란의 세 가지가 대표적인 증상이다.

① 기능

나이아신은 다른 비타민 B군과 마찬가지로 신체 내에서 두 개의 중요한 보조효소를 형성하여 체조직 내에서 호흡작용을 왕성하게 한다. 그리고 당질, 지질, 단백질의 산화과정에서 일어나고 있는 일련의 화학반응 중 수소원자의 첨가 혹은 방출을 위해 관여하고 있다.

② 급원식품과 권장량

나이아신은 육류 특히 내장에 풍부히 들어 있다. 땅콩에 풍부히 함유되어 있고 현미와 메주·검정콩에 소량 함유되어 있으며, 우유와 계란에는 별로 함유되어있지 않으나 트립토판이 풍부한 양질의 단백질이 있어 급원식품으로 분류한다. 표 2-12

펠라그라를 방지하기 위한 필요량은 $4.4mg/1,000kcal$이며, 권장량은 표 2-03과 같다.

4) 비타민 B_{12}(cobalamin)

비타민 B_{12}는 수용성이고, 중성용액에서는 가열하여도 안전하지만 강한 산·알칼리·광선에서는 쉽게 파괴되어 그 기능을 상실한다. 장내세균이 비타민 B_{12}를 합성하기 때문에 특별한 경우를 제외하고는 부족한 경우가 없다. 그러나 위점막에서 분비하는 당단백질이 부족하면 비타민 B_{12}는 흡수되지 않아 결핍을 초래한다.

비타민 B_{12}는 흡수과정이 독특하다. 비타민 B_{12}는 위점막에서 분비되는 일종의 당단백질인 내인자 內因子와 결합하여 소장에서 흡수된다. 비타민 B_{12}의 결핍은 조혈작용에 문제를 일으켜 거대적혈구성 빈혈을 야기한다. 거대적혈구성 빈혈은 비타민 B_{12}결핍과 엽산결핍에 의해 발생하는데, 적혈구의 크기가 커지면서 그 수가 감소되는 빈혈이다. 이 중 위점막의 내인자 결핍으로 비타민 B_{12}의 흡수장애로 인한 것을 악성빈혈이라고 한다. 내인자의 결핍은 선천적인 경우와 위를 절제한 경우나 혹 노인들에게 나타나서 악성빈혈을 일으킨다.

① 기능

비타민 B_{12}는 적어도 다섯 종류의 보조효소를 형성하여 여러 가지 중요한 생리적 기능을 수행한다. 특히 비타민 B_{12}가 보조효소로 전환하는 과정에서 리보플라빈, 나이아신, 마그네슘 등의 여러 영양소가 작용하여야 한다.

비타민 B_{12}가 보조효소로서의 기능 중 하나는 핵단백질 합성에서 purine과 pyrimidine 대사에 관여하기 때문에 정상적인 적혈구 형성에 절대적으로 필요하다. 또 비타민 B_{12}는 신경조직이 정상적으로 대사하는 데 관여하고 있고, 당질·지질·단백질 대사에도 관여하고 있다.

② 급원식품과 권장량

동물성 식품에 광범위하게 함유되어 있고, 특히 간에는 비타민 B_{12}가 풍부하게 들어 있다. 권장량은 표 2-03과 같다.

5) 비타민 B₆(pyridoxine)

비타민 B₆는 장내세균에 의해 합성되므로 특히 식사를 통해 섭취하지 않아도 결핍 증세는 잘 나타나지 않는다. 실험적 비타민 B₆ 결핍으로 코·턱·입 주위의 피부가 거칠어지고 붉은 피부염을 나타낸다고 하였고, 고열처리로 가공하여 비타민 B₆가 파괴된 우유를 먹은 유아들이 신경과민, 불면증, 흥분, 복통, 보행곤란 등을 일으켰다고 한다. 또 결핵약인 INH$_{\text{isonicotinic acid hydrazide}}$는 항비타민 B₆이기 때문에, INH를 복용할 때는 비타민 B₆를 50~100mg/일 복용해야 결핍을 방지할 수 있다. 또 비타민 B₆가 결핍하면 빈혈, 차멀미, 입덧에 효과적일 수 있으며 또 피임약을 복용하는 여성은 비타민 B₆의 보충이 필요하다.

① 기능

비타민 B₆는 여러 가지 생리기능에 관여하는 보조효소인 pyridoxal phosphate의 구성요소이다. 이 효소는 비타민 B₁이나 B₂와 달리 열량대사 반응에는 관여하지 않지만, 아미노산이 대사될 때 필요한 아미노기 전이효소의 보조효소로 작용하기 때문에 반드시 필요한 영양소이다.

② 급원식품과 권장량

비타민 B₆는 동식물계에 널리 존재하여 결핍을 일으키는 경우는 드물다. 육류, 간, 우유, 계란, 콩, 채소류, 현미, 곡류, 참치, 연어 등 어류, 옥수수, 땅콩, 호두 등에 많이 들어있다. 권장량은 표 2-03과 같다.

6) 판토텐산(pantothenic acid)

판토텐산은 유리산으로 불안정한 점액성의 담황색 기름이나 물에 잘 용해된다. 판토텐산은 아세틸화 과정에서 촉매역할을 하는 효소의 보조효소인 CoA$_{\text{coenzyme A}}$, 코엔자임 A의 성분으로 되어 있다. CoA는 당질대사, 지질대사, 아미노산대사, 에너지대사, 호르몬, 콜레스테롤, 포르피린porphyrin 핵, acetylcholine의 생합성 등 다양한 효소반응의 보조효소로서 작용을 한다.

판토텐산은 자연계에 널리 분포되어 있으므로 결핍증상은 거의 나타나지 않는다.

7) 비오틴(biotin)

비오틴은 탄산고정반응炭酸固定反應, carbon dioxide fixation을 촉진하는 보조효소로서 유기물체의 생합성에 관여하는 역할을 한다. 탄산고정반응이란 생물이 탄산CO_2 혹은 HCO_2^-을 받아들여 유기화합물로 전환하는 반응이다. 그러나 장내세균에 의해 합성되어 필요량 이상을 공급하므로 음식물에 신경 쓰지 않아도 된다. 비오틴은 생난백生卵白을 섭취하면 알의 흰자에 들어있는 avidin이라는 단백질과 결합하여 비타민의 기능을 상실하게 된다. 만약 지속적으로 많은 양의 생달걀과 같은 생난백을 먹으면 난백병卵白病이 발생한다.

난백병의 증후는 피부에 피지가 축적되면서 피부염, 탈모 특히 눈썹이 빠지며, 설염, 식욕감퇴, 구토, 권태, 우울증 등이다. 장기간 항생제를 복용하거나 또는 근육을 키울 때 하루 20~30개 이상의 달걀흰자를 섭취하기도 하는데 이때에는 반드시 복합비타민제를 복용하도록 해야 한다.

비오틴은 동식물계에 널리 분포되어 있다. 닭고기 등 육류 특히 내장에 풍부하고, 난황, 우유, 채고, 과일 등에도 많이 함유되어 있다.

8) 엽산(folic acid)

엽산은 비타민을 농축시킨 시금치에서 분리하였기 때문에 엽산이라 명명하였고, 엽산을 folacin 또는 pteroylglutamic acid라고도 부른다.

엽산이 부족하면 핵산의 합성능력이 떨어져 빈혈, 백혈구감소증 등을 일으킨다.

엽산은 중요한 조혈인자로 엽산결핍은 빈혈을 일으킨다. 철결핍성 빈혈은 적혈구 크기가 작고 그 수는 비교적 크게 떨어지지 않는 소적혈구성 빈혈을 일으키는데 비해, 엽산결핍에 의한 빈혈은 적혈구의 크기가 거대해지고 그 수가 감소하는 거대적혈구성 빈혈을 유발한다.

식사 상태가 불량하거나 위산분비의 저하, 임신부, 비타민 C가 부족한 유아 등에서 엽산결핍에 의한 거대적혈구성 빈혈이 나타난다. 이때에는 흔히 설염과 설사를 동반하는데 엽산을 공급하면 쉽게 개선된다. 거대적혈구성 빈혈 중 비타민 B_{12}결핍에 의한 악성빈혈은 흔히 신경증상을 동반하지만, 엽산결핍에 의한 경우에는 신경증세가 나타나지 않는다.

① 기능

엽산은 폴린산이라는 보조효소를 형성하여 여러 가지 효소의 촉매작용을 활성화시킨다. 이 중 가장 중요한 기능은 메틸기 methyl group, $-CH_3$와 같은 단일 탄소체를 이전시키는 역할이다. 이 기능을 통해 메티오닌 methionine, 콜린 choline 등을 합성할 수 있도록 하고, 또 피리미딘 pyrimidine에 메틸기 $-CH_3$를 붙여 DNA의 주요 성분인 티민 thymine을 형성하게 한다.

핵단백질의 합성에 관여하는 엽산은 골수에서 정상적으로 적혈구를 생성하게 하고, 이 과정에 비타민 B_{12}도 서로 연관되어 있다.

② 급원식품과 권장량

엽산은 신선한 푸른색 채소와 콩류에 널리 함유되어 있다. 또 장내세균이 엽산을 생성하기 때문에, 보통의 경우에는 결핍증상을 일으키지 않는다. 그러나 위산저하, 장에서 흡수 능력의 저하 또는 항생제를 복용할 때에는 주의를 기울여야 한다. 권장량은 표 2-03과 같다.

9) 기타 비타민 B 복합체

choline, inositol, lipoic 등은 비타민 B 복합체로 간주하는데, 이들 물질은 인체 내에 다량 존재하며 이들에 대한 결핍증은 명확하지 않다.

콜린choline은 필수 아미노산을 충분히 섭취하면 체내에서 합성된다. choline은 담즙에서 처음으로 분리하였고, 인체 내의 모든 세포 특히 인지질 내에 존재한다. choline의 가장 중요한 생리기능은 메틸기 $-CH_3$를 이전시켜 수여하는 것인데, 이는 유화제인 레시틴lecithin 합성에 기여한다. 인지질인 레시틴은 간에 지방이 비정상적으로 축적되는 것을 방지한다.

이노시톨Inositol은 콜린과 마찬가지로 생체 내에서 지방이 축적되는 것을 방지한다. 심장, 신경, 뇌, 우유 등에 다량 함유되어 있다.

리포산lipo acid은 유황을 함유하고 있는 화합물이며 지용성이다. 리포산은 티아민과 같이 키토산의 탈탄소반응에 관여한다.

(7) 비타민 C(ascorbic acid)

비타민 C는 인체 내에서 합성할 수 없으므로 반드시 공급받아야 한다. 비타민 C의 결핍은 괴혈병壞血病을 일으킨다. 신선한 야채나 과일을 섭취하지 못하면 괴혈병이 발생하게 된다. 비타민 C는 1932년 미국의 King 교수에 의해 레몬즙에서 분리하였으며, 비슷한 시기에 헝가리의 Geörgy 교수가 풋고추에서 추출하여 이를 아스코르빈산 ascorbic acid이라 하였으며, 이것이 항괴혈성 물질임을 증명하였다.

1) 성질

비타민 C는 비타민 B 복합체와 달리 질소를 함유하고 있지 않으며, 수용성이고 건조된 상태나 산성용액 내에서는 비교적 안정한 성질을 가지고 있다. 그러나 수용액에서는 쉽게 산화되며, 특히 가열하거나 미량의 구리와 같은 금속이온이 개재하거나 알칼리성 환경에서는 산화의 속도가 한층 더 빨라져 비타민으로서의 기능을 상실에서는 공기 중에서 쉽게 산화되어 파괴된다. 채소나 과일에 멍이 들거나 껍질을 깎고 자를 때, 또는 공기 중에 방치되었을 때에는 식물체 조직 내에 함유되어 있는 아스코르빈산 산화효소에 의해 산화되어 비타민 C의 기능이 더욱더 신속히 상실된다.

2) 기능

비타민 C는 콜라겐collagen 형성에 관여한다. 콜라겐은 세포와 세포를 결합하여 연결시키는 물질이다. 비타민 C의 부족으로 콜라겐 조직이 약해지면 모세혈관벽도 약해져 가벼운 충돌에도 쉽게 멍이 들거나 출혈을 일으킨다. 콜라겐은 체구성 단백질 중 우리 몸에 가장 풍부하게 들어있어 인체 단백질의 25~33%를 차지하고 있고, 피부·연골·세포간질·모세혈관·치아·근육 등의 구성요소가 된다.

비타민 C의 섭취가 부족하면 쇠약해지고 쉽게 멍들며, 잇몸이 붓고 가벼운 칫솔질에도 잇몸출혈을 일으키고, 상처조직의 치유에 새살이 잘 돋지 않아 지연되기도 한다. 만약 어린이의 경우 비타민 C가 결핍되면 결체조직과 연골조직 및 뼈조직의 형성이 불량해져 골격조직의 발육부진, 골절, 관절형성의 부진으로 기형을 일으키고 심한 통증을 호소한다.

비타민 C는 항산화역할을 한다. 비타민 C는 자기 자신은 쉽게 산화되면서, 다른 물질의 산화를 방지하는 기능이 있기 때문에 비타민 C를 항산화인자라 부르기도 한다.

3) 급원식품

비타민 C는 야채와 과일에 풍부해서 이러한 음식을 편식하지 않으면 1일 권장량인 100mg을 쉽게 섭취할 수 있다. 비타민 C를 함유하고 있는 음식을 대충의 순서대로 나열하면 다음과 같다. 표 2-13

표 2-13 비타민 C의 함유량(단위 mg/100g)

맥주효모 1,000	붉은고추 220	파프리카 162	파슬리 150	케일 146	피망 101	풋대추 99	딸기 99
풋고추 92	고춧잎 80	갓 70	브로콜리 67	시금치 65	무청 62	배추 46	양배추 44
파래 32	파인애플 31	자두 31	귤 30	비름 30	밤 29	달래 28	신선초 27
키위 27	양파 24	참외 22	배추김치 21	토마토 21	쑥 20	조선무 19	은행 18
감자 18	고구마 17	미나리 17	김 15	표고버섯 13	오이 11	바나나 10	당근 10

이 외에도 살구$_9$, 가지$_8$, 사과$_6$, 복숭아$_5$, 수박$_5$, 포도$_5$, 송이버섯$_5$, 배$_4$ 등에 비타민 C가 함유되어 있다.

05 무기질

무기질은 생체 내에서 에너지원은 되지 않으나 생물체의 중요한 구성성분이다. 무기질은 결정체인 화학원소로서 합성이나 분해할 수 없다. 무기질은 신체의 골격·치아 등의 경조직과 근육·피부·혈액 등의 연조직의 구성성분이 되고, 체내 대사에 필요한 효소의 구성성분, 아미노산과 호르몬의 구성성분, 체액의 구성성분, 혈액 및 조직액의 산도조절, 삼투압유지, 산·염기 평형조절 등의 중요한 역할을 한다.

1956년 Forbes 등은 인체 내의 무기질 함량을 발표하였는데 표 2-14과 같다. 무기질 중 칼슘, 인, 칼륨, 유황, 나트륨, 염소, 마그네슘의 7대 원소는 인체 내에 다량으로 함유되어 있다. 이들 다량원소$_{macroelement}$는 필요량이 0.1g/일 이상이다. 또 극히 미량으로 존재하는 철분, 망간, 코발트, 구리, 요오드, 아연, 셀레늄 등의 미량원소

microelement는 필요량이 0.01g/일 이하이지만 그 역할은 아주 중요하다. 이밖에도 크롬, 불소, 몰리브덴 등 다양한 원소들이 있으나 정상적인 식이를 하는 한 결핍의 우려는 없다. 영양학적으로 가장 중요한 무기질은 칼슘과 철분이라고 할 수 있다. 표 2-14

표 2-14 인체 내 무기질

무기질의 종류		체내 함량	
		%	체중 70g 당(g)
다량원소	칼슘	1.5~2.2	1,050~1,540
	인	0.8~1.2	560~840
	칼륨	0.35	245
	황	0.25	175
	나트륨	0.15	105
	염소	0.05	115
	마그네슘	0.05	35
미량원소	철	0.004	2.8
	망간	0.0003	0.21
	구리	0.00015	0.105
	요오드	0.00004	0.024
미량원소 중 기능이나 함량이 미지인 것	신체기능에 필수적인 것		코발트, 셀레늄, 아연
	기능에 필수적 가능성이 있는 것		크롬, 불소, 몰리브덴
	신체기능에 아직 미지인 것		알루미늄, 카드뮴, 비소, 납, 바륨, 니켈, 붕소, 실리콘, 브롬, 스트론튬, 바나듐

식품이나 생물체에 들어있는 원소 중에서 C, H, O, N을 제외한 다른 원소들을 무기질 또는 광물질mineral이라고 하는데, 하루 100mg 이상 식이에서 필요로 하는 다량원소와 100m 미만의 훨씬 적은 양이 소요되는 미량원소가 있다. 다량 무기질과 미량 무기질의 역할, 기능 및 결핍증은 각각 표 2-15, 16과 같다.

표 2-15 **다량무기질의 기능 및 결핍증**

무기질	급원식품	기능	결핍증
칼슘(Ca)	우유, 치즈, 녹황색채소, 멸치, 말린콩	뼈·치아 구성, 세포조절, 혈액응고, 신경자극전달, 근육수축·이완	구루병, 골다공증(osteoporosis) 테타니(tetany), 성장위축
인(P)	우유, 유제품, 어육류, 곡류	뼈·치아 구성, 연조직구성, 대사물의 구성성분, 산-염기 균형	뼈의 연화, 근육약화, 식욕부진,
칼륨(K)	녹황색채소, 콩류, 바나나, 우유, 육류	세포내액의 주요 이온, 신경자극전달, 수분균형	심박동의 불규칙, 식욕저하, 근육경련
황(S)	육류, 우유, 달걀, 마늘, 땅콩, 조개	비타민과 아미노산의 구성, 점액성다당류의 구성, 약물해독, 산·염기 균형	빈혈, 저단백혈증, 모발·손톱·발톱의 성장지연
나트륨(Na)	육류, 우유, 유제품, 화학조미료	세포외액의 주요 이온, 신경자극전달	근육경련, 구토, 식욕저하, 현기증
염소(Cl)	소금함유식품, 채소, 과일	세포외액의 주요이온(수분균형, 삼투압조절), 산·염기균형, 위산생성	유아경련, 구토, 설사
마그네슘(Mg)	전곡, 견과류, 녹색잎채소	뼈구성, 효소기능, DNA·RNA합성에 필요, 신경자극전달	근육약화, 근육통증, 심장기능장애, 테타니

표 2-16 **미량무기질의 기능 및 결핍증**

무기질	급원식품	기능	결핍증
철분(Fe)	간, 굴, 육류, 채소	혈색소(Hb)의 구성성분, 면역기능에 이용	빈혈, 허약, 면역저하
아연(Zn)	다양한 식품에 널리 분포	DNA와 단백질대사, 뼈와 성기관 발달, 출산관련 효소에 필요, 면역기능, 알코올대사	피부발진, 모발탈락, 설사, 식욕감퇴, 미각감퇴, 성장지연, 면역력저하, 상처치료 지연
셀레늄(Se)	해조류, 고기, 곡류	항산화제(glutathione peroxidase의 구성성분)	근육통, 근육약화, 심장병
요오드(I)	해조류	갑상선 호르몬의 구성성분	갑상선종, 크레틴병
구리(Cu)	간, 굴, 코코아, 견과류	단백질대사와 호르몬 합성에서 효소기능, 혈색소(Hb) 합성	빈혈, 백혈구감소, 성장지연
불소(F)	해조류	골격형성, 충치방지	충치 위험증가
크롬(Cr)	모든식품, 전곡류·과일류	혈당조절	식후 고혈당
망간(Mn)	견과류, 두류, 전곡류, 과일·채소류	탄수화물 대사, 뼈 형성	항산화작용, 생식 및 유선기능 유지
코발트(Co)	동물의 간·신장, 굴, 녹색채소	비타민 B_{12}의 구성성분	악성 빈혈

무기질은 생체 내에서 pH 및 삼투압을 조절에 관여하여 생리·화학적 작용을 정상적으로 유지시키는데, 혈장과 세포내액의 전해질의 종류는 다음과 같다. 표 2-17

표 2-17 **혈장 및 세포내액의 전해진의 종류와 농도**

		혈장		간질액	세포내액
		mEq/1	mEq/kg H$_2$O	mEq/kg H$_2$O	mEq/kg H$_2$O
양이온	Na$^+$	138	148	141	10
	K$^+$	4	4.3	4	150
	Ca^{++}+Mg^{++}	7	7.5	(6)	40
	합계	149	160	151	200
음이온	CL$^-$	102	110	115	−
	HCO$_3^-$	26	28	29	10
	단백질	15	16	−	40
	기타	6	6.5	(7)	150
	합계	149	160	151	200

(1) 칼슘(calcium, Ca)

칼슘은 무기질 중에서 우리 몸에 가장 많이 함유되어 있다. 칼슘은 인P과 결합하여 인체를 지탱하는 골격을 만들고 치아조직도 형성하고 있다. 칼슘이 우리 체중의 1.5~2.2%를 차지하는데 이 중 99%가 골격조직을 조성하고 나머지 1%는 혈액이나 체액과 같은 액체에 있으면서 생리적 기능을 조절한다.

칼슘은 호르몬에 의해 그 농도를 일정하게 유지하도록 조절된다. 혈액 내의 칼슘은 9~11mg/100ml의 좁은 범위의 농도를 유지하는데, 만약 혈장칼슘이 저하되면 부갑상선에서 파라설몬parathormone이라는 호르몬이 분비되어 골격조직에 칼슘이 유출되면서 혈액 중으로 유입된다. 일단 혈액칼슘이 정상치에 도달하면 칼시토닌calcitonin이 작용하여 파라설몬의 분비가 중지되면서, 골격조직에서 칼슘유출이 중지되면서 농도를 유지하게 된다.

1) 기능

칼슘은 뼈를 구성하는 영양소이고, 혈액에 있는 칼슘은 혈장에 용해되어 있다. 칼슘은 나트륨 칼륨과 함께 근육의 수축을 촉진하고, 신경의 흥분을 억제한다. 혈액 중 칼슘의 농도가 낮으면 신경의 흥분성이 높아지고 심하면 '테타니tetany'를 일으키기도 한다. 테타니는 근육의 강직성 경련을 말하는데, 손목과 발목의 현저한 굴곡과 근진전筋震顫 경련 등의 증상을 일으킨다. 테타니의 원인은 혈청칼슘의 감소뿐 아니라 비타민 D의 결핍이나 상피소체의 기능저하에 의해서도 발생할 수 있다.

칼슘은 혈액응고에도 관여한다. 출혈을 하면 혈소판에서 thromboplastin이라는 물질을 방출하여 혈액응고효소를 활성화시키는데, 이때 칼슘이온이 촉매역할을 하여 이러한 반응이 일어나게 하는 것이다.

2) 칼슘과 건강

① 급원식품

2010년 보건복지부 조사에 의하면 우리나라 사람들의 영양소별 섭취 부족은 칼슘 부족이 65.8%로 1위를 차지하였다고 발표하였다. 칼슘은 비교적 제한된 식품에 많이 들어있다. 칼슘이 많이 들어있는 식품은 우유·치즈·달걀·생선뼈·굴·해조류 등이고, 식물성식품으로는 콩류·브로콜리·케일·배추 등의 짙푸른 채소 등이다. 이 중 동물의 유즙乳汁 및 관련제품에 들어있는 칼슘은 체내에서 사용되기 쉬운 형태이기 때문에 가장 좋은 급원식품이다. 우유 한 잔은 하루의 권장량 600mg의 반을 공급할 수 있고, 우유에는 칼슘과 젖당이 함께 있어 흡수율도 좋다. 녹색채소류는 다량의 칼슘을 함유하고 있으나 흡수율이 저조하며, 육류나 곡류는 칼슘의 함량이 매우 낮은 식품들이다.

칼슘의 흡수는 소화기 상태와 vitamin C와 D, 단백질 섭취 등에 따라 흡수율이 영향을 받는다. 특히 통곡물이 함유하고 있는 피트산phytic acid은 칼슘과 결합하여 용해가 잘 되지 않는 칼슘염을 만들어 칼슘의 흡수를 방해한다. 이와 같이 칼슘의 흡수율은 동·식물성 식품에 따라 흡수율이 다르고 특정 영양소에도 영향을 받는다. 그러나 일반적으로 우리가 섭취하는 식품에 들어있는 칼슘의 20~30%가 흡수되고 있다.

칼슘은 염분섭취량이 많아도 체외로 배출하므로 음식을 싱겁게 먹어야 하고, 운동부족이나 술, 흡연도 칼슘부족의 원인이 될 수 있다. 칼슘의 하루 필요량은 대략 600mg 내외인데, 표 2-03은 필요량, 권장량 및 상한량을 보여주고, 표 2-18은 칼슘의 급원식품의 함량을 나타낸다.

표 2-18 **칼슘의 급원식품**

식품	칼슘함유량 (mg/100g)	식사 1회 분량	
		칼슘량mg/중량g	목측량
말린멸치	1,860mg	372mg / 20g	3~5마리
우유	159mg	286mg /180g	1병
탈지분유	1,380mg	262mg / 20g	1/4컵
분유	909mg	236mg / 26g	1/4컵
두부	181mg	272mg /150g	1모
미역	457mg	229mg / 50g	1보시기
고등어통조림	260mg	221mg / 85g	1토막
뱅어포	1,056mg	211mg / 20g	1보시기
양미리	1,091mg	218mg / 20g	1/2 마리
치즈	720mg	202mg / 28g	1쪽
연어통조림	230mg	196mg / 85g	1/2컵
초콜릿	200mg	80mg / 40g	1개
깨소금	1,223mg	61mg / 5g	1작은술
흑설탕	293mg	59mg / 20g	1숟가락
무	62mg	50mg / 80g	1/4개
무청	229mg	34mg / 15g	1줄기
참깨	630mg	22mg / 5g	1작은술
콩조림	92mg	46mg / 50g	1보시기
강낭콩	130mg	13mg / 10g	10~12개
갓	259mg	78mg / 30g	2개
시금치	36mg	29mg / 80g	1접시
상추	49mg	15mg / 30g	4잎
콩나물	32mg	27mg / 80g	1접시
당근	43mg	1mg / 30g	1/2개
토마토케첩	22mg	3.3mg / 15g	1큰술
딸기	14mg	14mg /100g	5~6개
파	73mg	2mg / 3g	약간
고구마	28mg	29mg / 80g	1/2개
바나나	23mg	39mg /170g	1개
호두	93mg	14mg / 15g	1개
건포도	62mg	6mg / 10g	약간

영양과 건강, 문수재, 신광출판사, 1996

② 칼슘과 건강

칼슘은 인체에 가장 많이 들어 있는 무기질로서 뼈를 구성하고, 혈장의 칼슘은 신경의 흥분, 혈액응고, 근육수축 등을 조절한다. 일생을 통해 골밀도가 가장 높은 시기는 20대 후반에서 30대 초반이다.

칼슘이 골격조직을 튼튼하게 하기 위해서는 칼슘과 인의 비율이 1 : 1이 이상적이고, 양자 간에 2배의 범위1:2~2:1를 벗어나지 않아야 효율이 좋기 때문에 칼슘과 인의 비율이 이 범위를 벗어나면 이용도가 떨어진다. 곡물위주의 식사는 인의 섭취비율이 넘쳐 칼슘이용도가 낮아지고, 인을 많이 함유하고 있는 가공식품도 마찬가지이다. 탄산음료의 과잉섭취도 칼슘의 체내 이용률을 떨어뜨려 골격을 약하게 한다.

모유 수유하거나 우유를 먹는 영아嬰兒는 칼슘을 충분히 섭취하고 있다. 영아가 6개월이 지나면서 이유식을 하게 되면 칼슘섭취를 충분히 하여야한다. 이 시기에 가장 심각한 영향을 받는 것은 골격과 치아의 성장발육이기 때문이다. 신장은 만 3세 이후부터 사춘기 이전까지 매년 5cm 정도의 키가 자라야 하고 또 사춘기의 정점에는 8~12cm정도의 키가 자라는데 이때에는 당연히 칼슘의 섭취를 충분히 해야 한다. 근래에 우리나라의 경제가 좋아지면서 청소년의 평균 신장이 과거에 비해 남자 7~8cm, 여자5~6cm 늘어나고 체격도 많이 향상되었다. 이렇게 신체의 세포조직과 골격성장이 왕성해진 것은 충분한 단백질과 칼슘섭취 때문이다. 이 중 칼슘공급에 가장 중요한 급원식품은 우유를 비롯한 유제품이다. 우유에는 충분한 칼슘함량뿐 아니라 흡수율도 아주 좋기 때문이다. 이 시기에는 적절한 운동으로 뼈를 자극하면서 심폐기능을 향상시켜야 하는 것은 물론이고, 물 대신에 우유를 섭취하는 것이 키를 최대한 키울 수 있는 가장 중요한 수단이 될 것이다.

그러나 과잉의 에너지 섭취 즉, 고탄수화물과 지방식은 소아비만을 야기하여 소아성인병으로 진행하기도 한다. 소아비만의 경우 지방세포 수가 많아질 뿐 아니라 지방세포도 크기가 커져 성장호르몬을 자극하여 성조숙증을 야기하기 쉽다. 또 식욕을 촉진하는 호르몬인 렙틴분비가 증가하여 고도비만을 일으키기 쉽고, 결국 사춘기를 앞당기게 된다. 이 경우 성장판이 빨리 닫혀, 부모에게 받은 유전자 스케줄에 의한 키보다 훨씬 작은 신장을 갖게 되는 것이다. 즉, 신장을 최대한 키우려면 비만을 일으키는 고열량식을 삼가고 충분한 칼슘섭취를 하여야 한다.

여성들이 임신을 하면 특히 칼슘섭취를 많이 하여야 한다. 태아는 자기의 골격조직을 형성하고 성장하기 위해 모체에서 필요량만큼 충분히 칼슘을 공급받는다. 임신 중 칼슘섭취가 부족하면 모체의 골격조직에서 칼슘이 빠져나가 태아에게 공급하므로 치아가 약해지고 골격조직이 연해져 골밀도가 떨어지고 골다공증이 생기기도 한다. 이러한 현상은 모유 수유를 하는 경우에도 똑같이 일어나서, 칼슘섭취가 부족하면 산모의 골격조직에서 빠져나온 칼슘이 젖을 통해 유출되므로 주의를 하여야한다.

노년이 되면 자연히 골격에서 칼슘이 유출되는 경향이 있어 골밀도가 떨어지므로, 칼슘섭취에 주위를 기울여야 한다. 중년을 지나면서 나이가 많아질수록 골밀도가 떨어지는 것은 노화와 관련된 자연적인 현상이다. 특히 폐경 이후의 여성은 호르몬의 영향으로 뼈에서 칼슘이 많이 빠져나와 뼈의 밀도와 강도가 그만큼 떨어져 서서히 골다공증osteoporosis으로 진행하게 된다. 그러므로 이러한 현상을 지연시키고 골밀도를 잘 유지하려면 충분한 칼슘섭취를 하는 것은 필수적이고 또 뼈를 자극하는 유산소운동이 뼈를 튼튼하게 한다.

칼슘섭취는 유제품이나 칼슘이 풍부한 식이로 공급받는 것이 좋다. 그러나 중년 이후 칼슘보충제를 과용하면 혈액응고가 쉽게 일어나고, 동맥경화를 유발하기 쉽다. 칼슘보충제를 장기간 섭취하면 심근경색 25%, 뇌졸중 17% 증가하고, 전립선암의 발생이 증가한다는 보고가 있다. 그러나 유제품이나 멸치, 두부, 미역 등 식이에서 칼슘을 충분히 섭취한 사람은 오히려 심근경색의 발생을 30% 감소한다고 보고하였다. 또한 운동은 뼈의 골밀도를 유지하고 뼈에서 칼슘이 빠져나오는 것을 방지한다. 노년의 운동은 관절과 근육에 무리가 가지 않는 수영이 좋지만 골다공증만 생각하면 체중이 뼈에 부하되는 육상운동이 훨씬 더 좋다. 무용가나 발레리나 혹은 생활체육이나 운동을 거의 매일 하는 여성이나 남성의 경우, 노년이 되어도 뼈 나이가 10년 혹은 20년 혹은 30년까지 젊다고 한다.

(2) 인(phosphorus, P)

인은 칼슘 다음으로 인체 내에 많이 함유되어 있는 무기질이다. 인은 동식물계에 널리 분포되어 있다. 인은 칼슘과 체내에서 기능과 대사적으로 밀접한 관계를 맺고 있어서 칼슘과 비슷한 수준의 양을 섭취하도록 권장하고 있다. 일반적인 보통의 식사를 하는 경우 인의 결핍은 일어나지 않는다.

생물체에게 아주 중요한 핵산은 유기인산화합물에 속한다. 인지질, 인단백질, 당인산에스테르 또는 ATP를 함유한 각종 인산에스테르$_{ester}$는 생화학적으로 중요한 역할을 하며, 그 종류가 아주 많다. 음식물에서 소화·흡수될 때 무기형태의 인산으로 흡수되고 신체 내에서 다시 인산화합물로 합성되는 것이다.

인은 80%가 인산칼슘의 형태로 골격과 치아조직을 형성하여 뼈를 견고하게 유지해준다. 그러나 칼슘과 인의 비율이 적절하게 유지하지 못하면 뼈를 약하게 하여 골절을 쉽게 일으킨다. 전항의 칼슘에서 언급했듯이 칼슘과 인의 비율은 1 : 1이 가장 이상적이고, 칼슘의 섭취가 충분한 것을 전제하면 1 : 2의 범위도 무방하다. 영양학회에서 발표한 자료에 따르면 한국인의 인 권장섭취량은 700~1,000mg/일 정도라고 하였는데, 우리가 보편적인 식사로 섭취하는 인의 양은 1.2~1.3g/일 정도이다. 인의 섭취가 2~3g을 초과하면 칼슘평형에 나쁜 영향을 초래하여 골격의 강도를 유지하는데 지장을 초래하게 된다. 인의 섭취는 문화수준이 높을수록 많아지는 경향을 보이므로 최대한 섭취를 줄이려는 노력이 필요하다. 인의 함량이 많은 각종 가공식품의 남용과 또 무분별하게 탄산음료를 섭취하는 청소년들이 느는 것과 비례해서 뼈도 점점 약해지는 것을 경계하여야 한다.

(3) 마그네슘(magnesium, Mg)

마그네슘은 성인75kg의 체내에 약 25g 정도가 들어있고, 이 중 70%는 칼슘과 결합하여 인산염으로서 골격조직을 구성하여 뼈의 강직성을 유지하게 한다. 나머지 30%는 근육과 체액에 존재하면서 Mg : Ca의 비율을 3 : 1로 유지하고 있다.

마그네슘은 생물체의 세포 내에서 인산화합물이 생화학적으로 반응을 할 때 관여하는 효소를 활성화시켜 그 화학반응을 원활하게 한다. 즉 효소를 활성화해서 당질·단백질·지질의 대사와 합성작용에 관여하는 역할을 한다. 식물체에서는 엽록소의 구성원소로서 광합성에 관여한다고 한다.

많은 식품에 마그네슘이 풍부하게 함유되어 있기 때문에 마그네슘의 섭취 부족은 정상적인 사람에게는 거의 없다. 극단의 다이어트나 또는 장의 흡수장애가 있으면 혈장 중 마그네슘이 감소되기도 한다. 혈장에 심한 마그네슘의 결핍이 있으면 눈 주위나 팔다리에 근육경련이 일어나거나, 테타니tetany와 유사한 팔다리의 근육에 강직성 경련이 일어날 수도 있다. 이것은 칼슘과 마찬가지로 마그네슘도 신경의 흥분성을 억제하는 작용이 있기 때문이다.

(4) 나트륨(natrium, Na)

나트륨은 염화나트륨Nacl의 구성성분이다. 나트륨은 세포외액의 양이온 중의 하나이고, 염소이온이나 중탄산이온과 같은 음이온과 작용하여 산염기의 평형을 조절한다. 또한 나트륨은 체액의 삼투압과 체액량을 결정하는 역할도 한다. 만약 체액의 나트륨농도가 감소하면 체액량이 감소하고 나트륨농도가 증가하면 체액을 체내에 저류시켜 몸이 붓는 부종이 나타나게 된다. 이밖에도 나트륨은 근육의 수축작용, 신경의 자극 감수성, 소화액의 분비, 신장의 사구체의 재흡수과정 등 많은 역할에 관여하고 있다.

나트륨은 상기한 생리기능뿐 아니라 음식의 맛을 증가시키는 짠맛을 나게 한다. 소금의 섭취는 개인에 따라 차이가 있지만 항상 넘치기 마련이다. 생리적으로 가장 안전하고 이상적인 나트륨 섭취는 1일 4~5g에 지나지 않지만 우리나라 사람들은 15~30g을 섭취하고 있어 적어도 10g을 초과하지 않도록 비상한 노력을 기울어야 한다. 한국인들이 짜게 먹는 것은 국과 국물이 많은 음식문화와 함께 갈수록 늘어나는 가공식품의 섭취 때문이다. 에스키모인들은 식탁에서 소금을 전혀 사용하지 않고 음식 고유에 함유된 나트륨을 1일 4g 정도 섭취하고 있으며, 이들은 심혈관질환을 거의 앓지 않는다고 한다. 나트륨의 과잉섭취는 동맥경화, 고혈압 등 심장순환계는 물론이고 인체에 다양한 몹쓸 짓을 한다. 소금의 역할과 과다섭취에 의한 병리현상 등은 다음의 PART 04, CHAPTER 03에 자세히 기술하였다.

(5) 철분(Iron, Fe)

철분은 산소의 운반과 세포호흡의 생리과정에서 꼭 필요한 무기질이다. 체중 60kg의 성인의 경우 철분의 신체 내의 함량은 3.5g 정도이다. 체내 철분이 부족하면 철결핍성 빈혈을 일으킨다. 철결핍성 빈혈은 세계 어느 지역이나 모든 사회계층에서 가장 흔한 빈혈이다. 철 결핍의 위험이 높은 시기는 급격한 신체 성장이 이루어지는 영유아기, 사춘기, 월경혈의 손실이 있는 가임기, 철의 요구가 증가하는 임신기이다.

1) 철대사(鐵代謝)

철분을 섭취하면 위와 장의 점막에서 Fe를 Fe^{++}로 환원하여, 십이지장과 공장 상부의 점막에서 흡수되어 Fe^{+++}로 산화되어 혈액으로 스며들고, Fe^{+++} 중 일부는 혈액에 있는 transferrin이라는 수송단백과 결합하여 수용기와의 상호작용으로 세포 내로 들어가서 생리적 기능을 수행하고, 다른 일부는 혈중의 apoferritin과 결합한 ferritin

이 간장·비장·골수에 있는 세망내피계細網內皮系에 저장된다.

철분의 약 70%는 적혈구의 혈색소hemoglobin, Hb에, 나머지의 극히 일부는 근육 내에 마이오글로빈myoglobin의 성분을 이루어 세포호흡을 돕고, 나머지의 약 30%는 간장·비장·골수에 있는 세망내피계reticulo-endothelial system, RES에 ferritin과 hemosiderin형태의 저장철200~1,000mg로 저장되어 조혈과정에 사용된다.

적혈구의 수명은 약 120일이고, 수명을 다한 적혈구는 파괴되어 단백질 부위는 단백질 대사과정의 경로를 밟고, 철분은 유리되어 저장된다. 적혈구의 파괴는 저장철이 저장되어 있는 비장과 세망내피계細網內皮系에서 이루어진다.

2) 생리적 철 손실량과 요구량

생리적으로 하루에 손실되는 철분의 양은 성인 남자 65kg의 경우 약 0.91mg이고, 55kg의 여성은 1.27$_{0.77+0.50}$mg이다. 철은 위장관이나 요로 및 피부의 상피세포 박리로 1일 14μg/kg의 손실이 일어나고, 또 여성의 경우 월경으로 1일 약 0.5mg의 손실이 있기 때문이다. 혈액 1ml에는 0.5mg의 철heme철을 함유하고 있는데, 우리나라 성인 여자의 평균 생리혈은 약 31ml이므로 매월 15mg 또는 1일 0.5mg에 해당하는 손실이 있다.

만약 생리양이 평균의 2~3배 많다면 생리적 철분요구량도 그만큼 증가하므로 생리양을 조절하거나 철분을 보충하지 않으면 반드시 철결핍성 빈혈을 일으키게 된다. 철분의 요구량은 가임기 여성뿐 아니라, 성장하는 어린이, 사춘기, 임신기에도 증가한다. 모유를 수유하고 있는 산모는 1.7mg의 철분이 모유로 소비되므로 그만큼 요구량이 늘어나게 된다. 왜냐하면 모유의 철함유량은 0.2mg/100ml이고 1일에 약 850ml 정도의 젖을 수유하기 때문이다.

이와 같이 생리적 철손실량에 차이가 있으므로 그에 따른 철의 요구량도 다르다. 일반적으로 동물성 단백질을 포함한 균형 잡힌 식사에서는 1,000kcal의 식사에 약

6mg의 철이 함유되어 있으므로, 하루 2,000kcal의 에너지를 섭취한다고 가정하면 음식물에서 12mg의 철분을 공급받을 수 있다. 따라서 성장기, 생리를 하는 가임여성이나, 임신, 수유 등의 특정한 경우에는 철분의 섭취를 늘려야 한다. 철분의 섭취권장량은 표 2-03과 같다.

3) 철흡수 관련음식

철의 흡수를 돕는 영양소는 비타민 C, 단백질, 아미노산 등이고 흡수를 방해하는 것은 제산제, 인산, 곡류에 들어있는 피트산, 탄닌산, 칼슘 등이다.

철의 흡수는 육류·간·생선 등 동물성 식품에 들어있는 heme철은 흡수율이 좋아 40%에 이르고, 채소·곡류·우유에 들어있는 non-heme철은 흡수율이 낮다. 우리들이 일반적으로 먹는 일반식사에서 하루 10~20mg의 철분이 함유되어 있는데, 흡수율은 약 10%이며 식사를 통해 매일 1~2mg의 철분을 공급하게 된다.

4) 급원식품

철분의 급원식품은 돼지고기·쇠고기 등 각종 육류, 팥·청국장 등 두류에 많이 함유되어 있고, 시금치·무청·쑥갓·미나리 등 녹황색 채소, 복숭아·살구·포도·무화과 등 과일류와 채소, 곡류 등에도 소량의 철분을 함유하고 있다.

(6) 기타 무기질

1) 구리(copper, Cu)

철분이 hemoglobin을 합성할 때 구리는 촉매작용을 한다. 만약 구리가 결핍되면 세망내피계에 저장된 철분이 이용되지 못하여 철결핍성 빈혈을 일으킨다. 이때에 극소량의 구리를 공급하면 다시 혈색소를 합성하게 된다.

2) 코발트(cobalt, Co)

비타민 B_{12}의 구성성분으로 적혈구 생산에 필요하다. 코발트의 부족에 의해서도 비타민 B_{12}결핍으로 악성빈혈을 유발할 수 있다.

3) 아연(zinc, Zn)

아연의 생리적 역할은 다양하다. 체내에서 생화학반응에 반드시 필요한 80여 종에 이르는 효소의 구성성분이다. 인슐린 같은 호르몬을 활성화시키고, 면역기능을 증가시키는 필수 미량원소이며, 핵산합성과 단백질합성에도 관여하는 무기질이다.

아연은 인체의 근육·간 등의 내장, 전립선, 정자, 눈 등에 많다. 체중 70kg의 성인 남자의 체내에는 1,500~2,300mg의 아연이 함유되어 있다.

① 아연결핍증(zinc deficiency)

아연은 우리 몸에서 면역 체계, 성장, DNA 생산, 상처 회복, 효소 활성, 감각 등에 관여하는 중요한 미량 원소이다.

아연은 정상적인 성장과 발달에 중요한 원소로, 아연결핍증은 소아에서 성장 장애, 생식기관 발달 저하, 성적 성숙 지연, 성기능 장애 등을 일으킬 수 있다.

아연이 부족하면 면역기능이 약해져 감염이 쉽게 발생하는데, 소아의 경우 심각한 감염이 생기면 사망할 수도 있다.

아연은 건강한 피부 유지와 상처 치유에 중요한 역할을 하기 때문에, 아연이 결핍되면 피부와 눈에 염증이 쉽게 발생하고 상처가 잘 낫지 않는다. 전신의 피부가 거칠어지고, 홍반이나 수포 모양의 발진이 얼굴, 팔다리, 관절, 항문, 입 주위에 나타나는데, 때로는 피부 감염으로 이어진다. 아연은 미각, 후각, 시력에도 중요하게 작용하여 아연이 부족하면 미각이상, 야맹증, 각막 혼탁 등의 현상이 발생할 수 있다.

또한 아연이 결핍되면 활동 저하, 행동지연, 우울감 등이 나타나는데, 더 진행되면 우울증, 정신분열병 등의 증세가 나타나기도 한다. 이외에도 식욕 저하, 체중 감소, 탈모 등이 발생할 수 있다.

② 급원식품

아연은 쇠고기 등의 육류, 굴, 조개류, 게, 새우 계란, 견과류에 풍부하게 함유하고 있고 정제되지 않은 곡물에 들어 있다. 고기류나 해산물이 포함된 일반적인 식이를 하면 아연 섭취는 대개 충분하다. 그러나 유제품에는 비교적 적게 들어있고, 과일과 채소에는 거의 존재하지 않는다. 그러므로 채식주의자, 영양결핍자, 임신한 여성, 수유 중인 여성은 아연 결핍의 위험성이 높다고 할 수 있다.

특히 채식주의자는 아연을 비롯한 각종 영양소의 불균형이 발생하기 쉬우므로 필수 영양소를 충분히 섭취하고 있는지 평가를 받고 적절히 대처하여야 한다. 알코올 중독, 신장 질환, 당뇨, 간 질환 등의 만성 질환을 앓고 있는 사람들은 아연이 풍부하게 함유된 음식을 섭취하는 것이 좋다.

우리나라 영양학회에서 발표한 아연의 1일 섭취 권장량은 성인의 경우 8~10mg 상한량은 30mg, 7~9세 5mg인데 비해 표 2-03, 세계보건기구WHO는 성인의 경우 15~17㎎, 7~9세 소아의 경우 4.5㎎를 권고하고 있다.

4) 셀레늄(selenium)

셀레늄은 우리 몸의 세포를 형성하는 구성성분이다. 그 기능은 활성산소를 없애는 항산화작용을 하고, 카드뮴과 같은 독성물질을 저하시키며, 면역력을 증진시킨다. 항산화작용은 비타민 E보다 2,000배 정도로 강력하고, 이로 인해 세포의 돌연변이를 억제하여 전립선·대장·폐암의 발생률은 저하시키는 항암효과가 있다고 발표하였다. 이밖에도 피부노화를 방지하고 여드름이나 아토피성피부염 등에도 좋은 역할을 하는 것으로 알려져 있다.

셀레늄을 많이 함유하고 있는 식품은 정어리・가자미・굴・새우・조개・대구・광어 등의 어패류, 현미・보리 등의 도정하지 않은 통곡물, 파・마늘・배추・양배추・무・참깨・호박・브로콜리 등의 채소류와 견과류 등이다.

셀레늄의 하루 권장량은 성인의 경우 55~60㎍이고 상한량은 400㎍이다. 표 2-03 셀레늄을 상한량 이상 과잉 섭취하면 구토와 설사를 일으킬 수는 있다. 그러나 정상적인 자연식품을 섭취하거나 또는 정제된 셀레늄을 과잉공급하지 않으면 거의 일어나지 않는다.

5) 요오드(iodine, I)

요오드는 우리 몸의 대사율을 조절하는 갑상선甲狀腺, thyroid gland에서 분비되는 호르몬인 티록신thyroxine, T_4과 트리요오드티로닌triiodothyronine, T_3의 구성 성분이 되는 원소로 70~80% 정도가 갑상선에 존재하는 필수 무기질이다. 요오드는 주로 아이오다이드iodide 형태로 존재하고, 소량은 아미노산에 결합되어 있으며, 소변을 통하여 배설된다. 요오드는 T_4의 합성으로 표적세포 내에서 티록신의 활성형인 T_3로 전환된다. T_3는 기초대사율을 조절하며 단백질 합성을 촉진하여 중추신경계의 발달에 관여한다.

요오드는 식이 요오드의 일반적인 형태인 무기 형태로 장관에 흡수된다. 요오드가 혈류로 흡수된 후에는 이온의 형태와 단백질에 결합된 형태로 운반되어 체내에 분포된다. 갑상선은 갑상선호르몬의 합성을 위해 혈류로부터 요오드를 축적한다. 요오드는 신체의 에너지 대사에 관여하므로 결핍되면 포도당이 세포 안의 에너지를 생산하는 공장인 미토콘트리아로 들어가지 못해 에너지 생산에 지장을 받으며 활력이 떨어진다.

체내 요오드 함량은 건강한 성인의 경우 15~20㎎가량이다. 한국인 영양섭취기준에서 성인 남녀의 요오드 권장섭취량은 150㎍이고, 상한섭취량은 2400㎍이다. 바다에서 나는 해조류와 어패류가 요오드의 가장 좋은 급원식품이다. 우리나라는 삼면이 바다여서 해조류 어패류 등 해산물의 섭취가 높아 요오드 결핍으로 인한 영양문제는 거의 영향을 받지 않는다.

① 요오드 결핍증(iodine deficiency disorder, IDD)

요오드 섭취가 부족하면 티록신의 생산이 불충분하여 적응 반응으로 갑상선이 계속 커져 결국에는 확대된 갑상선enlarged thyroid gland, 즉 갑상선종goiter이 된다. 임신부의 요오드 섭취가 1일 25μg 이하일 때는 유산, 사산, 기형아 출산 등의 확률이 높으며, 출생 후 정신박약, 장님, 벙어리 등의 증세가 나타나는 크레틴병cretinism에 걸리게 된다. 성장 후에 생기는 요오드 결핍증은 주로 단순갑상선종simple goiter으로 갑상선 조직이 비대해진다. 요오드 결핍증은 요오드를 충분히 섭취하면 예방이 가능하다. 그러나 일단 발병된 후에는 치료가 쉽지 않다.

② 요오드를 과잉 섭취

한국인은 김·미역·다시마 등의 해조류를 많이 섭취하기 때문에 하루 권장량의 20배, 상한량의 1.5~2배 가까이 요오드를 섭취하는 경우가 많다.

만성적인 요오드의 과잉섭취는 요오드 결핍과 마찬가지로 갑상선호르몬의 합성이 저하한다. 갑상선자극호르몬인 혈청 TSH가 상상하면서 T_3, T_4가 저하되고 갑상선 기능장애로 인해 갑상선 기능항진증과 갑상선암을 악화시킬 수 있다. 요오드의 급성 중독증상으로 입·목·복부의 통증, 발열, 오심·구토, 설사, 심하면 혼수나 청색증이 나타날 수도 있다.

또한 임신 중과 폐경 후의 요오드 과잉섭취도 경계해야 한다. 임신 중에는 요오드 섭취 부족도 문제되지만 요오드를 과잉 섭취해도 태아에게 갑상선기능저하증의 발생 위험을 높일 수 있다고 한다. 또 여성호르몬이 감소되는 폐경 후의 요오드 과잉섭취는 갑상선암의 발생빈도가 현저하게 늘어난다고 한다.

6) 불소(fluorin, F)

불소는 인체 내에 미량 존재하는 원소이다. 할로겐원소 중에서 가장 가벼운 원소이고, 자극적인 냄새가 나는 기체이다. 불소는 산업에서 다양하게 활용된다. 알루미늄 제련의 전해질로, 철의 야금에서 융제로, 우라늄 동위원소 ^{235}U의 농축에, 방수 통기성 섬유인 고어텍스에, 이밖에도 접착제·방부제·살충제·농약·냉매프레온·의약품 등 다양한 재료로 사용되고 있다.

불소는 칼슘과 결합하여 단단한 물질이 되도록 하는데, 인체에서는 경硬조직에 함유되어 있어 뼈나 치아의 강도를 높이는 작용을 한다. 불소는 치아의 법랑질을 강화시키고 세균에 의한 산 생성을 억제하여 충치를 예방하는 효과도 있다. 충치 예방을 위해 수돗물과 치약에 적절한 양 0.5~1ppm의 불소를 넣기도 한다. 그러나 그 양이 이를 초과약 2ppm하면 반상치를 일으킨다고 한다. 반상치 mottled teeth는 치아의 법랑질이 파괴되고 치아의 표면에 백색이나 갈색의 반점이 생기는 것을 말한다.

06 물

(1) 물의 역할과 섭취

물은 생명의 근원이다. 생명은 물에서 잉태하고 태어났으며, 또 물을 공급받으면서 생명유지를 한다.

물은 공기와 함께 생명을 유지하는데 필요한 가장 기본적인 요소로서, 건강한 성인의 경우 체중의 약 70%를 차지하고 있다. 우리 몸을 구성하고 있는 모든 세포에는 물이 들어있고, 특히 혈액의 94%, 뇌의 85%가 물이다.

물은 물질을 녹이는 성질을 지니고 있다. 체내에서 물은 여러 가지 생리기능을 담당하는 용매로서 여러 영양소를 물에 녹여 운반한다. 모든 생물은 물 없이는 살 수 없으며, 모든 생물의 세포細胞에는 물이 들어 있다. 물은 세포막을 드나들며 영양소와 산소를 운반하고, 체내에서 생성된 노폐물을 밖으로 운반하는데 사용된다.

물은 체온을 조절하고 물이 부족하면 생명을 유지할 수 없게 된다. 사람은 체내의 지방과 단백질이 50%가 고갈되더라도 생명을 유지할 수 있다. 그러나 수분은 체내 수분의 2%가 부족하면 심한 갈증을 느끼게 되고 5%가 손실되면 혼수상태에 빠지며 12%를 잃으면 사망하게 된다. 이밖에도 수분이 부족하면 세포의 노화를 촉진하고, 관절에 무리를 일으키게 되고, 소화불량, 피부건조, 변비의 원인이 되기도 한다.

그러므로 인체는 정상적인 활동을 하기 위해서는 항상 일정한 양의 수분 섭취와 배출이 균형을 유지하여야 한다. 성인은 하루에 호흡, 땀, 소변과 대변을 통해 약 2,500ml의 수분을 배출하므로 같은 양의 수분을 매일 섭취하여야 한다. 즉, 땀으로 하루 200ml, 폐와 피부를 통한 호흡으로 700ml, 소변으로 1,500ml, 대변으로 100ml를 수분으로 배출한다. 따라서 일반적으로 우리가 하루 섭취하는 음식에서 약 1,000ml의 수분을 공급받으므로 나머지 1,500ml의 수분을 보충해야 한다. 물론 음식물에서 섭취하는 1,000ml의 수분은 음식물에서 직접 수분을 공급 받는 750ml의 물과 영양소가 대사되면서 발생하는 에너지와 함께 생성되는 탄산가스와 함께 250ml의 물을 포함한 양이다.그림 2-17 그러므로 1컵의 양을 200ml로 기준하면 하루 7~8잔의 물을 섭취하라고 권장하는 것도 이 때문이다.

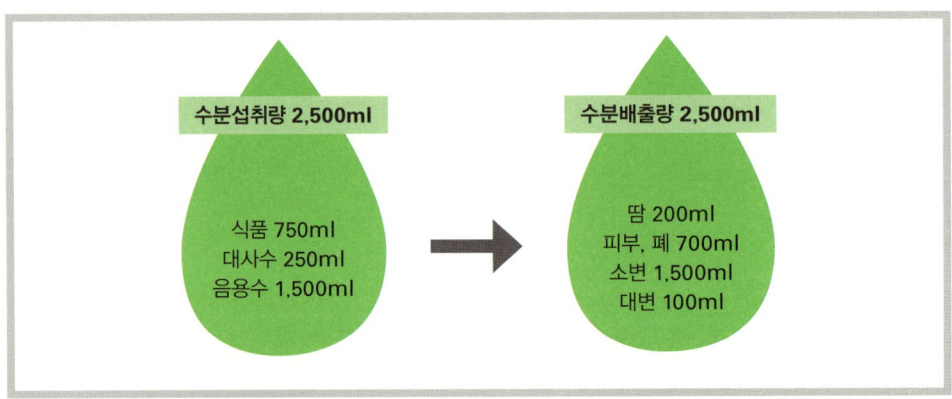

그림 2-17 **수분의 섭취와 배출/일**

(2) 물, 치료의 핵심(water for Health, for Healing, for Life)

다음은 2004년 벳맨겔리지F. Batmanghelidj 박사의 저서 '물, 치료의 핵심이다water for Health, for Healing, for Life'를 중심으로, 필요한 부분만 간단히 요약하여 소개한다.

저자는 런던대학에서 의학공부를 한 의사인데, 현대의학의 큰 오류 중 하나가 인체의 수분에 대한 인식이라고 하였다. 물은 단순한 다른 물질들을 용해하고 순환시키는 물질 이상으로 생명을 유지하는 기능을 하며, 인체가 수분이 부족하면 모든 신체기관이 마르고 노화가 촉진된다고 하였다. 그는 수분 부족이나 탈수는 대다수 건강문제의 근원인데, 현대의학에서는 수분 고갈 현상이 나타나면 모든 신체질병의 징후로 여겨 수분 공급을 하기보다 엉뚱한 약물을 투여한다고 하였다. 만성적인 탈수는 유전자까지 변이를 일으켜 알레르기, 천식, 자가면역성 질환, 심지어 암의 원인이 될 수 있다고 하였다.

물은 인체가 생리적으로나 신체적으로 평안한 상태를 유지하는 의약품이 하지 못하는 중요한 역할을 한다. 몸은 수분부족이 상당히 진행할 때까지 갈증을 느끼지 못하기 때문에 규칙적으로 적당한 수분을 공급하여야 한다. 그는 현대의학이 외관상 과학적이고 정교하고 그럴 듯하지만 감염치료를 위한 항생제와 예방접종하는 백신을 사용하는 것 외에는 많은 경우 의학적 문제에서 벗어나지 못한다고 하였다. 그는 고혈압 · 당뇨병 등은 평생 동안 약을 먹으면서 보존적인 치료를 해야 하고, 류머티스 관절염에 투여하는 진통제로는 평생 완치하지 못하며, 중증 근무력증 · 각종 바이러스질환 · 각종 자가면역성 질환 등 많은 질병들이 평생 치유되지 않는다. 심지어 그렇게 많은 연구에도 불구하고 소화불량이나 요통, 편두통, 천식 등과 같은 흔한 질병들 어느 것 하나도 대증치료에 그치고 치유하지 못하는 실정은 이해하기 힘든 일이라고 했다. 물론 외과술의 발달로 과거에는 상상할 수 없었던 획기적인 치료발전을 한 것은 틀림없다. 그는 현대의학이 만성 탈수를 질병의 근본 원인으로 인정하지 않는 것을 의학이 진실을 왜곡하는 것으로 강변하였다.

인체는 75%의 물과 25%의 염분으로 이루어져 있고, 특히 뇌는 85%가 물이며 뇌

척수액 속에 잠겨 있다. 인체는 극미한 탈수나 수분 결핍에도 극도로 민감하게 반응한다. 인체는 물 성분인 용제溶劑, solvent와 물에 용해되어 있는 고형성분인 용질溶質, solute로 구성된다. 인체의 고형성분을 이해하기 위해 분자구성과 미세한 파동에 대한 연구가 활발한 연구가 이루어지면서 인체에 대한 약리화학적 지식과 의료산업의 발전이 함께 이루어졌다. 그러나 인류가 축적해온 모든 지식에도 불구하고, 인체의 화학구조식에 대한 지식은 미미하다. 실제, 인체의 기능과 화학적 통합에 대해 우리가 알고 있는 것은 겨우 10%에 지나지 않는다고 한다. 저자는 이와 같이 인체를 용질 위주로 인체를 이해하고 해결하는 것이 잘못된 것이라 주장하고 있다.

인체에는 물 저장 시스템이 없고, 수분보존체계와 수분고갈체계를 조절하는 시스템이 작동하고 있다. 인체에 수분이 부족하면 각 조직에 분배되는 물의 양은 각 조직의 기능적 중요도를 기반으로 미리 정해져, 어떠한 조직도 할당량 이상의 물을 공급받을 수 없다. 이 과정에서 절대적 우선권을 차지하는 조직이 뇌이다. 만성적인 탈수가 있어도 일정 수준까지는 수분의 보존 기능이 폐쇄되지 않고 유지된다.

우리 몸은 탈수가 진행되어 조직의 기능에 문제가 생기면 수분부족을 나타내는 신호를 보내기 시작한다. 물 분배 기관과 고갈 관리 기관은 다양한 신호를 통해 체내 갈증을 알리고, 물을 섭취하면 간단하게 해결된다. 그러나 많은 경우 물 대신에 약물·화학약품을 복용하여 부적절하게 대처하는 경우가 허다하다. 그는 많은 의사들이 탈수와 체액의 중요성을 간과하고 약으로 치료한다고 주장하였다. 체내의 물 부족 신호를 병으로 인식하여 화학약품을 잘못 투여하면 유전장치 hereditary apparatus를 포함한 체세포들이 곧바로 해를 입게 된다. 저자는 천식이나 알레르기, 흉통 등의 질병도 인체 내 물의 순환이 잘 이루어지면 예방될 수 있다고 주장하였다.

나이가 들수록 갈증에 대한 인식이 줄어든다. 많은 노인들이 탈수 상태에서도 갈증을 느끼지 않는다. 탈수가 오랫동안 지속된 노인들은 세포 내 수분이 소실되어 노화를 가속하게 된다. 그는 와이즈만 연구소의 연구 결과인 '단백질과 효소는 점성이 낮은 용제에서 보다 효율적으로 작용한다.'는 사실을 언급하였다. 즉, 인체 내에 수분 부족이 없어도 인단백질과 효소가 효과적으로 확산되고 작용하게 된다. 체내에 수분이 충분하면 단백질과 효소의 효율성이 증대된다는 사실이다. 노년기에는 시각, 청각, 촉각 등이 둔해지고 주의력도 떨어진다. 다양한 감각 자극을 구별하고 반응하는 능력이 서서히 떨어지는 것도 어쩌면 자연적인 현상이다. 그러나 탈수상태가 지속되면 단백질과 효소의 효율성이 떨어져 신경전달물질의 원료가 되는 다량의 필수아미노산을 잃게 되어, 감각기능의 쇠퇴가 가속되는 결과를 초래한다. 나이가 들수록 갈증을 느낄 때까지 기다려서는 안 된다. 평소에 물을 자주 마시는 습관이 필요하다.

대한의학회의 기준에 의하면 탈수는 경도, 중등도, 중증의 3가지로 나눈다. 이 중 경도는 탈수에 의한 체중감소가 3~5%, 중등도는 6~9%, 중증은 10% 이상을 말한다. 예를 들면, 60kg의 성인의 경우 수분손실이 경도는 1,800~3,000cc, 중등도는 3,600~5,400cc, 중증은 6,000cc 이상인 경우를 말한다. 탈수가 일어나면 항이뇨호르몬인 뇌하수체에서 분비되는 바소프레신vasopressin과 신장에서 분비되는 레닌renin에 의해 수분배출을 억제한다. 레닌은 신장의 사구체에서 생성되어 안지오텐시노겐angiotensinogen을 분해하여 안지오텐신angiotensin을 만든다. 또 안지오텐신은 알도스테론aldosterone을 분비하게 하여 나트륨 배설을 억제하여 항이뇨역할을 하게 된다. 물론 바소프레신과 레닌은 혈압상승을 유도하게 된다. 그러나 이런 지경까지 탈수에 이르면 심각한 상태라고 인식해야 한다.

수분부족이나 탈수에 반드시 간과해서는 안 될 것은 탈수가 이루어지는 곳이 인체의 세포 내부이다. 수분 소실의 66%는 세포 내부로부터 생기는 것이며, 26%는 세포 외의 액체이다. 수분 소실의 8%만이 혈관계 내의 혈액에서 일어난다. 인체 내에서 수분이 충분하면 양이온의 효과적인 기능이 발휘되어 양이온 수송과 세포 내의 미토콘드리아에서 ATPadenosine triphosphate 합성도 증가한다. ATP는 세포의 신진대사를 하고 생명현상에 필요한 근육 등 다양한 활동에 필요한 에너지로 사용된다.

물의 양이온의 역할과 관련하여 저자는 몸이 점점 탈수되어 가면 히스타민 분비가 활성화되어 여러 가지 현상을 나타낸다고 하였다. 히스타민은 인체 내에 어떤 항원이 출현하면 비만세포나 호염기구에서 분비된다. 히스타민은 위산분비를 촉진하고, 알레르기를 일으키며, 기관지나 장관 근육의 수축작용을 하고, 말초혈관을 이완시켜 혈압이 떨어지며, 말초혈관의 투과성이 항진되면서 부종이 나타나게 하는 물질이다. 만약 수분부족으로 히스타민 분비가 증가하면 알레르기나 천식, 복통이나 관절통, 섬유근막통 등의 신체 통증을 악화시킬 수 있다. 그는 이러한 관점에서 히스타민을 신경전달물질로 인정하고, 또 물을 천연 항히스타민제라고 하였다.

벳맨겔리지 박사는 의학·생화학을 포함한 미래의 과학 분야에 패러다임을 바꾸어야 한다고 강변하였다. 그는 '신체의 모든 세포, 기관, 장기 등의 고형성분용질의 온갖 기능을 조절하는 것은 물용질이다.'라고 말하며 패러다임을 바꾸었을 때 새로운 지평을 열 수가 있다고 하였다. 그는 이러한 관점에서 날마다 물을 충분히 마셔야 하는 이유 46가지를 열거하고 있는데, 그중 일부를 열거하면 다음과 같다.

물은 음식물을 에너지로 바꾸고, 에너지의 원천이다. 물은 모든 음식과 비타민, 미네랄을 용해시키는 용제이다. 물은 음식물에 함유된 영양소들의 흡수율을 증가시킨다. 물은 세포구조의 강력한 접착제 역할을 한다. 물은 DNA의 손상을 예방하고, 손상된 DNA의 회복을 돕는다. 물은 골수내의 면역체계의 효능을 증강시킨다. 물은 체내의 모든 물질을 수송하는 데에 사용된다. 물은 폐포 내에 산소를 모으는 데에 있어 적혈구의 기능을 증강시킨다. 물은 세포에 산소를 공급하고 배기가스들을 폐에 보내어 처리하게 한다. 물은 체내 독성 신진대사물을 간과 신장으로 보내어 처리한다. 물은 관절 간극joint spaces의 주요한 윤활유로 관절염과 요통을 예방한다. 물은 체온유지 시스템에 필수적이다. 물은 세로토닌을 비롯한 모든 신경전달물질을 효율적으로 만들어내는데 직접적으로 필요하다. 물은 생체리듬에 관여하는 호르몬인 멜라토닌을 비롯해 뇌에서 생성되는 호르몬의 생산에 직접적으로 필요하다. 물은 피부를 윤택하게 하고 노화를 방지한다. 물은 골수의 조혈시스템을 원활하게 해준다. 물은 눈의 피로를 줄이고 녹내장을 예방한다. 물은 스트레스, 불안, 우울 등을 완화시키고 주의력과 집중력을 높여준다. 물은 마음과 몸의 기능을 통합시킨다. 물은 감염과 암세포에 대항할 수 있도록 면역체계의 효율을 높이는 데 중요한 역할을 한다. 물을 마시면 갈증 감각과 공복감이 구분된다. 체중을 줄이는 데에도 물이 좋은 방법이 된다. 물은 배변을 원활하게 하는 완화제로서, 변비를 예방한다. 물은 월경 전의 통증과 폐경기의 열감을 완화시켜 준다. 물은 임신 중의 입덧을 줄여준다. 물은 카페인이나, 알코올, 담배, 일부 약물에 대한 충동 등 중독성 충동을 완화하거나 물리치는 데 도움을 준다.

탈수는 조직 간극에 독성 침전물이 가라앉게 되는 원인이 된다. 탈수는 성호르몬의 생성을 방해하며, 조루와 성욕 상실의 주요 원인 중 하나이다. 또한 인체는 물을 저장하지 않으므로 탈수가 일어나는 동안 물을 공급할 수 없으므로, 일어나서 잘 때까지 정기적으로 물을 마셔야 한다.

저자는 이어서 이와 같은 물의 다양한 역할을 생화학적으로 설명하고, 또 생의 주기 태아·유아·아동기 및 청소년기·성인기에 따른 수분 조절과 관련된 생리기능, 호르몬, 신경전달물질, 갈증감각 등을 설명하고 있다. 그는 계속해서 만성탈수의 정체와 그로 인해 나타나는 여러 가지 신체의 징후와 다양한 질병들을 소개하였다. 현대인들이 고통 받고 있는 알레르기, 천식, 고혈압, 당뇨, 자가면역성질환, 통풍, 탈수와 뇌손상, 신경전달물질과 탈수, 탈수로 인한 DNA손상으로 인한 암 발생 등을 체내 수분고갈과 관련하여 새로운 해석으로 소개하고 있다.

결론적으로, '물은 얼마나 많이 그리고 얼마나 자주 마셔야 하는가?'에 대해 다음과 같이 주장하였다. 그는 행복과 건강 증진, 질병예방, 퇴행성 질병의 잠재적인 호전을 위해 가장 효과적인 것이 물이라고 거듭 강조하였다. 물은 하루 24시간 동안 40,000

잔에 해당하는 양의 물을 재순환시키면서 정상적인 기능을 유지한다. 생명현상을 유지하는 한, 하루도 빠지지 않고 되풀이되어야 한다. 물은 생체 대사와 재순환 공정에서 하루에 6잔~8잔의 물을 필수적인 기능에 사용하여 그만큼 부족하게 된다. 즉, 하루 6~8잔의 물을 반드시 공급해야 한다. 물 한 컵을 대략 200ml라고 하면, 보통 체격의 성인 남자의 경우 하루 대략 1,500ml 수분을 섭취해야 한다. 마치 차에 기름이 떨어지기 전에 기름을 채우는 것과 마찬가지로, 갈증이 나기 전에 미리미리 물을 섭취하여야 한다.

저자는 하루 중에 물을 섭취하는 시간을 다음과 같이 제시하였다. 아침에 일어나면 긴 수면기간 동안 생긴 수분부족을 보충하기 위해 물을 한 잔 마셔야 하고, 만약 변비가 있으면 물을 2~3잔 마시게 되면 효과적인 완화제 역할을 하므로, 과일이나 야채를 충분히 먹지 않는 경우에는 반드시 물을 충분히 마셔야 한다. 식사하기 전 30분에 마시는 것이 적절하다. 소화관이 준비를 갖추게 되고 특히 위·십이지장염, 위궤양, 대장염, 복부 가스 팽만감이 있을 때에는 반드시 지켜야 한다. 또 목이 마를 때는 식사 중에도 물을 마신다. 식후 2시간 30분에 물을 마셔야 한다. 이때에는 소화과정 중 음식물 분해에 소비된 수분을 보충하기 위해서 물을 마시는 것이다. 운동 15분 전에는 물을 마셔 땀의 배출을 돕고, 운동 중이나 후에도 목이 마르면 보충하여야 한다.

07 식이섬유

식이섬유 dietary fiver는 '인간의 소화효소에 의해 가수분해 되지 않는 난소화성 성분의 총체'라고 정의하고 있다. 식이섬유는 우리 몸에서 소화되지 않아, 영양소의 소화 흡수율을 떨어뜨리는 불필요한 것으로 여겨 소홀히 취급되었다. 1972년 Trowell은 생리적 의미를 갖는 개념으로 식이섬유를 '사람의 소화효소로 소화되지 않은 식물세포의 구조잔사'로 정의하였다. 그 후 식물의 저장물질 중 생리활성을 가진 난소화성 다당류 가운데도 유사한 생리작용을 갖는 물질이 발견되었고, 식이섬유를 '인간의 소화효소에 의해 분해되지 않는 식품 중 고분자 난소화 성분의 종합체'로 정의하였다.

식이섬유에 대해 1985년 WHO세계보건기구와 FAO식량농업기구에서는 '합의된 방법으로 측정한 신체의 소화관 고유의 효소에 의해 가수분해 되지 않는 식용 동식물의 구성 성분'이라고 정의하였다. 80년대 이후부터 근래에 이르러 심장순환계 질환·당뇨병·대장암과 같은 성인병의 발생률을 저하시키는 다양한 연구가 수행되면서, 현재는 제7의 영양소라고도 할 정도로 주목받고 있다.

(1) 식이섬유의 분류

식이섬유의 종류와 그 범위는 아주 넓고 식품에 함유되어 있는 식이섬유의 종류도 다양하다. 식이섬유는 수용성과 불용성으로 나눈다. 수용성은 식물체의 저장성분이나 분비물질, 화학성 다당류로 물에 쉽게 용해되어 끈적끈적한 점성을 나타내는데, 펙틴pectin류·껌guar gum·해조다당류 등의 식이섬유가 있다. 불용성은 식물세포의 구성성분으로 세포벽의 구조물질로 셀룰로오스cellulose, 헤미셀룰로오스hemicellulose, 리그닌lignin, 키틴chitin 등의 식이섬유가 있다.표 2-19

표 2-19 **식이섬유의 분류, 종류, 급원식품 및 역할**

분류		급원식품	역할
세포벽의 구조물질 (불용성 식이섬유)	cellulose	현미·보리·밀·땅콩·감자·우엉·야채류	분변량을 증대
	hemicellulose	곡류(현미·호밀·밀배아)·채소·콩류(완두콩·강낭콩)·무	소화관내 음식물 체류시간 단축, 분변량 증대
	lignin	곡류(현미·밀배아)·당근·산채류·가지·배·무속·청대콩	항균
	chitin	게·새우·가재 등 갑각류	면역력증가 (백혈구, 대식세포, T림프구활성화)
	protopectin	사과·감귤류 등 과실류	

비구조 물질 (수용성 식이섬유)	pectin	사과 · 감귤류 등 과실류	포만감, 배변
	mucilages	미역 · 다시마	
	guar gum	콩류 · 귀리 · 보리 · 호밀	포도당 흡수 지연
	해조 다당류	해조류	혈청cholesterol 저하
	합성 다당류	polydextrose · CMC · HPC	-

(2) 식이섬유의 역할

식품에 있는 섬유소는 소화효소에 의해 분해되지 않고 또 소화되지도 않는다. 그러나 모든 식이섬유가 완전히 소화되지 않고 그대로 분변으로 배설되는 것은 아니다. 일부의 수용성 식이섬유는 장내의 세균 특히 인체에 유익한 세균에 의해 분해되고 발효되는 경우가 많아 분변으로 배설되는 것이 줄어들게 된다.

식이섬유는 고분자 화합물로서 여러 가지 물리 · 화학적 · 생리적 역할을 수행하고 있다. 식이섬유는 수분을 함유하는 우수한 보수성保水性으로 분변량을 증가시키고, 장내 유해균을 억제하고 유익균을 증식시켜 장내세균총을 변화시키며, 연동운동을 촉진하고, 양이온과 결합하거나 교환, 유기화합물의 흡착, 젤gel 형성 등의 역할을 한다.

1) 소화기관에 미치는 영향

식이섬유가 소화기관을 통과할 때 여러 가지 영향을 끼쳐 다음과 같은 다양한 역할을 한다. 포만감을 느껴 과식을 억제하고, 소화관의 움직임을 활발하게 하며, 분변의 용적을 증가시키고, 내용물의 통과시간을 단축시키며, 장관내압과 복압을 내리고, 음식물의 소화흡수를 지연 혹은 저하시키며, 담즙산을 감소시키고, 장내세균 중 유익균을 증가시키고 유해균을 감소시킨다.

① 소장

수용성 식이섬유는 물에 용해되어 점성을 갖는 겔을 형성하여 영양소가 소화관 내에서 확산되는 것을 억제한다. 당분 흡수도 서서히 이루어져, 혈당 상승을 지연시킨다.

식이섬유는 소장에서 수분을 흡착하여 부피를 증가시키는 팽윤성을 갖는데, 수용성 식이섬유는 장내세균에 의해 분해되기도 하므로 분변 용량의 증가는 주로 불용성 식이섬유에 의한다.

식이섬유는 무기질과 결합하여 체내 흡수를 저해하는 양이온 교환 즉, 이온성 흡착작용이 있다. 또 콜레스테롤, 담즙산 등을 흡착하는 비이온성 흡착작용이 있어, 콜레스테롤을 저하시키고 담석증을 감소시키는 역할을 한다.

② 대장

수용성 식이섬유인 pectin이나 gum은 수분 보유와 gel 형성으로 위장의 공복을 지연시켜 만복감을 주고, 불용성인 cellulose는 소장 점막을 자극하여 음식 이동을 빠르게 촉진시킨다.

수용성 식이섬유인 pectin이나 glucomannan글루코만난, alginic acid알긴산 등은 대장의 점막을 보호하고 변을 부드럽게 해주고, 불용성 식이섬유인 lignin, hemicellulose, cellulose 등은 대장 점막을 자극하여 장의 연동운동을 촉진하고 대변의 용적을 증가시켜 장의 통과시간을 단축시켜 배변을 원활하게 해준다. 또 식이섬유는 다양한 유익균의 증식을 도와 장의 환경을 건강하게 해준다.

문명의 발달로 생활환경과 식생활이 윤택해지면서, 사람들은 납·카드뮴·비소 등 중금속을 비롯한 각종 독성물질과 합성화학물질이 체내에 축적되어 건강을 위협하고 있다. 집안의 각종 가구와 바닥, 벽지 등을 코팅하고 있는 각종 합성화학물질과 브롬화난 연제물질brominated flame retardants, 매니큐어를 비롯한 많은 화장품에 포함되어 있는 합성화학물질, 도료에 사용되는 중금속과 화학물질, 벽지·바닥재·건축재·필름·시트·용기 등 생활용품으로 광범위하게 사용되는 PVC 제품에 의해 노출되는 프탈레이트phthalate 등으로 인한 독성물질과 합성화학물질이 부지불식간에 우리 몸에 스며들어

환경호르몬과 독성물질로 작용하여 우리 몸을 교란시키고 건강에 적신호를 보내고 있다. 식이섬유는 이러한 물질들을 흡착시켜 분변으로 배출시키는 역할을 하는 것이다.

이온 교환 작용을 하여 유해물을 제거하고 고혈압을 방지한다. 즉, 음이온의 흡착으로 분변에 유해물을 함유하여 배설하고, 양이온의 흡착으로 Na^+과 Ca^{++}을 배설시킨다. 나트륨Na^+은 고혈압을 낮추는 역할을 하지만, 칼슘Ca^{++}은 보충하여야 한다. 만약 체질적으로 칼슘대사에 이상이 있어, 체내 칼슘이 축적되어 신장·방광·요로결석 등 돌이 잘 생기면 무기질의 섭취를 늘리면 어느 정도 완화될 수 있다.

위와 같은 식이섬유의 역할을 고려할 때, 만약 식이섬유가 결핍된 식사를 하면 여러 가지 다양한 결과를 초래할 수 있다. 우선 만복감이 줄어 그만큼 식사량이 증가한다. 또 식이섬유를 충분히 섭취하면 장운동이 촉진되어 음식물의 통과시간이 단축되면서 소장에서 영양소의 흡수가 줄어드는데 비해, 영양소의 흡수가 증가한다. 대장에서는 분변의 용적이 감소하고 연동운동이 저하되어 변비가 생기기 쉽고, 복압과 장관 내압이 상승하여 경우에 따라서는 복강 내의 혈류장애, 횡격막탈장, 장게실증腸憩室症의 빌미가 되기도 한다. 식이섬유의 부족은 대장 내 유해균의 증가를 유발하여 대사변화로 인한 알레르기를 유발하기 쉽고 발암물질의 생성이 증가되어 장용종polyp이나 대장암 발생의 원인이 되기도 한다. 한편으로 다양한 영양소의 흡수증가로 지방축적이 증가하면 비만, 고지혈증, 지방간, 심혈관계 질환의 위험이 커지게 된다.

2) 대사성질환에 미치는 영향

식이섬유의 섭취 부족은 대사 이상으로 비만이나 고지혈증, 담석, 당뇨병 등에 노출되기 쉽다. 식이섬유는 영양소의 흡수를 방해하므로, 저영양상태의 사람은 영양소의 개선이 있을 때까지 오히려 삼가는 것이 좋다. 그러나 대부분의 많은 사람들이 과영양상태에 있고, 이로 인해 비만이나 각종 대사질환에 시달리거나 노출될 위험에 빠져있는 실정이다.

① 고지혈증

포화지방산이나 콜레스테롤이 많은 육식을 많이 섭취하는 사람은 고지혈증이 생기기 쉬울 뿐만 아니라, 동맥경화·고혈압·허혈성 심장질환의 발생 원인이 되기 쉽다. 식이섬유는 우리가 섭취하는 음식물 중 지방흡수를 억제하기 때문에, 혈청 중성지방 triglyceride이나 콜레스테롤 cholesterol을 낮추는데 유효하다.

수용성 식이섬유인 pectin, gum, mucilage 등은 혈청 콜레스테롤 serum cholesterol치를 저하시키고 이밖에도 다양한 식이섬유들이 고지혈증을 예방하는 효과가 있다. 이들 수용성 식이섬유는 초산 acetate, 프로피온산 propionate, 젖산 lactate 등의 단쇄지방산으로 전환되어 간에서 콜레스테롤 합성을 감소시키고, 소장 내에서 담즙배설을 촉진시켜 콜레스테롤 흡수를 억제시키게 된다.

실험적으로도 현미, 율무, 보리 등의 통곡물과 청대콩, 검정콩, 녹두, 팥 등이 함유하고 있는 식이섬유는 혈청 콜레스테롤을 억제하는 결과를 나타내었다.

② 고혈압

채식 위주의 식사나 채식주의자, 또는 통곡물을 섭취하는 사람은 고혈압 발생빈도가 현저히 낮다. 이것은 식이섬유가 양이온을 교환하는 성질이 있기 때문이다. 즉, 식이섬유의 극성 분자가 장내의 양이온과 교환되는 것을 말하는데, 이것을 이온성 흡착작용이라고 한다.

식이섬유는 나트륨과 칼륨을 흡착하여, 칼륨은 소변으로 나트륨은 대변으로 배설을 촉진시킨다. 즉, Na/K 비율 ratio을 감소시켜 혈압을 저하시키게 된다.

③ 담석증

식이섬유는 담즙 중의 담즙산 bile salt의 재흡수를 억제하여 간장에서 담즙산의 생산을 활발하게 한다. 담즙산은 간장에서 콜레스테롤을 분해하여 만드는데, 담낭을 거쳐 장으로 분비하면 장내의 지방흡수를 돕는 역할을 하는 소화액이다. 담즙산은 소장에서 지방을 유화乳化시켜 지방흡수를 돕는 소화액인데, 이 역할을 한 뒤에 대부분 소장점막에서 재흡수되어 간장에 되돌아오는 장간순환腸肝循環을 한다.

그러나 식이섬유 특히 불용성 식이섬유인 lignin 등은 담즙산을 강하게 흡착하여 분변으로 배설하게 된다. 수용성 식이섬유인 pectin 등도 gel 형성에 의해 그 속에 담즙산을 포섭하여 소장점막에서 재흡수를 저하시킨다. 이렇게 담즙산을 분변으로 배설하는 양만큼 간에서는 콜레스테롤을 분해하여 다시 담즙산을 생산하여야 된다. 그러므로 식이섬유를 충분히 섭취하면 간에서 담즙산을 활발하게 생산하기 위해, 콜레스테롤을 그만큼 소비하게 되는 것이다. 또한 콜레스테롤이 감소하면 콜레스테롤 결정체 생성이 방지되어 담석 형성이 되지 않는다. 담석은 콜레스테롤석cholesterol stone, 혼합석mixed stone 및 담즙색소석pigment stone의 세 종류가 있는데, 식이섬유가 방지하는 담석은 콜레스테롤이 주성분인 콜레스테롤석이다.

④ 당뇨병

식이섬유를 충분히 섭취하면 혈당대사에 필요한 인슐린의 양을 줄이는 효과가 있다. 이러한 효과는 제1형인 인슐린 의존성 당뇨병과 제2형인 인슐린 비의존성 당뇨병 모두 해당된다. 특히, 표 2-19의 식물 세포벽의 구조물질이 아닌 수용성 식이섬유는 식후의 혈당상승을 억제하고 인슐린의 분비를 절약하는 작용을 한다.

특히 과일에 많이 들어있는 pectin이나 곡류에 많이 들어있는 guar gum과 같은 식이섬유는 식후의 혈당상승을 억제하여 인슐린의 분비를 줄이는 작용을 한다. 이러한 효과는 점성이 높을수록 커서 점성과 내당능력의 개선효과는 서로 상관관계가 있는 것으로 인정으로 인다. 이것은 점성이 높을수록 위에 체류하는 시간이 연장되어 당분의 흡수가 서서히 이루어져, 혈당과 인슐린분비가 낮아지는 것으로 설명하고 있다.

이에 비해 식물의 세포벽을 구성하는 불용해성 식이섬유는 장기간 섭취하여도 인슐린의 분비에는 영향을 주지 않지만, 췌장에서 분비되는 호르몬인 글루카곤glucagon의 분비를 저하시켜 혈당치는 낮추는 역할을 한다고 한다. 이와 같이 당뇨병의 예방하는 식이요법에 식이섬유는 꼭 필요한 영양소이다.

⑤ 무기질

식이섬유는 다른 영양소와 마찬가지로 무기질의 흡수도 억제한다. 특히, 생명력을 배양하는 다양한 영양소를 함유하고 있는 현미를 비롯한 통곡물에는 피트산phytic acid을 비롯한 다양한 식이섬유를 함유하고 있다. 식이섬유는 무기질과 결합하여 불용해성 물질을 만들어 무기질의 흡수를 방해한다. 이와 같이 탄수화물이나 지방은 식이섬유에 의해 긍정적인 역할을 하지만, 고식이섬유를 섭취하는 경우에는 무기질을 충분히 섭취하여야 한다. 따라서 무기질의 흡수를 돕는 비타민C와 단백질을 충분히 섭취하여야 한다.

이상에서 식이섬유의 작용을 요약하면 다음과 같다.
- 음식물의 소화관 통과시간을 단축시킨다.
- 소화관의 활동을 활발하게 한다.
- 식사 성분의 소화흡수를 지연시킨다. 특히 당질의 흡수를 지연시켜 식후 혈당을 낮추고 인슐린 분비를 줄여 당뇨병의 예방과 관리에 좋은 역할은 한다. 또 양이온을 흡착시켜 무기질의 흡수를 저하시키므로 식이섬유의 섭취에 비례해서 무기질의 섭취도 늘려야 한다.
- 수분을 흡수하여 분변의 용적을 증가시킨다.
- 분변의 배출을 도와 변비에 좋고, 장관내압腸管內壓과 복압腹壓의 상승을 방지한다.
- 장내 유익균이 증식되고 유해균이 억제된다.
- 각종 독성물질, 중금속, 합성화학물질을 흡착시켜 분변을 통해 체외로 배설시킨다.
- 장간순환enterohepatic circulation의 담즙산을 감소시켜 콜레스테롤을 감소시키고 담석증을 방지한다.

- 이온교환 작용으로 나트륨을 배설시켜 고혈압을 예방한다.

(3) 식이섬유와 암

1) 대장암

대장암은 유럽, 북미 등 비교적 경제적인 여유가 있고 잘사는 선진국에서는 발생빈도가 높고, 아시아, 남미, 아프리카 지역에서는 발생빈도가 낮다. 못사는 지역에서 선진국으로 이주해서 생활하면 그 지역의 대장암 발생빈도와 유사하게 나타난다고 한다. 이는 유전적이나 인종적 요인보다 환경 특히 식생활이 결정적으로 영향을 미친다는 것을 시사하는 것으로 생각된다.

우리나라도 과거에 비해 대장암 발생빈도가 많이 증가하였다. 2010년 보건복지부의 국민건강통계에서 발표한 우리나라 국민들의 에너지 섭취분율에 의하면 70년도에 탄수화물 80.8%, 지방 7.2%, 단백질 12.0%에서 2009년에는 탄수화물 68%, 지방 19%, 단백질 14.6%로 경제수준이 향상되면서 과거에 비해 지방섭취량이 2배 정도 증가하였다. 또 인스턴트나 가공식품이 늘어나면서 식이섬유의 섭취는 상대적으로 적게 섭취하고 있는 실정이다. 이로 인해 70년대까지도 드물었던 대장암이 1988년에는 전체 암 발생 중 5.8%, 1997년에는 8.8%, 2008년에는 12%를 넘어섰다. 통계청 보고에 의하면 위암, 폐암에 이어 대장암의 순으로 현재도 계속 증가 추세에 있다. 대장암은 우리 주위에 쉽게 볼 수 있는 아주 흔한 암이 되었다. 이러한 발생증가는 지방의 과잉섭취와 더불어, 식이섬유의 섭취 부족과 상호연관성을 가지고 대장암 발생에 영향을 미친다고 할 수 있다.

육식에 의한 지방섭취가 과다하면 대장 내의 유해균이 분비하는 독성 대사물질이 증가하고, 동시에 식이섬유의 섭취 부족을 초래하여 대장 내의 통과시간을 연장시켜 대장암 발생을 촉진하게 된다. 식이섬유는 암모니아의 질소를 이용하여 장내 유익균의 성장을 촉진하고, 암모니아의 분해가 촉진되어 발암물질의 생성을 감소시키는 역할을 한다. 이와는 달리 지방은 장내 유해균의 성장을 촉진하고 그만큼 유해물질이 증가하게 된다.

대장암은 장내세균의 변화에 의해 촉발되기도 한다. 대장 내에 유해균 특히, 대장균 균주가 많아지면 대장 내벽에 염증이 생기고, 이러한 현상이 장기간 반복되면서 암으로 이행하는 것이다. 수용성 식이섬유는 대장 내 유익균에 의해 발효되어 젖산lactate과 단쇄지방산short chain fatty acid이 생성된다. 단쇄지방산에는 초산acetate, 낙산butyrate, 프로피온산propionate 등이 있다. 단쇄지방산은 혈중 cholesterol을 낮추고, 대장의 운동을 촉진하며, 특히 낙산butyrate은 대장의 산도를 낮추고 대장세포에 에너지를 공급하여 장점막세포를 증가시키며, 종양생성을 억제하여 대장암을 예방한다. 이 밖에도 대장암 발생을 억제하는 다양한 식이섬유의 역할이 있을 것이다.

최근의 연구에 의하면 앞서 소개한 고혈압이나 당뇨병 이외에 여러 가지 자가면역성 질환에도 식이섬유가 좋은 효과를 나타낸다고 한다. 예를 들면 제1형 당뇨병, 류마티스 관절염, 크론병, 다발성 경화증 등의 다양한 자가면역성 질환들이 장내세균의 변화와 관련된다는 연구발표가 계속되고 있고, 또 현재 원인이 불확실한 많은 질환들이 장내세균과 관련될 수 있다는 보고도 있다. 향후 식이섬유와 장내세균과 관련된 다양한 연구가 활발하게 진행될 것으로 예상된다.

2) 유방암

유방암은 대장암과 마찬가지로 지방섭취의 증가에 따라 그 발생빈도가 증가한다. 유방암의 발생은 유전성 내지 가족력과 관련이 있고, 또 여성호르몬인 에스트로겐estrogen과도 밀접한 관련이 있다. 에스트로겐은 주로 난소의 난포세포와 황체에서 합성되는데, 임신 중에는 태반에서도 합성되고, 인체 내의 지방세포와 소량이지만 간·부신·가슴에서도 합성된다.

에스트로겐은 장간순환腸肝循環, enterohepatic circulation을 하는데, 장내의 식이섬유에는 에스트로겐이 장점막으로 흡수되어 간으로 유입되는 것을 방지하여, 대변으로 에스트로겐의 배출을 증가시킨다. 그 기전은 식이섬유가 β-glucuronidase의 활성을 저해하면 장내에서 에스트로겐의 탈포합수용성 유도체를 풀어 장점막에 흡수되도록 함이 감소하여 장점막으로 흡수되지 않고 대변으로 배설하게 된다. 유방암 환자들은 거의 대부분 에스트로겐 농도가 높은데, 식이섬유가 유방암 발생을 억제할 수 있을 것으로 인정하고 있다.

(4) 식이섬유의 권장량

2010년 보건복지부에서 발표한 우리나라의 식이섬유의 권장섭취량은 1일 남 25g, 여 20g이다. 일본은 우리나라와 같고, 미국의 식품의약품안전청FDA에서는 1일 20~35g을 권장하고 있다. 지방섭취가 많은 식습관에 대한 국가적인 조치로, 식이섬유의 권장량을 조금 높인 것으로 생각된다.

한국인 1일 평균 식이섬유 섭취량은 지방의 섭취량이 증가하면서 80년대에 감소하다가 90년대부터는 다시 조금 증가한 상태가 현재까지 지속되는 것으로 나타났다. 그러나 70년대 현재와 2000년대를 비교하면 지방은 2배 이상 섭취하는데 비해, 식이섬유는 오히려 더 적게 섭취하고 있다.표 2-20

표 2-20는 98년 이전의 자료를 확인할 수 없어 문헌에 인용된 것을 참고하였고, 이후 98~09년까지의 표 2-21은 조섬유crude fiver 값을 제시한 복지부의 국민건강영양조사 자료이다. 식이섬유는 일부 식품에 한해서만 함량 정보를 구할 수 있어서, 실제 섭취량에 비해 낮게 산출될 가능성을 보완하기 위해 조섬유 값을 제시하였다고 한다. 또 지방 1일 섭취량은 69~09년까지 모두 복지부의 국민건강영양조사 자료이다.

조섬유는 식품 및 사료의 일반 분석에서 뜨거운 1.25% 황산 및 NaOH 용액에 넣었을 때 용해되지 않는 유기성분을 나타낸다. 조섬유에는 셀룰로오스, 헤미셀룰로오스, 리그닌, 펜토산 등의 섬유로 구성되어 있다. 식이섬유의 함량은 식품의 종류에 따라 차이가 있지만, 조섬유의 3~5배로 간주되고 있다.

표 2-20 **한국인의 식이섬유와 지방의 섭취량 추이**

구분	1969	1973	1977	1980	1984	1987	1989	1991	1993	1995
식이섬유(g/일)	24.46	25.09	24.55	22.43	22.10	20.36	20.36	21.51	21.51	18.60
지방(g/일)	16.9	19.2	28.0	21.8	24.0	29.7	27.9	35.6	36.9	38.5
참고문헌	1)	1)	1)	1)	1)	2)	2)	2)	2)	3)

1) 이혜성 등 1994. 2) 이미경 등 1997. 3) 현화진 등 1999: 대전 성인 n=337

표 2-21 **한국인의 조섬유와 지방의 섭취량 추이**

구분	국민건강 영양조사					
	1998 (N=10,400)	2001 (n=9,668)	2005 (N=8,930)	2007 (n=4,071)	2008 (N=8,6310)	2009 (N=9,391)
	Mean± (S.E.)	Mean± (S.E.)	Mean± (S.E.)	Mean± (S.E.)	Mean± (S.E.)	Mean± (S.E.)
조섬유(g/일)	6.6(0.1)	6.9(0.1)	7.2(0.1)	6.3(0.1)	6.7(0.1)	6.6(0.1)
지방(g/일)	40.1(0.4)	41.7(0.5)	45.2(0.4)	37.9(0.6)	39.3(0.5)	40.5(0.5)

보건복지부 국민영양조사 2010

우리나라의 식습관이 지방과 단백질 섭취는 늘고 탄수화물은 줄어들면서, 음식문화가 거의 서구화되어 있는 상태이다. 가공식품과 외식, 지방섭취 증가에 의한 에너지 섭취가 늘면서, 비만을 비롯한 각종 대사질환, 암의 발생빈도가 점점 더 증가하고 있다. 우리나라 전통적인 식습관을 통해 곡류, 채소류, 콩류 위주의 섭취가 바람직하다. 특히 성인들은 식이섬유의 섭취를 충분히 하여야 한다.

그러나 성장기의 어린이, 임신부, 수유부, 소화기능이 저하된 노인, 노약자, 병후조리 등 영양소를 충분히 공급해야 할 필요가 있는 경우는 양질의 단백질과 균형 있는 영양소 공급에 신경을 써야하고, 지나친 식이섬유는 영양소의 흡수를 방해하므로 주의를 해야 한다.

CHAPTER 03 영양결핍과 과잉

01 영양결핍

영양결핍을 유발하는 원인은 크게 세 가지로 나눌 수 있다. 첫째, 빈곤이나 무지 또는 편식 등으로 인해 필수 영양소의 섭취가 부족한 경우이다. 둘째, 임신이나 수유 또는 유·소아·청소년기의 성장과 발육에 생리적인 요구량이 증가하는 경우이다. 셋째, 감염 발열 외상 등으로 영양소의 요구량이 증가하면서 대사소실이 많거나, 당뇨병이나 갑상선기능항진으로 영양대사의 변화가 발생하거나, 신증후군 등으로 영양소의 소실이 있는 경우이다. 이밖에도 만성적인 소화기질환으로 음식의 소화 흡수가 불량하거나, 잘못된 식사습관이나 조리방법, 편식, 음주과도 등으로도 영양결핍이 발생할 수 있다.

따라서 영양결핍환자는 몇 가지를 고려하여 관찰하여야 한다. 먼저 편식이나 음주, 생활습관 등을 확인하여 영양섭취에 문제가 있는지를 고려해야 한다. 또한 영양결핍질환은 종종 여러 가지 영양소가 복합적인 경우가 많다. 임상에서 한 종류의 영양소가 결핍되어 있으면 다른 영양소의 결핍이 함께 동반되어 있는지 확인하여야 한다. 다음으로 영양결핍 외에 다른 질병을 앓고 있는지 살펴야 한다. 영양결핍은 흔히 위장질환, 소모성질환 등 각종 질병에 속발될 수 있기 때문이다. 마지막으로 집단사회에서 영양결핍이 일어나는 경우가 많다. 즉 획일적이거나 비위생적인 급식에서 특정성분의 결핍이 발생할 수 있기 때문이다.

탄수화물, 단백질, 지방, 비타민 A, B, C, D, E, K 등, B에는 B_1, B_2, B_6, B_{12}, niacin, pantothenic acid, biotin, 엽산 등, 무기염류Na, K, Mg, Ca, P, Fe, S, Cl, Zn, Cu, Mn, Co 등 및 물water의 6대 영양소는 생장, 발육, 활동 등 체내 대사과정에 필요한데, 대부분 음식물을 통해 공급해야 하고, 혹 체내의 대사과정을 통하여 얻어질 수도 있다.

2010년 보건복지부에서 조사한 우리나라 사람들의 영양소별 섭취 부족에 대한 조사에 의하면 칼슘, 비타민C, 비타민 B_2리보플라빈, 비타민A, 티아민, 지방, 철분, 나이아신비타민 B_3의 단백질, 인의 순으로 발표하였다.

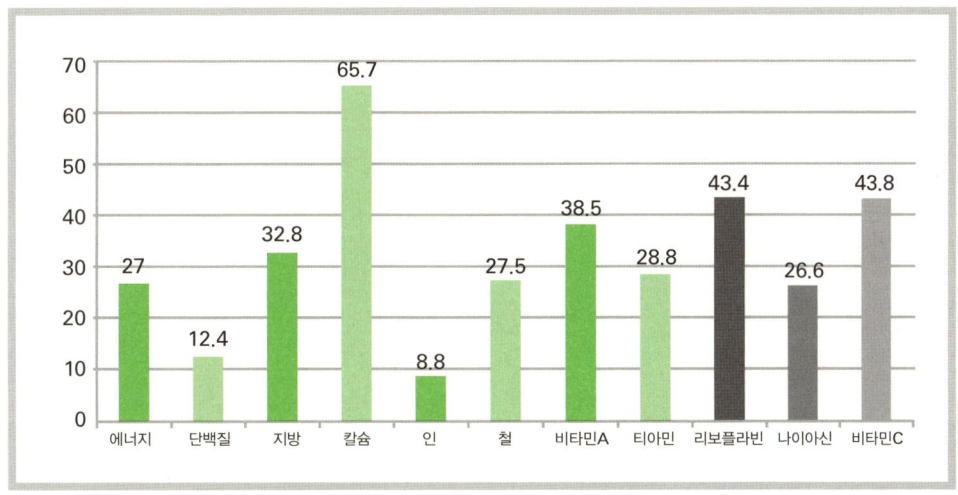

그림 2-19 **영양소별 섭취기준 미만 추이(%)**

각각의 영양소에 대해서는 CHAPTER 02에서 자세히 언급하였으므로, 보건복지부에서 발표한 우리나라 국민들이 섭취 부족한 10가지 영양소 중 3대 영양소인 지방과 단백질을 제외한 나머지 8가지 영양소를 순서대로 간단히 소개하면 다음과 같다.

(1) 칼슘

1) 칼슘섭취

칼슘은 근육의 이완과 수축, 신경전달, 혈액응고 등의 생리과정에 필요하고 또 뼈를 구성하는 중요한 영양소이다. 칼슘이 많은 음식은 각종 육류와 생선뼈, 우유, 치즈, 달걀 등에 많고 식물성식품으로는 콩류, 브로콜리·케일·배추 등의 짙푸른 채소, 해조류 등이 칼슘을 많이 함유하고 있다. 칼슘은 염분섭취량이 많아도 체외로 배출하므로 음식을 싱겁게 먹어야 하고, 운동부족이나 음주, 흡연도 칼슘부족의 원인이 될 수 있다.

만성적인 칼슘섭취로 골다공증이 있으면 음식을 싱겁게 먹고, 또 비타민 D도 신경을 써야 한다. 나트륨의 과다섭취는 골조직의 칼슘을 빠져나오게 하고, 비타민 D는 칼슘이 골질骨質에 침착하도록 하기 때문이다. 비타민 D는 2회/주, 1회 20분 정도의 일광욕을 하면 충분한 양을 합성하게 된다.

2) 운동

만성적인 칼슘섭취 부족은 근육과 뼈를 약화시켜 골밀도를 떨어뜨려 골다공증을 유발하게 된다. 따라서 칼슘섭취는 물론 운동도 병행해야 한다. 적절한 유산소운동과 스트레칭을 하여야 한다. 운동은 심폐기능을 강화하고 체지방을 줄이며 골밀도를 유지시켜 준다. 또 운동은 유산소운동뿐만 아니라 근력운동을 병행하면 더욱 좋다. 운동 강도는 나이가 들수록 60%를 넘지 않게 천천히 여유 있게 그리고 할 수 있으면 60~90분을 하면 더욱 좋다. 계속적인 운동은 심장순환기계, 호흡기계, 비만 등에 좋은 보약이 되고 정신적인 피로를 풀어주고 심리적인 안정감과 자신감을 가져준다.

(2) 비타민 C

한국인의 하루 평균 비타민 C 섭취량은 175㎎으로 권장섭취량성인 100㎎보다 많이 섭취하고 있지만 섭취기준에 미달하는 경우도 40%를 상회하는 실정이다. 스트레스가 많은 현대인들은 1일 권장섭취량보다는 좀 더 많이 먹는 것이 도움이 되겠지만 하루 1,000㎎을 넘지 않는 것이 바람직하다. 비타민 C의 과다섭취는 철 흡수를 촉진하여 철 과다증이 유발될 수도 있고 구리의 체내 흡수를 방해할 수 있다.

수용성인 비타민 C는 항抗괴혈병anti-scurvy에서 유래한 아스코르빈산ascorbic acid이라고도 한다. 비타민 C는 세포의 산화와 활성산소를 억제하여 노화를 지연시키는 항산화작용이 있다.

또한 비타민 C는 콜라겐 형성에 관여하여 피부와 잇몸의 건강을 지켜주고, 손상되고 상처 난 피부의 재생을 촉진하며, 자외선으로부터 피부를 보호하여 멜라닌 색소의 침착을 억제한다. 이와 같이 비타민 C는 멜라닌 생성을 억제하고 콜라겐 생성을 도와 피부의 기미 주근깨 잡티예방에 좋고, 피부의 탄력을 유지하는데도 도움이 된다.

이밖에도 비타민 C는 철 흡수·아미노산·콜레스테롤 등의 대사에 관여하고, 신경물질인 도파민·노르에피네프린·트립토판의 합성과 세로토닌·노르아드레날린의 생산에도 관여하고, 산화 스트레스와 관련된 혈관 기능 장애를 회복시키며, 혈관이완과 혈소판 응집 억제 역할을 하는 혈관내피세포의 프로스타글란딘 생성을 증가시키는 역할을 하며, 동맥경화를 유발하는 LDL 콜레스테롤과 심장의 관상동맥질환을 감소시킨다는 보고도 있다. 그러나 임신부가 비타민 C를 과량 복용하면 태아가 출생 후 비타민 의존증을 나타내어, 비타민 C를 공급하지 않으면 괴혈병 증세가 나타날 수도 있다.

비타민 C는 수용성이므로, 필요량을 초과하면 소변으로 배출된다. 비타민 C는 복용 후 6시간이 지나면 몸 밖으로 배출되므로 하루에 2~3차례 나누어 섭취하는 것이 효과적이다. 비타민 C의 요구량은 흡연, 음주, 운동, 불포화지방산의 섭취량 등에 영향을 받는다. 담배를 피우면 비타민 C의 흡수율이 낮고 교체율은 높다. 흡연자와 음주자는 혈청 내 비타민 C 농도가 대체적으로 낮다. 비타민 C의 주원료인 아스코르빈산은 물에 녹으면 강한 산성을 띠기 때문에, 아스코르빈산이 상처에 닿으면 상처가 깊어지고 피가 난다. 또 공복에 먹으면 속이 쓰릴 수 있으므로 식후에 먹는 것이 좋다.

비타민 C의 함유량$_{mg/100g}$이 많은 식품으로는 말린 붉은고추$_{220}$, 파프리카$_{162}$, 파슬리$_{150}$, 케일$_{146}$, 붉은 피망$_{191}$, 녹색피망$_{53}$, 풋대추$_{99}$, 딸기$_{99}$, 풋고추$_{92}$, 고춧잎$_{81}$, 딸기$_{70}$, 갓$_{70}$, 브로콜리$_{67}$, 시금치$_{65}$, 무청$_{62}$ 등이 있으며 이밖에도 각종 야채와 과일에는 비타민 C를 함유하고 있다.

(3) 비타민 B$_2$(riboflavin)

비타민 B$_2$는 우리나라 식생활에서 흔히 부족하기 쉬운 영양소이다. Vitamin B$_2$는 광선과 열에 약하고 술·피임약 등에 요구량이 증가한다. Vitamin B$_2$는 체내에 저장되지 않고 대부분 riboflavin 형태나 산화대사물 형태로 소변으로 배설되는데, 소량은 담즙과 땀을 통해 배설된다.

Riboflavin이 결핍된 식사 즉, 1일 권장량인 1.2~1.5mg의 1/4을 2개월 정도 섭취하면 결핍증상이 나타난다. 초기 증상은 구각염$_{입의\ 가장자리가\ 찢어짐}$, 설염 등이 나타나고 계속되면 구순염, 피부염, 안구건조, 빈혈 등이 나타나고 성장기의 어린이는 성장이 지연된다.

비타민 B$_2$의 필요량은 개개인의 에너지 대사량에 따라 다르며, 우리나라 성인의 1일 권장섭취량은 남자 1.5㎎, 여자 1.2㎎이다. 표 2-03

비타민 B$_2$가 식품에는 동물의 간, 쇠고기, 돼지고기, 분유, 치즈, 달걀, 팥, 검정콩, 양송이, 고등어, 버섯, 시금치 등에 풍부하게 들어있다. 표 2-12

(4) 비타민 A

비타민 A는 시력 유지, 신체의 저항력 강화, 생체막 조직의 구조와 기능 조절을 하고 또 영양소이다. 신체의 모든 점막에서 이루어지는 여러 가지 화학작용에 관여한다. 비타민 A가 부족하면 시력의 약화, 야맹증, 각막의 연화, 점막의 건조 등을 일으킨다. 또 비타민 A를 과잉섭취하면 식욕부진, 체중감소, 흥분, 경도의 발열증상, 피부질환, 탈모, 뼈의 변화 등이 보고되고 있다.

비타민 A는 동물성 식품과 식물성 식품으로 섭취할 수 있다. 비타민 A는 동물의 간에 많이 함유되어 있으며 육류, 계란, 유제품, 어패류 등에 많이 함유되어 있다. 식물성 식품으로 녹황색 채소, 귤, 당근, 호박, 고구마, 김, 붉은 고추 등에 많이 함유하고 있는 카로틴carotin, carotene은 비타민 A의 전구체인 카로티노이드carotinoid의 형태로 들어 있다. 카로티노이드는 과일과 채소의 붉은색, 녹황색, 노란색, 오렌지색을 내는 색소이다.

식물성 식품에 함유하고 있는 카로틴은 동물성 비타민 A에 비해 1/3 정도의 효과를 나타낸다. 한국인 성인의 1일 권장섭취량은 남자 750μgRE, 여자 650μgRE이다. 표 2-03

(5) 티아민(thiamin, 비타민 B₁)

티아민은 비타민 B 복합체 중, 순수한 형태로 얻어진 최초의 비타민이기 때문에 비타민 B₁이라고 명명하였다. 비타민 B₁은 유황을 함유하고 있어 '황+비타민' 즉, 'thio+vitamin'이라는 의미의 thiamin이라는 화학명이 붙여졌다. 티아민은 쌀겨·배아胚芽·효모 등에 많이 함유되어 있지만, 도정하여 쌀겨를 제거한 쌀을 주식으로 하는 아시아인에게 결핍되기 쉽다.

비타민 B₁은 열과 산성용액에는 비교적 안정성이 있지만 알칼리용액에서 가열하면 바로 파괴된다. 또 물에 잘 용해되기 때문에 조리시의 세척과 침수 등에 의해 손실을 초래한다. 어패류나 담수어에도 thiaminase라는 효소가 있어 티아민을 파괴하기 때문에, 날생선이나 조개를 먹을 때에는 비타민 B_1을 보충하거나 혹은 익혀 먹어야 한다.

성인의 체내 티아민 총량은 약 30mg이며, 이 중 약 50%는 골격근에 함유되어 있고 나머지는 뇌·간·심장·신장 등에 분포되어 있다. 체내 총 비타민 B_1의 80%는 티아민의 조효소 형태인 티아민 피로인산thiamin pyrophosphate, TPP으로 존재하며 탄수화물 대사를 비롯한 에너지 대사에 참여한다. 티아민의 반감기는 9~18일 정도로 추정하고 있고, 체내에 저장되지 않으며 과량섭취하면 주로 소변을 통해 배설된다.

알코올은 티아민의 흡수를 감소시키고 배설은 증가시키므로 상습적인 음주자나 알코올 중독자, 혈액투석을 하는 신부전증 환자, 대사항진 환자들은 비타민 B_1 결핍이 되기 쉽다. 티아민 결핍이 경미할 때는 불안, 초조, 두통, 피로, 식욕 부진, 체중 감소 등이 나타난다.

비타민 B_1이 심각하게 결핍되면 각기脚氣, 신경염 증세, 심장기능 장애 등을 일으키고, 영아의 경우 심장마비를 일으킬 수 있다. 신경계, 심장순환계에 이상을 초래하는 각기병脚氣, beriberi은 건성과 습성이 있다. 건성 각기병은 다발성 신경염에 의한 말초신경계의 이상으로 감각, 운동 및 반사 기능에 장애가 나타난다. 또한 습성 각기병은 부종과 심부전이 나타나며 감염에 의해 증상이 심화된다.

우리나라 성인 비타민 B_1의 1일 권장섭취량은 남자 1.2mg, 여자 1.1mg이다.표 2-03 티아민이 함유된 식품은 매우 많으나 함량은 비교적 낮다. 비타민 B_1 급원식품으로는 맥주 효모, 돼지고기, 땅콩을 비롯한 콩류, 곡류 등이 있다.표 2-12 그러나 우유, 유제품, 채소 등은 비타민 B_1 함량이 매우 낮다. 티아민은 pH8 이상일 때 쉽게 파괴되며, 고온에서도 파괴되어 육류에 열을 가하여 조리할 때 25~85%가 손실되므로 유의하여야 한다.

(6) 철분(iron, Fe)

철분은 산소의 운반과 세포호흡의 생리과정에서 꼭 필요한 무기질이다. 철분의 약 70%는 적혈구의 혈색소hemoglobin, Hb에, 나머지 극히 일부는 근육 내에 마이오글로빈myoglobin의 성분을 이루어 세포호흡을 돕고, 나머지의 약 30%는 간장·비장·골수의 세망내피계reticulo-endothelial system, RES에 ferritin과 hemosiderin형태의 저장철 200~1,000mg로 저장되어 조혈과정에 사용된다.

식품중의 철분은 heme철과 non-heme철로 분류된다. 동물성 식품에 들어있는 헴철은 흡수율이 높고 식물성 식품에 들어있는 비헴철은 낮다. 각종 육류와 간, 생선 등에 함유되어 있는 헴철은 흡수율이 약 40%인데 비해, 채소나 곡류 등 식물성 식품에 들어있는 비헴철은 흡수율이 나쁘다.

체내 총 철분의 양은 철분의 흡수단계에서 조절된다. 장기간의 철분섭취 부족이나 만성적인 출혈로 인해 저장철이 소모되고 혈액 중의 혈색소hemoglobin, Hb량이 감소하면 철결핍성 빈혈을 일으킨다. 철결핍성 빈혈은 세계적으로도 가장 흔한 빈혈이고, 우리나라의 여성 중 10~15%가 철결핍성 빈혈이라고 한다. 성인의 경우 생리적 철손실량이 1일 1mg이고, 가임여성은 생리혈로 1일 0.5mg의 손실과 임신·수유부는 생리혈의 손실은 없으나 태아와 수유에 의한 필요량이 증가하여 1일 1.2mg의 철분을 추가하여야 한다. 또 일반적인 식단에서 철분의 흡수율은 약 10% 정도이다. 따라서 한국인 섭취 권장량은 한국인 성인 남자는 1일 10mg, 가임기 여자는 14~17mg, 임신·수유부는 25mg정도를 권장하고 있다.표.2-03

철분의 급원식품은 각종 돼지고기·쇠고기 등 육류, 팥·청국장 등 두류에 많이 함유되어 있고, 시금치·무청·쑥갓·미나리 등 녹황색 채소, 복숭아·살구·포도·무화과 등 과일류와 채소, 곡류 등에도 소량의 철분을 함유하고 있다.

(7) 나이아신(vitamin B₃)

나이아신은 조효소인 NAD와 NADP의 구성성분이 되어 인체 내에서 이루어지는 다양한 화학반응과 각종 대사과정에 관여한다. NAD와 NADP는 에너지 생산에 중요한 역할을 한다. 탄수화물·단백질·지방 대사, 성호르몬과 부신호르몬을 포함한 많은 인체 화합물들의 생성을 촉진하고 세포호흡에도 관여한다. 또한 트립토판 tryptophan이 나이아신의 전구체이기 때문에 단백질에 들어 있는 필수 아미노산인 트립토판 60mg이 체내에서 나이아신 1mg으로 전환된다.

나이아신이 결핍되면 펠라그라pellagra병, 색소침착, 두통, 불면, 우울증 등을 일으키고, 어린이는 성장을 지연시킨다. 펠라그라병은 피부, 소화기관, 중추신경계에 이상을 초래한다. 피부가 광선에 노출되면 화상을 입은 것 같은 심각한 염증과 구강·위·장점막에 이상을 초래하여 소화장애와 설사를 동반하고, 또 불면증 현기증 의기소침 등의 증상을 나타내고 심하면 정신착란이나 지능저하 등의 중추신경계 증상을 일으키기도 한다.

나이아신을 많이 함유하고 있는 식품은 돼지고기, 쇠고기 등의 육류와 동물의 간, 참치 등의 어류, 콩류, 땅콩, 현미 등이다. 표 2-12

(8) 인

인은 칼슘 다음으로 인체 내에 많이 함유되어 있는 무기질이다. 인은 칼슘과 체내에서 기능과 대사적으로 밀접한 관계를 맺고 있어서 칼슘과 비슷한 수준의 양을 섭취하도록 권장하고 있다. 일반적인 보통의 식사를 하는 경우 인의 결핍은 잘 일어나지 않는다. 인의 섭취는 부족해도 뼈를 약화시키지만, 넘쳐도 뼈를 약하게 하므로 과잉섭취를 경계하여야 한다.

생물체에게 아주 중요한 핵산은 유기인산화합물에 속한다. 인지질, 인단백질, 당인산에스테르 또는 ATP를 함유한 각종 인산에스테르ester는 생화학적으로 중요한 역할을 하며, 그 종류가 아주 많다. 음식물에서 소화·흡수될 때 무기형태의 인산으로 흡수되고 신체 내에서 다시 인산화합물로 합성된다.

체내에 있는 대부분의 인은 인산칼슘의 형태로 골격과 치아조직을 형성하여 뼈를 견고하게 해준다. 그러나 칼슘과 인의 섭취 비율이 적절하지 못하면 뼈가 약해져서 골절을 쉽게 일으킨다. 칼슘과 인의 비율은 1 : 1이 가장 이상적이고, 칼슘의 섭취가 충분한 것을 전제하면 1 : 2의 범위도 무방하다.

한국인의 인 권장섭취량은 1일 700~1,000mg이다. 우리가 일반적인 식사에서 섭취하는 인의 양은 1.2~1.3g/일 정도이다. 그러나 인의 섭취가 2~3g을 초과하면 칼슘 평형에 이상을 초래하여 골격의 강도가 약해진다. 인의 함량이 많은 각종 가공식품을 남용하거나, 무분별하게 탄산음료를 섭취한다면 뼈도 점점 약해지게 된다.

02 영양과잉

우리나라의 경우 과거에는 영양부족에 대한 문제가 심각하였으나, 오늘날에는 영양결핍보다 과다섭취로 인한 각종 대사질환이 더욱 문제가 되고 있다. 2012년 7월 보건복지부에서 보도 자료를 통해 영양개선에서 영양관리로 정책 패러다임을 전환한다고 발표하였다. 과거의 영양결핍에서 벗어나 오히려 영양과다로 인한 사회적 문제가 계속 증가하고 있기 때문이다. 우리나라 성인 비만율이 30.8%에 이르고, 나트륨 섭취가 충분섭취량1500mg/일의 3.4배를 초과하고, 65%의 인구가 칼슘700~1,000mg/일 섭취가 부족하다고 발표하는 등 영양과잉과 영양섭취의 불균형으로 인해 식생활의 문제가 심각한 상태이다.

이에 따라 보건복지부는 제1차 2012~2016 국민영양관리 기본계획을 발표하였다. 이 계획은 만성질환 예방을 위한 건강 식생활 실천과 영양불균형 및 그 격차 해소 등을 위한 방안이다. 건강식생활을 실천하기 위한 환경조성과 교육·홍보하고, 생애주기 임산부·영유아, 어린이·청소년, 성인, 노인별 영양관리를 지원하고, 행정력을 통해 이에 대한 각종 기반조성을 한다고 하였다.

우리나라 국민의 10%가 영양섭취가 부족한데 비하여, 에너지·지방을 과잉 섭취하는 인구는 최근 들어 계속 증가하는 추세에 있다. 그림 2-21에서 보는 바와 같이, 1998년 이후 비만 유병률이 계속 증가하여 2010년에는 체질량지수 BMI가 25를 초과하는 성인의 비만인구가 남자는 1/3을 넘어섰고 여자는 1/4로 나타났다고 보건복지부에서 보고하였다. 그림 2-20

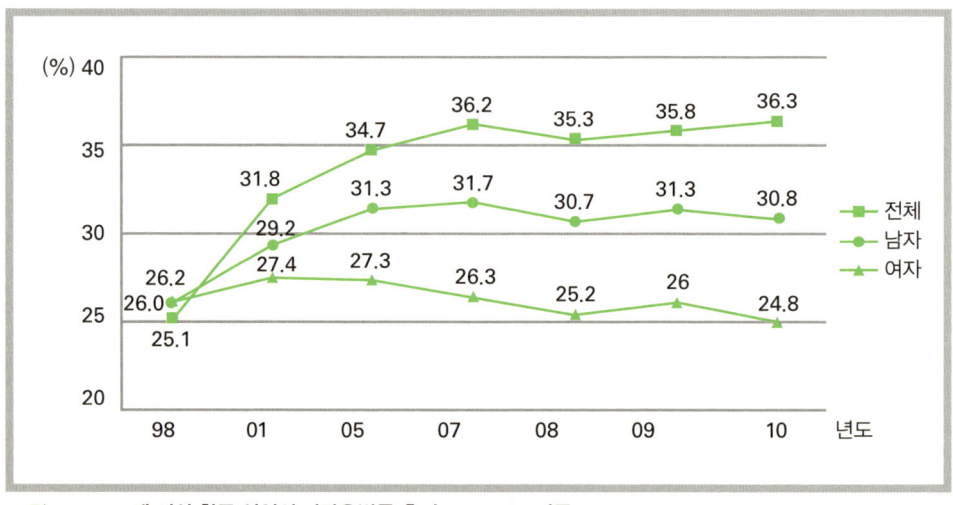

그림 2-20 **19세 이상 한국 성인의 비만유병률 추이: BMI : 25기준**

영양과다는 신체가 필요로 하는 에너지를 훨씬 초과하는 에너지나 혹은 편식 등으로 특정 영양소를 과잉 섭취하여 발생한다. 다시 말하면 섭취한 음식물이 체내의 대사에 이용되는 영양소의 양보다 과잉상태거나 혹은 특정 영양소의 과잉공급으로 축적된 상태를 말한다. 장기간 지속되는 에너지 과잉섭취의 주요 병리현상은 비만증이다. 비만증은 체내에 지방이 과잉 축적되어 각종 성인병을 위시한 대사질환에 합병되기 쉽다. 또 에너지의 과잉섭취가 아니라도, 편식에 의해 특정 영양소가 축적되거나 혹은 그 영양소의 대사과정에 의한 2차적인 합병증을 일으킬 수도 있다.

체질량지수 body mass index, BMI는 과체중과 비만을 평가하는 통상적인 방법으로 체중$_{kg}$/신장$_{cm^2}$이다. 저체중은 18.5 미만이고, 정상은 18.5~22.9이며, 과체중은 23.0 초과이고 과체중 중에서 23.0~24.9는 위험체중이고, 25.0~29.9는 1단계 비만, 30.0 이상일 때 2단계 비만인데 2단계 비만 중 30~40은 고도비만, 41 이상은 초고도비만으로 분류된다. 이러한 기준은 WHO에서 제시한 아시아-태평양 지역의 지침으로서, 서양인에 비해 신체조건, 환경 등의 차이로 좀 더 낮게 기준한 것이다.

그러나 성장기에는 신장의 영향을 많이 받으므로 BMI에 의한 비만판정에 오차가 크고, 또 평소 꾸준한 운동으로 근육양이 많고 체지방이 작은 건강체의 경우에도 과체중 판정이 나오기도 한다. 이 경우에는 허리와 엉덩이 둘레의 비율, 피부두께 복벽두께 등과 함께 체지방을 검사하여 종합적으로 판정하여야 한다. 체지방은 남자 15~18%, 여자 20~25%가 정상인데, 만약 남자 25% 초과, 여자 30% 초과하면 비만으로 판정하고 정상과 비만의 사이는 경계역이 된다.

일반적으로 성인은 체질량지수가 정상보다 높을수록 고지혈증이나 고혈압, 심장병, 당뇨병 등의 발생위험이 점점 더 증가하게 된다. 비만증은 체지방 복부지방 내장지방이 과잉으로 축적된 상태이다. 비만은 혈중 콜레스테롤 cholesterol과 중성지방 triglyceride이 증가하고, 혈당상승, 혈고인슐린혈증, 혈내당능 저하 등을 일으키기 쉬워, 그만큼 각종 대사이상에 노출되기 쉽다. 또 이러한 이유로 비만증은 동맥경화, 고혈압, 심장병, 뇌졸중, 당뇨병 등 각종 대사이상에 합병되기 쉬운 몸 상태에 놓이는 것이다.

이 외에도 편식이나 잘못된 식습관에 의한 영양과잉으로는 지용성 비타민 A, D 및 E 과다증, 염분섭취의 과다 즉, 짜게 먹는 식습관으로 인한 고혈압, 육식에 의한 푸린체purine bodies 과다섭취, 상습적인 알코올로 인한 요산 생성의 과잉에 인한 통풍 등에 노출될 수 있다. 동물의 간, 불고기, 베이컨, 건어물, 콩, 버섯 등에 많은 푸린체는 핵산DNA, RNA과 아데노신3인산ATP의 구성성분이지만 분해되면 요산을 과잉으로 생산하여 통풍을 일으킨다. 이밖에 영양소의 과다섭취에 의한 병리현상은 각각의 항에서 자세히 소개하였으므로 여기서는 생략한다.

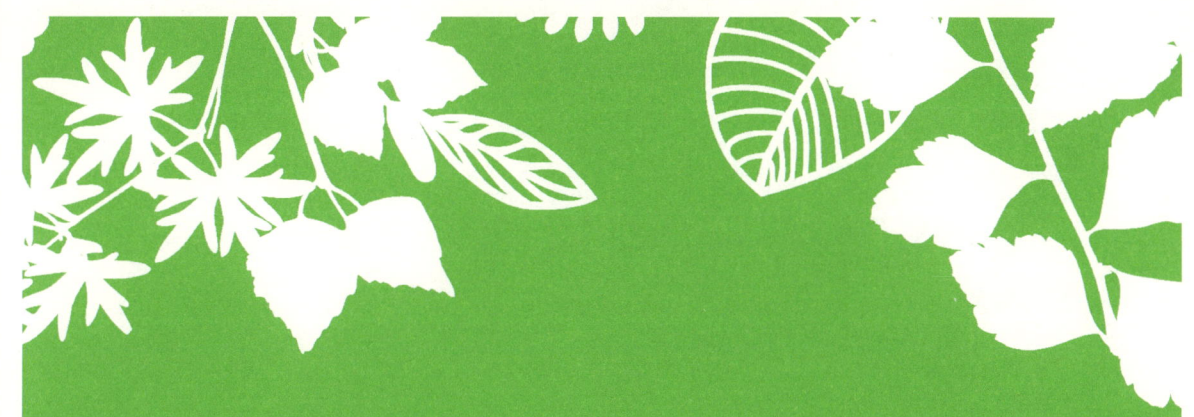

PART 03
생의 주기와 영양

인간의 성장은 태아의 단계와 출생부터 사망에 이르는 두 가지 단계로 나눌 수 있다.
또 출생 후 성장에 필요한 기간과 수명은 동물의 종마다 다르지만 포유동물의 경과와 비슷하다고 한다.
일반적으로 포유동물의 경우 평균수명은 성장에 필요한 기간의 4~5배이고, 한계수명은 5~6배 정도에 이른다고
한다. 인간의 성장은 여러 가지가 복합적으로 조화를 이루면서 진행되기 때문에,
성장속도와 시기는 다양한 변수에 의해 결정한다. 그러나 인간의 성장에 필요한 기간을 17~20년이라고 가정하면
평균수명은 약 80세, 한계수명은 120세까지 이를 수 있을 것으로 추정할 수 있다.
생의 주기는 태아를 거쳐 영아기, 유아기, 아동·청소년기(학령기·사춘기), 성인기,
노년기로 나눌 수 있다. 영아기는 1세까지, 유아기는 1~6세, 아동기는 7~12세, 청소년기는 13~18세,
성인기는 18세 이후 19세부터, 노년기는 견해에 따라 차이가 있지만 사회통념상 흔히 66세부터 노인이라 한다.
이러한 생의 주기에 따라 각각의 신체적인 특징에 적합한 영양과 섭생이 필요하다.

임신부(姙娠婦)의 영양

01 임신과 태아

임신과 출산은 결혼생활의 지극히 정상적인 과정이며, 여성에 부여된 권리이고 책임이다. 이상적인 2세를 갖기 위해서는 유전인자의 결함·감염·영양결핍 등의 환경장애가 없어야 할 뿐 아니라, 40주간의 임신기간에는 정신적·육체적 건강관리가 반드시 필요하다. 임신기간을 흔히 10개월 또는 40주280일로 계산하는데, 이는 임신부의 최종 월경일에서 계산한 것이며, 실제 배란일로부터는 38주266일가 된다. 표 3-01은 임신기간 중, 태아의 성장을 나타내는 발달단계이다.

표 3-01 **태아의 발달단계**

시기	특징
발아기 : 수정 후 2주	수정란의 착상, 배아로 성장
배아기 : 임신 2~8주	세포의 급속한 분열 및 신체기관과 구조가 형성
태아전기(임신중기) : 임신 9~24주	좀 더 정교한 신체구조와 혈관망, 뇌의 발달
태아후기(임신말기) : 임신 25~40주	세포증가, 체격증가, 빛과 소리에 반응, 출산준비

(1) 임신기간

1) 발아기

정자와 난자가 결합한 수정란이 자궁벽에 착상하는 2주까지의 기간을 발아기 또는 정착기라 한다. 수정란은 급격히 세포분열을 하여 2일에는 4개, 3일에는 32개, 7일에는 100~150개 세포로 분열한다. 수정란은 3~4일경에 난관을 거쳐 자궁에 도달하여

자궁벽에 착상하여 배아로 성장하기 시작한다. 그러나 착상에 실패하는 경우가 많고, 착상을 하더라도 1~2%는 자궁벽에 하지 못하고, 난소·난관·자궁경부·자궁각에 착상하는데, 이것을 자궁외임신이라고 한다.

2) 배아기

배아기는 임신 1단계인 발아기를 거쳐, 2단계인 임신 2~8주까지를 말한다. 배아기는 성장률이 가장 높은 시기이고, 이 기간에 태아의 신체 기관과 구조가 형성된다. 이 시기에 기형이 나타날 가능성이 높으므로 각별히 주의하여야 한다.

3) 태아전기

태아기는 임신 후 9~40주 기간을 거쳐 출생할 때까지의 기간으로, 태아전기는 임신 중기에 해당된다. 태아전기는 임신 후 첫 3개월간 임신 9~24주으로, 이 시기에는 성장이 매우 빠르게 진행한다. 배아기에 형성된 여러 기관이나 신체구조가 좀 더 정교해져서 혈관에 의해 연결되고, 뇌의 크기가 급격하게 커지게 된다. 임신 5개월 말경에는 신경세포가 완성되어 장차 뇌 성숙을 위한 기초가 되고, 태아의 반사운동이 일어난다. 이러한 반사운동은 머리에서 점차 아래쪽으로 확대되는데, 자극을 피하여 움직이는 도피반응과 입을 벌리고 삼키는 것과 같은 생존보호 반응이 일어난다.

4) 태아후기

태아후기는 임신 7개월에서 분만 전 임신 25~40주까지로, 임신말기에 해당되는 시기이다. 체격이 급격히 커지면서, 출생을 대비하는 시기이다. 신체의 세포 수 특히 지방 세포수가 증가하면서 주름이 펴지고, 살이 찌고, 움직임이 더욱 활발해진다. 자극에 놀라는 반사를 하며 빛과 소리에 예민하게 반응한다. 꿈틀거리는 동작은 출생 전 3~4개월에 활발하다가, 출생시기가 가까워오면서 감소하는 경향을 나타낸다. 분만직후에는 태반의 기능이 종료된다.

(2) 임신과 영양

1) 영양섭취

태아는 성장발달에 필요한 모든 영양을 모체에 의존하여 태반을 통해 공급받으므로 적절한 식이를 하여야 한다. 또한 임신을 유지하고 유방과 유선의 발달에 필요한 충분한 영양소가 필요하고, 분만과 수유에 필요한 에너지도 임신 중에 비축해두어야 할 뿐 아니라 출산 후 모유에 부족한 영양소를 태아 체내에 저장하여야 한다.

표 2-03에서 보듯이 임신 2분기에 해당하는 임신중기에는 에너지 섭취량 340kcal을, 3분기인 임신말기에는 450kcal을 추가로 섭취하여야 한다. 이뿐 아니라 단백질을 비롯한 거의 모든 6대 영양소의 섭취량을 늘려야 한다.

2) 입덧, 임신중독, 빈혈

임신 중에는 입덧, 임신중독증, 빈혈이 흔히 나타날 수 있다. 입덧은 임신부의 대부분70~80%에서 나타나는 흔한 증상이다. 임신초기에 메스꺼움, 구토, 식욕부진, 음식에 대한 기호변화, 특히 신맛의 선호 등을 나타내는데 특히 아침에 일어날 때 가장 심하게 나타난다. 입덧은 개인차가 있지만 늦어도 임신 중반기에는 대개 사라진다. 입덧의 원인은 확실하지 않지만, 유전에 의한 체질적인 면과 태아와 태반의 성장에 따른 임신부의 내분비와 각종 대사의 변화 등에 의한 생리적인 면과 임신초기의 긴장과 걱정, 불안 등의 심리적 요인이 작용한 것일 수 있다.

임신중독증은 임신부의 10% 정도에서 임신 5~6개월 후에 발생한다. 임신중독증은 부종, 체중증가, 고혈압, 단백뇨 등의 증상이 나타난다. 원인은 불확실하지만 단백질, 칼슘 등의 영양소 결핍을 확인해야 한다. 임신중독증에 대한 식이는 열량을 낮추고, 신기능의 상태를 고려하면서 양질의 단백질을 섭취하며, 소금섭취를 8g/일 이하로 최대한 줄여야 한다. 임신중독증은 태아와 임신부 모두에게 심각한 결과를 초래할 수 있으므로, 반드시 전문의에게 치료와 관리를 받아야 한다.

임신 중에는 태아에 필요한 혈액량으로 인해 산모에게 빈혈, 특히 철결핍성 빈혈이 발생되기 쉽다. 이를 위해 단백질 특히, 일정량의 육식 섭취를 꾸준히 해야 하고 부족하면 철분제를 보충하는 것이 좋다.

3) 카페인, 술, 담배

임신 중에 주의해야 할 음식 중에 흔히 무심코 넘어가는 것이 카페인caffeine이다. 카페인을 과량 섭취하면 조산이나 유산의 가능성이 높고, 만약 임신 전후에 하루 300 mg 이상을 섭취한 경우에는 지진아나 저체중아의 발생빈도가 높아질 수 있다.

상습적인 음주나 과음은 태아알코올 증후군fetal alcohol syndrome, FAS을 초래할 수 있다. 임신부가 술을 자주 마시더라도 FAS에 노출되지 않을 수 있으나, 극단적인 예에서는 임신 중, 술을 단 한 차례만 복용한 경우에도 FAS로 커다란 멍에를 짊어질 수도 있다. FAS는 중추신경계 이상, 태아 뇌세포의 성장발육 장애, 심장 이상, 성장부진 등을 일으키고, 산전 사망률이 높고, 출생하여도 여러 가지 장애를 초래한다.

FAS의 아기는 미간이 넓고, 눈이 가늘고 작으며, 콧대가 낮고 짧으며, 인중이 희미하고, 윗입술이 얇은 얼굴 모양을 하고 있다. 또한 지능과 행동발달 및 학습장애가 나타나고, 집중력이 결핍되어 산만하고, 이해력·기억력의 저하로 계속 반복적으로 학습해야 되는 등 학교나 사회에 잘 적응하지 못한다. 이뿐 아니라 충동적이고 매사에 적응을 못하고 여러 가지 사회문제를 일으키기 쉽다.

FAS가 아니라 하더라도 알코올은 직접 태아에게 독성작용을 나타내고, 모체의 영양소섭취량 감소와 영양소의 체내 이용률 감소를 가져와 모체에 나쁜 영향을 끼친다. 이와 같이 알코올은 태아의 성장과 중추신경계의 신경발달을 지연시키므로, 임신부는 당연히 금주하여야 한다.

흡연은 태아의 성장을 지연시켜, 출생 시 저체중아의 발생빈도가 증가하고 조산할 가능성도 높아진다. 흡연으로 인한 니코틴, 일산화탄소를 비롯한 각종 유해물질이 태아에게 산소와 영양공급을 방해하고 독작용을 일으키게 된다.

CHAPTER 02 수유부(授乳婦)의 영양

수유기에는 유즙의 생성과 분비뿐 아니라 육아를 해야 하고 또 일상적인 가사를 부담해야 하므로, 임신 중의 태아기와 비슷한 열량과 영양소가 필요하다. 오히려 수분과 비타민 A, C 등의 영양소는 태아기보다 필요량이 늘어나게 된다. 표 2-03 만약 모유 수유를 하지 않을 때에는 수유부처럼 더 많이 필요하지는 않지만, 산후회복과 건강을 유지하기 위해서는 영양섭취에 주의를 기울여야 한다.

01 임신부·수유부의 영양권장량

보건복지부에서 발표한 표 2-03 영양권장량에 의하면 임신부·수유부와 일반 성인 여성의 영양소의 권장량을 비교해볼 때 대다수는 같지만, 임신부·수유부에게 더 많은 권장량을 발표한 영양소는 다음과 같다. 20대 혹은 30대 여성의 하루 권장섭취량에 단백질은 25g, 수분 700㎖, 비타민 A 490㎍ RE, 비타민 C 35㎎, 비타민 B_{12} 0.4㎍, 칼슘 70㎎, 아연 5㎎, 구리 450㎎, 요오드 180㎍을 더 섭취하여야 한다. 각각의 영양소의 역할과 식품들은 이미 전장(前章)의 영양소에서 상세히 기술하였다.

이상에서 수유부의 균형 있는 식사를 하기 위해서는 우선 가공식품이나 인스턴트 식품을 피하고 위생상 안전한 식품을 선택해야 한다. 음식물의 섭취가 바로 모유에 영향을 끼치므로 음식을 다양하게 골고루 섭취해야 한다. 영양소 중에는 충분한 단백질과 신선한 채소 그리고 과일을 섭취하면서, 최대한 싱겁게 먹고 너무 단것이나 자극적인 음식을 자제하여야 한다.

02 모유수유의 장점

- 영아사망률을 낮춘다. 인공영양아는 모유영양아보다 사망률이 2~3배 높다.
- 초유에는 각종 면역체를 공급하여 준다. 출산 2~3일에 분비되는 초유에는 각종 면역성 인자를 함유하고 있어 영아가 여러 가지 감염성 물질이 많은 환경에서도 건강하게 잘 자랄 수 있게 해준다.
- 청결하여 감염의 염려가 없고, 소화가 잘 된다. 엄마의 유방에서 어린이가 직접 섭취하므로 감염에 안전하고, 어린이의 성장을 위한 각종 영양소가 적절히 배합되어 있을 뿐 아니라 소화도 잘된다.
- 간편하고 경제적이다. 수유시간의 제약이나 준비가 필요 없고, 수유량도 마음대로 결정할 수 있으며, 시간과 돈을 절약할 수 있다.
- 모자간에 심리적, 정서적 안정감을 준다. 모유 수유를 하는 동안 긴밀한 신체접촉을 하여, 아기는 심리적인 안정감을 얻고 정서적으로 안정된 아이로 성장할 수 있다.
- 산모의 산후회복이 빠르다. 모유를 분비시키는 호르몬은 자궁수축호르몬과 같아 이완된 자궁을 수축시켜, 산후의 출혈을 멎게 하고 탄력성을 유지해주기 때문이다. 또한 유방암의 발생을 감소시킨다.

영아기(嬰兒期)의 영양

출생에서 돌까지를 영아기로 구분한다. 영아기는 성장이 가장 왕성한 시기이다. 신장과 체중, 골격이 커지고 신생아기에 연하던 뼈의 조직도 딱딱해지기 시작한다. 5~6개월이 되면 이유식을 할 수 있도록 생리적으로 변화되기 시작한다. 12개월쯤에는 체중이 3배 정도 증가하고, 걷기 시작하면서 반고체 식품을 섭취할 수 있도록 구강구조와 소화기능도 발달한다.

01 영아기의 성장발달과 식이

(1) 출생~3개월

영아의 발달과정을 보면 생후 1개월엔 빛이나 광선에 반응하고, 율동적으로 빨기 반응을 한다. 수저를 입에 대면 혀를 내밀고, 뺨이 닿으면 그 방향으로 얼굴을 돌리고, 입에 닿으면 입을 열고 빨기를 시작한다. 2~3개월엔 옹알이를 하고, 물건을 향해 손을 뻗는 등의 동작을 하고, 목을 조금씩 가누기 시작한다.

3개월까지는 급속한 성장을 위해 많은 양의 단백질과 열량과 영양소들이 필요한데, 이때부터 타액의 분비가 왕성해지기 시작하여 과즙이나 국물 등의 액체를 줄 수 있다. 그러나 10개월 전까지는 전분의 소화와 이용이 잘 이루어지지 않으므로, 고형물 음식을 주지 않는 것이 좋다. 출생 5~6개월까지는 모유만으로 영아기의 영양소의 요구량을 충족시키기 때문이다.

(2) 4~7개월

4개월엔 목을 꼿꼿하게 가누면서 뒤집기 시작하고, 5~6개월엔 벽이나 의자에 기대어 앉을 수 있다. 4개월경에 씹기 시작하여 수저를 갖다 대면 입을 벌리기 시작한다. 4~6개월부터는 부드러운 반고형 음식을 먹을 수 있고, 육아용 곡분을 먹이기도 한다. 이때쯤 영아의 철 저장량이 고갈되므로, 철분이 강화된 곡류를 먹이는 것이 좋다.

6개월을 시점으로 이유식을 시작하는 것이 좋다. 이때쯤 치아가 나기 시작하고, 6개월이 지나면서 씹는 저작운동을 할 수 있는 능력이 생긴다. 5~7개월에는 채소와 과일을 부드럽게 갈아 먹이기 시작하고, 주스를 먹여도 된다. 특히 이유식을 시작하면서 살코기, 계란, 치즈 등 단백질 섭취에 신경을 써야한다. 이 시기에는 물건을 잡기 위해 손을 뻗기도 하며, 7개월부터는 손에서 손으로 물건을 이동하기도 하고, 스스로 앉아 있을 수도 있다.

(3) 8~9개월

8개월경에는 혼자 앉아 활동을 할 수 있을 정도로 허리부위가 발달된다. 9~10개월부터 배부르면 얼굴을 돌리며 거부의사를 표시하기도 하고, 물건을 잡기 위해 엄지손가락을 사용하는데 손가락으로 음식을 먹을 수 있다. 아이를 벽에 기대어 구석에서 세우면 바로 설 수 있는 시기이기도 하다. 9개월 이후부터 모든 음식의 양을 조금씩 늘리고, 또 새로운 음식을 추가하는 것이 좋다. 또한 9개월을 시점으로 아이가 원하면 젖을 완전히 떼고, 젖병의 사용을 완전히 중단하고 컵으로 주스나 우유를 제공하는 것이 좋다.

(4) 10~12개월

10개월부터 영아의 위산분비가 증가하면서 새로운 음식을 소화시킬 조건을 갖추게 된다. 이때부터 우유필요량이 줄고, 육류를 먹여 단백질과 철분을 공급하여야 한다. 11개월이 지나면서 아이는 엄지와 집게손가락을 사용해서 물건을 붙잡고, 또 걸음마를 떼놓기 시작한다. 이때부터는 규칙적으로 음식을 먹이면서, 식사량을 조절해 주어야 한다.

02 이유식

(1) 이유시기

이유식을 하는 시기는 견해에 따라 의견이 분분하다. 그러나 5~6개월부터는 모유 수유만으로는 아기에게 필요한 영양을 충분히 공급할 수가 없게 된다. 이유를 하지 않으면 저항력이 약해지고, 철분부족으로 빈혈 등이 생기고, 발육이 부진하고 성장이 지연되기 쉽다. 또한 이유식을 할 때에는 항상 손을 깨끗이 씻어야 하고, 한 번에 한 가지씩만 주어야 하며, 새로운 식품은 반드시 작은 수저 한 숟갈로 시작하고 서서히 양을 늘려야 한다.

이유는 보통 생후 5~6개월부터 서서히 시작하여 모유 수유나 분유와 병행하다가, 10개월 늦어도 12개월에는 끝내는 것이 좋다. 대개 생후 10~12개월이 되면 영아가 하루 세 번 진밥과 부드러운 채소를 씹어 먹을 수 있기 때문이다. 또 이유가 완료되어도 성장발육을 돕기 위하여 하루에 2잔(400㎖) 이상의 유유를 먹는 습관을 길러주는 것이 좋다.

(2) 이유의 진행과정

이유기간의 약 6개월을 편의상 4단계로 나누어 이유식의 종류와 분량을 조금씩 늘려주는 것이 좋다. 물은 젖을 주는 사이사이에 끓여 식혀서 먹이고, 설탕을 절대 첨가하지 않아야 한다. 곡류는 쌀미음이나 곡분을 처음에는 작은 숟갈로 묽게 그리고 차츰차츰 걸쭉하게 타서 먹이는데, 소금이나 설탕을 첨가하지 않아야 한다.

과즙이나 야채를 끓인 즙을 끓여서 식힌 물과 반반씩 섞어 작은 숟갈로 먹이다가, 차츰차츰 물의 양을 줄이다가 나중에는 과즙이나 끓인 야채즙을 준다. 단백질을 공급하기 위해 고기는 푹 삶아 걸러서 국물을 한 숟가락씩 주다가 점차 양을 늘리고, 달걀은 삶은 노른자를 우유에 개어 먹이며 흰자는 10~12개월 이후에 먹여야 한다. 푹 삶은 콩을 짓이겨서 먹이면 좋은 단백질 공급이 된다. 표 3-02

아기가 10~11개월이 되면 식탁에 앉아 식사를 할 수 있으므로 진밥, 생선살, 삶은 야채, 간 고기, 익힌 과일을 조금씩 주도록 한다.

표 3-02 **이유의 진행과정**

	이유식형태 이유기	이유초기 (5~6개월)	이유중기 (7~8개월)	이유후기 (9~10개월)	완료기 (1년 전후)
유즙	모유 혹은 인공유	900~800	800~700	400~0	0
	우유(mℓ/일)	0	0	150~400	400
이유식	횟수	1~2	2	3	3
	죽, 후레이크, 빵, 국수, 감자류 (g)	미음 같은 죽 25~30	죽 40~60	죽 또는 진밥 80	연한 밥 80
	달걀류(1개) 고기, 콩류(g)	노른자 1/3~1/2 두부 20~30, 생선살 5~10	노른자 or 전란 1/2 두부 4~50 생선살 15~20	전란 1/2 두부 50~60 생선살 20~50	전란 1/2 두부 75 생선살 25
	야채, 과일류(g)	10~25	25	30~40	40
기타	과즙이나 과일(g) 과자류나 토스트 (개)	50~70 0	80 1	80~90 2~3	100 3

영양과 건강 : 문수재, 신광출판사, 1996

CHAPTER 04 유아기(幼兒期)의 영양

01 유아기

　유아기는 1세부터 6세까지이다. 즉, 돌부터 취학 전까지를 말한다. 신체 발육은 영아기 1년 동안 가장 왕성한 발육을 보이다가 그 이후부터 사춘기에 이르기까지는 발육의 속도가 완만해진다. 그러나 이 시기에도 발육이 왕성하여 계속 성장하는 것은 물론이다. 유아기시기에 일생을 좌우하는 성격, 행동, 식이 등 모든 기초적인 뼈대가 완성되는 시기이다. 부모는 기본적인 생활습성인 먹고 배설하고 자는 것을 포함한 생활양식을 스스로 해결할 수 있도록 교육하고 모범을 보여야 한다.

　특히 신경계발육이 왕성하여, 인간의 두뇌는 생후 4세에 최대의 세포 수에 달하는데, 이 시기의 두뇌발달의 중요성을 인식하여야 한다. 또 기본적인 행동 양식이나 버릇, 정서, 성격 등의 형성은 4~5세에 이미 기본적인 틀이 마련되어 평생을 좌우한다고 한다. '세살 버릇 여든까지 간다'는 속담이 딱 들어맞는다. 건물에 비유하면 뼈대와 구조가 세워진 것과 같다. 그 이후에 더욱 유능하고 품위 있는 인격체 혹은 볼품없는 사람으로 변화하는 것은 다양한 교육과 수양을 통해 이루어질 수 있지만, 이것은 뼈대와 구조가 세워진 건물에 다양한 인테리어와 마무리공사를 하는 것과 같은 것이다. 유아기에 좋은 품성과 창의성 등의 지적 능력을 키우기 위한 자연스러운 교육이 어떤 것인지, 얼마나 필요한지 생각해 볼 일이다.

02 유아기의 음식지도

유아기에는 음식에 대한 흥미가 많지 않고 소화 흡수도 미숙하여, 식사시간에 꾸물대는 경향이 있다. 부모는 이러한 아이들에게 좀 더 여유를 갖고 조급하지 않게 대하여야 한다. 음식에 대한 기호나 식사예절, 위생 등이 바르게 형성되고 또 스스로 자립할 수 있도록 인내심을 갖고 자연스럽게 유도해주어야 한다. 또한 유아기 성장에 필요한 단백질, 비타민, 무기질을 편식하지 않고 스스로 선택할 수 있도록 지도와 칭찬을 아끼지 않아야 한다.

03 유아기의 영양섭취

가장 중요한 것은 편식하지 않고 필요한 영양소를 골고루 섭취하여야 한다. 신체 조직을 형성하는 필수아미노산이 많이 함유된 질 좋은 단백질을 많이 섭취하여야 한다. 고기, 생선, 계란, 우유 등의 동물성 단백질과 두부, 콩 등의 식물성 단백질이 여기에 속한다. 이외에도 비타민, 미네랄, 골격성장에 필요한 칼슘, 조혈에 필요한 철분을 충분히 섭취해야 한다. 아이들은 부족하기 쉬운 비타민 B군, 특히 두뇌발달에 필요한 단백질과 비타민 B_6의 섭취에 신경을 써야 한다.

유아는 간식도 필요하다. 성인의 간식은 대부분 건강을 해치는 경우가 많은데, 어린이의 간식은 영양을 섭취하는데 꼭 필요한 식생활의 일부분이다. 어린이의 영양필요량은 성인에 비해 체중 대비 훨씬 높다. 유아기에 하루 1~2번의 간식은 그만큼 열량을 보충하고 먹는 즐거움도 주게 된다. 간식의 양은 나이와 체격, 활동정도, 식사량 등에 따라 다르지만 대개 하루 섭취하는 총 열량의 10~20% 정도가 적당하다. 1~2세는 하루 100~200kcal, 3~6세는 150~300~400kcal 정도가 적당하다. 또 우유와 적절한 양의 과일을 나이에 따라 간식으로 주는 것이 가장 이상적이다. 그러나 초콜릿이나 설탕, 과자, 빵, 아이스크림 등 칼로리가 지나치게 많거나 설탕 혹은 액상 과당이 많이 들어있는 음식은 되도록 멀리하여야 한다. 충치가 생기게 할 뿐 아니라, 소아비만의 원인이 되므로 반드시 경계하여야 한다.

04 영·유아기의 뇌 발달

뇌의 발생은 수정 3주에 배아의 등 쪽에 있는 외배엽이 발달하면서 신경판을 형성하여 신경조직의 모태가 된다. 신경판은 신경주름을 형성하고 임신 4주가 되면 신경주름이 서로 붙어 신경관을 형성하여, 앞쪽은 대뇌가 되고 뒤쪽은 척수로 분화된다. 이때 중심부분의 공간은 뇌실과 척수의 중심관이 된다.

신생아의 뇌에서 가장 활발한 영역은 1차 감각운동영역, 대상피질, 시상, 뇌간, 소뇌, 해마 등이다. 2~3개월이 지나면 두정엽, 측두엽, 1차 시각피질, 기저핵 등에서의 활동이 활발해지며, 6~12개월 시기에는 전두엽의 활동이 증가한다. 4살이 되면 대뇌피질이 성인 뇌의 두 배 정도의 포도당을 사용하다가 사춘기가 되면 성인의 수준에 이르게 된다.

영·유아기는 일생 중 뇌 발달이 가장 급격하게 이루어지는 시기이다. 뇌는 중추신경계를 구성하는 신경세포의 집합으로 구성되어 있다. 뇌세포인 뉴런neuron은 태아의 시기에 성숙하여, 출생 시에는 약 1,000억 개의 뇌세포를 가지고 태어난다. 이 중에서 대뇌피질을 구성하는 뉴런의 수는 120~140억 개에 달한다.

뇌세포는 3단계의 성장단계를 거친다. 첫째 세포분열에 의한 수가 증가하는 시기,

둘째 세포수가 증가하고 세포크기가 증대하는 시기, 셋째 세포크기의 증가를 거치면서 발달하는 시기의 3단계이다.

다음은 kytong님 http://blog.naver.com/kytong3202의 내용을 위주로 정리한 내용이다.

(1) 뇌세포와 수초화

모든 뇌세포는 불가사리 모양으로 한가운데 핵이 있고, 하나의 축색돌기와 주위에 삐쭉삐쭉 여러 갈래로 돋아난 수상돌기로 이루어져 있다. 그림 3-01

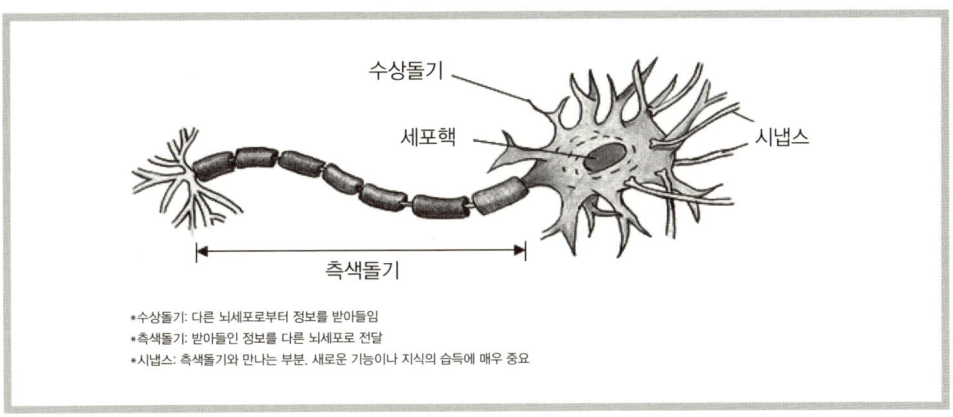

그림 3-01 **뇌세포의 구조**

오감-사물을 보거나, 냄새를 맡거나, 소리를 듣거나, 맛을 보거나, 만지는 자극-으로 느끼는 다양한 감각자극이 뇌에 전달되면 수상돌기는 이렇게 뇌로 들어오는 자극 즉, 다양한 정보를 받아들이는 안테나의 역할을 한다. 수상돌기를 통해 받은 자극을 전달하는 역할을 하는 것이 축색돌기이다. 시냅스는 수상돌기와 축색돌기가 연결되는 부분에 있고, 새로운 기능이나 지식습득에 매우 중요한 역할을 한다.

축색돌기의 표면이 일종의 절연물질인 수초로 덮이는 과정을 '수초화'라고 하는데, 수초화는 정보가 빨리 전달되도록 한다. 수초myelin sheath는 축색돌기를 감싸고 있는 백색의 지방질이다. 수초는 뉴런 내의 전기적 신호가 원활하게 이루어지도록 도와주고, 다른 뉴런의 전기적 신호나 화학물질로부터 축색돌기를 보호하는 역할을 한다. 수초의 주성분인 백색 지방질은 식용유나 들깨, 호두나 잣 등의 견과류, 생선에 함유되어 있는 불포화지방산이다. 축색돌기가 수초화가 되면 정보처리의 속도가 엄청 빨라지게 되는데, 영아기 아기들의 정보처리 속도는 이후의 지능발달과 밀접한 관련이 있다. 즉, 아기 때 정보처리속도가 빠른 아이들이 나중에 지능이 높은 아이가 되는 것이다.

수초화가 진행되는 시기는 부위에 따라 다르다. 감각운동영역은 2세까지 수초화가 진행되고, 감각운동영역에서 처리한 정보를 보다 심층적으로 처리하는 연합영역의 수초화는 사춘기 이후까지도 지속된다. 아이가 성장하면서 뇌세포의 수는 늘어나지 않고 비교적 그대로 유지되지만, 수상돌기와 축색의 다발이 폭발적으로 늘어나면서 뇌의 크기도 커지고 무게도 증가하게 된다.

(2) 뇌세포의 발달과정

1) 태아의 뇌 발달

태아의 뇌 발달은 수정 직후부터 이루어진다. 초기에는 세포분열이 일어나면서 뇌는 신경뭉치로 존재한다. 이후 임신 25일경에 신경관이 형성되고, 이후 급속도로 분열하면서 뉴런을 생성하고 신경계를 분화한다. 뉴런은 뇌를 형성하고 신경계는 척수를 통해 분화해 간다. 임신 5주가 되면 뉴런은 50,000~100,000개/sec 정도로 급속도로 생성되어, 20주가 되면 약 2,000억 개의 뉴런이 생성된다.

뇌는 중심부의 뇌간을 형성하고, 이후 변연계를 형성하고 마지막으로 피질을 형성하면서 발달한다. 뇌의 발달은 뉴런의 이동에 의해 이루어지는데, 유전적 정보에 따라 이동한다고 한다. 신경발생학자인 'Hatten'은 뉴런이 적절한 시기에 적절한 곳에 정착하지 못하면 뉴런 간에 부적절한 시냅스가 형성되어 영아 간질, 자폐증, 정신분열증이 발생할 수 있다고 한다.

뉴런이 표적 장소에 정착하면 뉴런은 수상돌기와 축색돌기를 뻗어 다른 뉴런과 교류하게 된다. 축색돌기는 화학적 교류가 가능한 뉴런과 연결해 간다. 이 과정에서 뉴런 간에 전기적 신호가 원활하지 못하면 교세포에 의해 이런 뉴런들은 제거된다. 산모의 흡연, 음주, 약물남용, 영양실조 등으로 태내환경이 나빠져서, 많은 뉴런들이 뉴런 간 연결이 튼튼하지 않으면 제거 대상이 된다. 이런 과정에서, 임신 20주에 약 2,000억 개 생성되었던 뉴런이 출생 시에 약 1,000억 개로 줄어드는 것이다. 뉴런의 이동과 제거 과정에서 자폐아나 다운증후군이 발생한다는 점을 감안하면 산모의 태내환경이 얼마나 중요한지 알 수 있다.

출생 시에 뉴런이 약 1,000억 개로 줄어들지만 뇌의 용적과 무게가 늘어나는 것은 뉴런의 성장, 뉴런 간 시냅스 형성, 수초의 발달, 교세포의 분열 때문이다.

2) 영아기의 뇌 발달

뇌세포 수 즉, 뉴런의 증가는 태아시기에 가파르게 성장하다가, 출생 직후부터 증가 추세가 둔화하기 시작하여 출생 8~12개월에 최대치에 이른다. 그러나 뇌 용적과 무게는 출생 후 36개월까지 계속 증가한다.

① 뇌 무게의 증가

뇌 무게는 출생 시의 350g에서 생후 1년에 1,000g에 이르고 3년이 되면 거의 성인의 뇌 무게에 근접하는 1,400~1,500g이 된다.

이 시기의 모든 움직임과 감각은 뇌 발달과 관련이 있다. 뇌의 감각운동피질은 생후 1개월부터 발달하기 시작하여 6~7개월 영아들이 기어 다니기 시작하면서 감각운동피질은 급속도로 발달한다. 손에 잡히는 대로 물건을 입에 가져가는 것은 감각수용기가 많이 형성된 입술, 혀, 목구멍을 통해 감각을 느끼고 물체를 인지하면서 자신의 뇌를 발달시키기 위한 과정으로 받아들여야 한다.

② 측두엽, 후두엽, 전두엽의 발달

영아기는 측두엽, 후두엽, 전두엽 및 두정엽의 기초공사가 이루어지는 시기이다.

측두엽은 소리의 인식과 기억을 저장하여, 주로 청각과 언어발달과 관련이 있다. 영아들의 측두엽은 3~4개월부터 시냅스의 성장과 수초화가 시작되어 12개월까지 계속된다. 청각은 7~10세까지 계속 발달하지만 영아기의 청각은 소리의 변별과 의사소통에 흥미를 갖기 시작하는 시기임으로 매우 중요하다. 이 시기에는 조용한 노래나 자장가, 정감어린 말투가 필요하고 큰 소음에 노출되지 않도록 해야 한다.

후두엽은 영상을 감지하는데, 3~4개월부터 시냅스의 성장과 수초화가 시작되어 12개월까지 계속 시각이 발달한다. 그러나 애니메이션이나 TV 영상은 너무 빠른 움직임이라 잘 감지하지 못하고, 그저 멍한 상태로 바라볼 뿐 두뇌작용은 이루어지지 않는다. 오히려 두뇌발달을 저해시킨다고 한다. 기어 다니면서 물체를 만져보고 빨아보거나, 가족들과의 느린 움직임으로 소통하는 것이 효과적이다.

전두엽은 생각과 감정과 관련이 있다. 전두엽은 8개월부터 발달하기 시작하여 18~20세까지 발달한다. 영아기 때의 전두엽은 생존을 위한 기초적인 정서와 관련이 있다. 싫거나 불만이 있으면 인상을 쓰고, 반응이 없으면 울음을 터뜨린다. 이 시기에 울음은 불만사항을 해결해 달라는 신호이다. 부모의 말, 눈빛, 몸짓, 안아주기, 등 정성어린 보살핌이 중요한 시기이다.

③ 뇌량의 발달

생후 7개월 영아들은 기어 다니기 시작한다. 이런 움직임은 몸의 균형과 근육의 발달, 공간지각 능력을 발달시킨다. 또 신체를 좌우로 움직이는 활동은 좌우 뇌를 연결하는 뇌량의 발달을 촉진한다. 이 시기에 계속 보행기나 고정된 의자에 앉히게 되면 뇌 발달을 저해하게 된다.

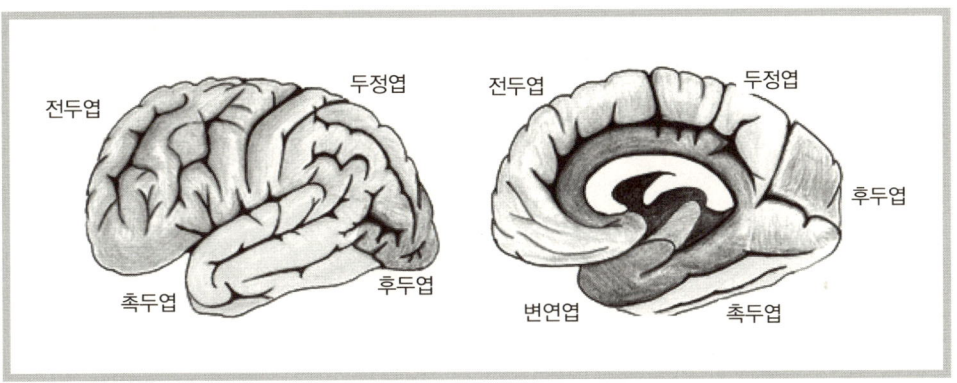

그림 3-02 **뇌의 구조**

3) 유아기의 뇌 발달

유아기의 특징은 우뇌의 발달, 뇌량의 발달, 전두엽의 발달이 있고 또 시냅스의 형성과 제거를 들 수 있다.

① 우뇌의 발달

뇌는 좌뇌보다 우뇌가 먼저 발달한다. 우뇌는 정서와 창의성과 관련이 있다. 유아들은 상상하기를 좋아한다. 특히 3세부터는 동화를 읽어 주거나 그림책을 가까이 해야 한다. 가끔 조기 영어교육을 한다. 그러나 그러한 학습활동은 좌뇌가 발달하는 시기에 이루어져야 한다. 좌뇌가 발달하지 않은 상태에서 강제적인 학습활동은 그 효과가 없을 뿐 아니라 유아의 정서와 창의성을 방해하여 우뇌의 발달을 저해하게 된다.

② 뇌량의 발달

유아기에는 뇌량의 앞부분이 발달한다. 유아기의 전두엽 발달과도 관련된다. 유아들은 친구들과 놀고 어울리는 것을 좋아한다. 친구들과 공감하고 친구를 돕고 싶어 한다. 전두엽의 발달에 따른 정서가 영아기에 비해 한층 업그레이드된 것이다. 이 시기에는 블록 쌓기, 퍼즐 맞추기, 인형놀이, 공놀이, 자전거 타기 등의 놀이가 뇌량을 계발하는데 아주 좋다. 이 시기는 놀이를 통한 학습이 훌륭한 교육이 된다.

③ 전두엽의 발달

전두엽의 발달은 8개월에 시작하여 대개 3~6세에 활발하게 발달하고, 18~20세까지 장기간에 걸쳐 발달한다. 전두엽은 한창 발달 중인 우뇌와 밀접하게 상호작용하여 유아들의 풍부한 호기심과 상상력을 증가시킨다.

많은 경우 초등학교에 입학하기 전에 시키는 조기 영어교육은 바람직하지 않다. 영아들은 학습에 대한 부정적인 생각이 형성되어, 이후 장기간 지속해야 할 공부에 부정적인 영향을 끼치기 쉽다. 체계적인 언어교육은 측두엽이 발달하는 시기와 때를 맞추어야 한다. 언어는 소리의 인식과 기억을 담당하는 측두엽의 발달과 관련 있기 때문이다. 측두엽은 7~8세의 아동기에 접어들면서 발달하므로, 영어를 포함한 조기 언어교육의 시기는 빨라도 초등학교 1~2년이 적기가 된다.

④ 시냅스의 발달

2세가 되면 시냅스 수는 성인 수준에 이르고 3세가 되면 약 1,000조 개에 이른다. 시냅스의 형성이 왕성한 이 시기에는 적절한 영양공급이 필수적이다. 양질의 단백질과 필수지방산의 공급을 해주어야한다. 유아기에는 이미 만들어진 시냅스가 많지만, 새로운 신경망 구축을 위해 새로운 시냅스도 꾸준히 형성된다. 또 한편으로는 불필요한 시냅스도 많이 제거된다. 이것은 뇌가 그만큼 전문화 내지 세련되어진다는 의미이다. 이것을 '뇌의 편재화 또는 전문화'라고 한다.

영아기에는 활발한 신경망 형성을 위한 적절한 경험을 제공해주어야 한다. 부모의 뜻으로 특수한 교육을 강제로 시키면 오히려 신경망 형성을 방해하고, 뇌 발육을 저지시키며, 아이들의 자율성을 저해하게 된다. 한글카드나 영어카드 한자 등 언어교육이나 또는 무리한 지식습득 등을 강제해서는 안 된다. 영아들은 호기심이 발동하여 자신이 하고 싶은 일을 스스로 찾아서 한다. 부모들이 할 일은 영아들의 호기심을 막지 않아야 하고, 또는 영아가 '하고 싶어 하는 것', '할 수 있는 것'과 같은 정도의 호기심을 일으킬 수 있는 다양한 환경을 만들어 주면 좋을 것이다.

CHAPTER 05 청소년기(학령기·사춘기)의 영양

01 청소년기의 성장발육

학령기 어린이의 성장발육은 초등학교 저학년시기에는 유아기에 이어 지속적으로 그리고 완만하게 이루어지다가, 고학년에 접어들면서 특히, 여자 어린이는 좀 더 이른 시기에 빠르게 진행하면서 사춘기를 맞게 된다. 표 3-02는 2010년 한국청소년정책연구원에서 발표한 초등 및 중·고등학생의 성별 평균 키와 평균 몸무게이다. 이를 근거로 그림 3-03, 04는 우리나라 청소년들의 성장발육을 나타내는 그래프이다.

이 통계에 의하면 여자 어린이들은 초등 5년~중1년(11~13세)에, 남자 어린이들은 초등 6년~중 2년(11~14세)에 성장의 정점을 이루었다. 이때가 사춘기의 중심에 해당하는데 눈부시게 성장발육을 하는 것이다. 이 시기에 여자는 매년 평균 6cm, 남자는 매년 평균 7cm 성장하였고, 이 시기 이후 3년에 걸쳐 여자는 4cm, 남자는 9cm 성장한 것으로 나타났다. 즉, 여자 어린이들의 신장은 초등5년~중1년까지 2년 동안 매년 6cm 성장하였고, 이후 고1까지 3년 동안 4cm 성장하다가 멈추었다. 남자는 초등6년~중2년까지 2년 동안 매년 7~8cm, 중3년에 5cm 성장하였고, 이후 고3까지 3년간 4cm 성장하였다. 그림 3-03, 04

표 3-02 **학년별, 성별 평균 키와 몸무게**

응답자의 특성		전체(빈도)	키(cm)	몸무게(kg)
초등 4년	남자	100(445)	141.33	37.42
	여자	100(425)	140.28	34.74
초등 5년	남자	100(444)	144.99	40.16
	여자	100(442)	145.60	38.31
초등 6년	남자	100(456)	151.37	45.01
	여자	100(445)	152.18	43.43
중학 1년	남자	100(625)	158.94	50.42
	여자	100(457)	157.24	47.18
중학 2년	남자	100(501)	165.42	55.02
	여자	100(594)	158.97	49.34
중학 3년	남자	100(586)	170.13	60.87
	여자	100(491)	160.69	51.77
고등 1년	남자	100(707)	172.85	63.46
	여자	100(667)	161.45	53.06
고등 2년	남자	100(694)	173.19	64.67
	여자	100(607)	161.35	53.18
고등 3년	남자	100(602)	174.49	66.75
	여자	100(656)	161.45	53.31

2010, 한국청소년정책연구원

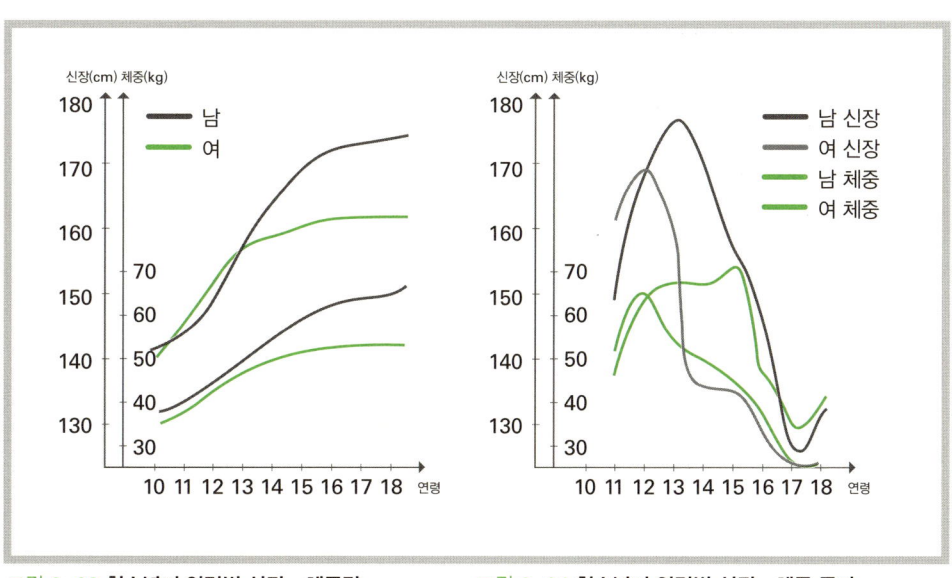

그림 3-03 청소년기 연령별 신장·체중량

그림 3-04 청소년기 연령별 신장·체중 증가

02 신체기능과 체력의 발달

뇌의 중량은 유아기에 완성되지만 학령기에는 내부 기능의 분화가 이루어져 지능적으로 커다란 발달상을 보이게 된다. 또한 사지나 근육의 발달에 의한 운동능력이 신장되고 운동신경도 발달하여 전신 근육에 대한 조정력調整力을 지니게 되고, 심폐기능도 발달하여 줄넘기, 뜀틀 뛰기, 철봉, 수영, 축구 등 각종 운동능력이 크게 좋아지게 된다.

그러므로 학령기에는 신경의 발달에 의한 조정력과 심폐기능의 발달로 지구력이 좋아지게 된다. 청소년기는 아동기에서 성인기로 이행하는 시기이다. 13~19세의 중·고등학생이 청소년에 해당되지만, 실제 신체적으로는 표 3-02와 그림 3-02, 03에서 보듯이 10~17세 즉, 초등4~고2의 시기가 사춘기이다. 또 2013년 07월 01일부터 민법상 19세를 성인으로 한살 하향 조정하였다. 어쨌든 사춘기에 접어들면 육체적 성장과 더불어 정신적·사회적 변화에 직면하고, 여러 가지 영양소의 요구량이 증가하게 된다.

03 정신적 특징

초등학교 고학년 혹은 중학생 시기의 사춘기에 접어들면 사고의 폭이 넓어지면서, 점차 논리적이고 추상적이며 비판적으로 된다. 사물이나 사람과 사람 사이의 관계개념의 이해의 폭이 넓어지지만, 그 반면에 감정이 예민해지면서 사춘기의 특징을 나타낸다. 여자 어린이는 더 예민해져서 감정적이며 감수성이 강해진다. 이 시기에는 자아의식이 뚜렷해지고 자아발견을 확고히 함으로써 제2의 반항기 negative period 라는 특징을 나타내게 된다.

　고등학교 시기가 되면 정서적으로 더욱 불안정해져 사물이나 대상에 대해 더욱 비판적인 생각을 가지고, 더욱 확고한 자아의식을 고취하게 된다. 사춘기 이전보다 내향적인 생각이나 행동을 하여, 사소한 일에도 심사숙고하는 경향을 보이는 경우가 많다. 특히 늘 접하고 지도해온 부모나 교사들의 생각이나 행동에 회의적인 반응을 보이면서, 반항적이고 비판적으로 변하게 된다.

04 남녀의 신체적 차이

　사춘기의 신체발육이 시작되면 남녀의 차이가 뚜렷해져, 모든 면에서 성인으로 변하게 된다. 남자 어린이들은 근육이 발달하고, 여자 어린이는 피하지방층이 발달하여 기초대사량이 달라진다. 외형적인 발육형성이 시작되면서 제2차적 성징후性徵候가 나타난다. 남자 어린이들은 성대가 변하면서 목소리가 굵어지고, 성기의 변화와 성기능의 발로發露를 경험한다. 여자 어린이들은 유방이 형성되고, 곧이어 초경이 나타나면서 생식기에도 변화가 오게 된다.

　이 시기에는 영양에 대한 요구도 변화된다. 남자 어린이는 기초대사량의 증가로 더 많은 열량과 근육발달로 인한 단백질의 필요량이 증가하게 된다. 여자 어린이는 매달 30㎖ 정도 상실되는 월경혈로 인해 철분, 단백질 및 기타 각종 영양소의 요구량이 늘어나게 된다.

05 청소년의 영양

사춘기의 청소년들은 생리적으로 식욕이 왕성해서 음식섭취의 종류와 양이 증가하고, 음식물의 소화흡수력과 대사의 활성도 증가한다. 청소년기에는 표 2-03에서 제시하는 각종 영양소를 충분히 섭취하여야 한다. 신체적으로 골격과 신장을 비롯한 모든 조직이 급격히 성장하므로 영양소의 공급에 각별히 신경을 써야 한다.

(1) 영양소

우선 발육을 촉진하는 가장 중요한 영양소인 필수 아미노산을 함유하고 있는 단백질을 충분히 섭취하여야 한다. 각종 육류와 생선, 콩, 두부, 치즈 등이 이에 속한다.

지방은 성장발육이 왕성한 청소년기에는 적당량을 반드시 섭취하여야 한다. 지방은 9kcal/g의 열량을 발생하여 체온유지, 지용성 비타민의 흡수와 운반, 골조직의 구성촉진, 세포보호, 스트레스의 완화 등의 작용을 하여 청소년기에는 지방섭취에도 신경을 써야한다. 특히 필수지방산 그중에서도 흔히 오메가-3라고 하는 n-3계 지방산의 섭취를 많이 하는 것이 좋다.

비타민의 섭취도 마찬가지이다. 열량을 기준으로 요구량이 설정된 비타민 B_1, B_2, 나이아신의 요구량도 높아지고, 단백질의 요구량에 기준을 두는 B_6의 필요량도 증가하고, 비타민 D는 골격성장을 위해 더 많은 양이 필요하며, 비타민 A, C, E, 엽산의 요구량은 성인과 같다. 비타민 B_2, C, D는 성장호르몬에 관여하고, 비타민 B_1, E와 필수지방산인 리놀렌산, 아라키돈산 등은 성호르몬에 관여하므로 권장섭취량을 반드시 섭취하여야 한다.

무기질도 충분히 섭취해야 하므로, 야채와 해조류를 충분히 섭취하고 과일을 곁들여야 한다. 특히, 칼슘, 철분, 아연의 섭취를 고려해야 한다. 성장기에는 하루가 다르게 뼈가 성장하는 시기이고, 칼슘은 골격을 이루는 가장 중요한 성분이기 때문이다. 우리가 섭취하는 칼슘은 20~30%가 흡수되는데, 만약 칼슘 섭취량이 많으면 흡수율이 낮아져 일정량을 유지한다. 철분은 적혈구 생성에 필요하기 때문에 성장기에는 당연히 철분의 요구량도 늘어난다. 특히 여성은 초경이 시작되면서 월경 중에 손실되는 혈액으로 인해 철분도 손실되어 요구량이 남성보다 늘어난다. 청소년 시기의 성적 성숙을 위해 아연의 필요량도 늘어난다.

(2) 운동과 정서

영양소의 소화흡수를 돕고, 정서적인 안정을 위해 운동을 생활화해야 한다. 운동은 식욕이나 소화뿐 아니라 정신적인 안정과 자신감을 갖게 하고, 뇌세포를 활성화시켜 학습능력을 향상시키게 된다. 또 청소년들은 과중한 학교교육과 학원과외 또는 현재 사회문제가 되고 있는 컴퓨터 게임이나 스마트폰 중독 등으로 수면부족에 시달리는 학생이 많다. 수면부족도 성장의 장해요인이 될 뿐 아니라 정서불안이나 비능률적인 학습효과를 야기하므로, 하루 7~8시간의 수면을 취해야 한다.

청소년 시기에는 정서적인 영향을 많이 받는다. 정서적으로 불안하고, 감수성이 예민하며, 또 자아의식이 고조되어 쉽게 성내거나 불안해하거나 우울해지고, 식욕부진 혹은 그 반대로 이상 식욕과다를 초래하기도 한다.

일반적으로 스트레스나 불안에 노출되었을 때, 식욕부진을 나타내는 경우는 평소 비위脾胃와 소화흡수 기능이 약한 체질에 흔한데, 사상체질 중에서는 대부분이 소음인少陰人인 경우에 해당된다. 사춘기에 식욕부진으로 영양섭취가 부실하면 성장발육이 지연되는 것은 말할 필요도 없다. 입에 맞는 영양식에 신경을 써야 하고, 계속 음식물 섭취에 지장이있으면 식욕촉진제나 비위를 돕는 약물의 도움을 받는 것이 좋다. 반대로 스트레스나 불안을 과식이나 폭식으로 해소하려는 경우도 흔하다. 대개 평소 식욕과 소화기능이 왕성한 사람에게 흔한데, 사상체질로는 태음인太陰人인 경우에 많다. 또한 식욕부진도 문제지만 그보다 더 흔하고 문제되는 것이 식욕과다로 인한 비만이다.

(3) 어린이와 청소년시기에 주의해야 할 식이

많은 어린이와 청소년들이 정규 식사보다 스낵류, 과자, 탄산음료, 라면을 비롯한 각종 인스턴트식품에 물들어있다. 이런 식품들은 당질과 지방의 과다섭취로 칼로리는 많고 단백질이나 칼슘, 각종 비타민, 무기질, 식이섬유의 섭취가 절대 부족한 'empty calorie'에 지나지 않는다. 이것은 비만으로 가는 지름길이고, 성인이 된 후에도 지방간, 동맥경화, 고혈압, 당뇨병 등의 각종 대사질환으로 이행할 가능성이 높아지게 된다.

비만은 체질적인 소인과 함께 칼로리의 과잉섭취에 의해 발생한다. 과체중은 별개로 하더라도, 비만이나 고도비만은 가정과 학교는 물론 필요하면 전문의의 도움을 받아 고쳐야 한다. 비만의 예방과 치료대책은 우선 규칙적인 생활이 전제되어야 한다. 균형 잡힌 절제된 식사와 규칙적인 운동 그리고 충분한 수면을 취해야 한다.

청소년 시기에 주의해야할 식이 중 하나가 아침식사를 거르는 것이다. 아침결식은 간식이나 저녁과식 또는 야식을 하게 되면서, 영양불량이나 빈혈 혹은 비만을 일으키게 된다. 청소년시기의 식단은 아침식사는 탄수화물 위주의 비교적 가벼운 식사를 하고, 저녁은 에너지섭취를 줄이기 위해 탄수화물과 지방을 줄이고 단백질 위주의 영양식을 하는 것이 좋다. 물론 매끼마다 각종 야채, 나물 등 음식물을 골고루 섭취해야 하는 것은 물론이다. 청소년시기에는 신체기능을 발달시켜야 할 뿐 아니라 많은 지식을 습득해야 하는데, 두뇌 활동에 필요한 에너지는 탄수화물에서만 동원된다. 그러므로 탄수화물의 섭취는 오전의 활동과 공부에 반드시 필요하고, 저녁식사는 성장발육 그리고 조직과 장기를 충실하게 해주는 고단백 식사를 하는 것이 이상적이다.

06 성조숙증

성조숙증precocious puberty은 여자 아이 8세 미만, 남자 아이 9세 미만의 아이에게 유방의 발달, 음모의 발달, 고환 크기의 증가 등 사춘기 징후가 나타나는 것을 말한다. 여아는 초등학교 1학년에, 남아는 초등학교 2학년에 2차 성징이 나타날 경우에 성조숙증이라고 한다. 성조숙증은 여자 어린이가 남자 어린이보다 5배 이상 많이 발생한다.

또래에 비해 성장시기가 일찍 시작하지만 성장판이 빨리 닫히기 때문에, 성인이 되었을 때 정상적인 시기에 사춘기를 거친 어린이보다 대부분 키가 작다.

(1) 원인

성조숙증은 진성 성조숙증과 가성 성조숙증이 있으며, 드물지만 뇌종양이나 뇌수종 부신의 과형성이나 종양, 난소종양, 고환종양 등에 의해 성조숙증이 나타나기도 한다. 성조숙증의 원인은 성호르몬이 이른 시기에 분비되기 때문이다. 진성 성조숙증은 시상하부–뇌하수체–성선난소 또는 고환의 축이 활성화되어 사춘기 징후가 나타난 것이고, 가성은 이 축이 활성화가 된 것이 아니고 어떤 원인에 의해 성호르몬의 분비가 과다해서 사춘기의 징후가 나타난 것이다. 또 7세 이하의 남아나 6세 이하의 여아에게 성조숙증의 징후가 있으면 뇌종양 등의 유무를 확인하기 위해, 뇌의 영상검사CT 혹은 MRI를 하는 것이 좋다.

남성의 고환과 여성의 난소는 성호르몬을 생산하는 성선 분비샘인데, 뇌에서 분비되는 호르몬에 의해 조절된다. 사춘기가 되면 시상하부에서 성선자극호르몬인 유리호르몬이 분비되고, 유리호르몬에 의해서 뇌하수체에서 성선자극호르몬이 분비되면서 성선은 성호르몬을 생산하기 시작한다. 이러한 성호르몬의 작용에 의해 여러 가지

2차 성징이 나타나는 것이다. 한편, 성호르몬이 충분히 생산되면, 거꾸로 뇌하수체와 시상하부에 작용하여 성성자극호르몬과 유리호르몬의 분비를 억제시킨다. 이러한 상호작용에 의해 부신호르몬의 분비가 조절되는 것을 '뇌하수체-시상하부-성선 축'이라고 하며, 이러한 조절기전의 축이 활성화되면 사춘기의 징후가 나타난다. 그림 3-05

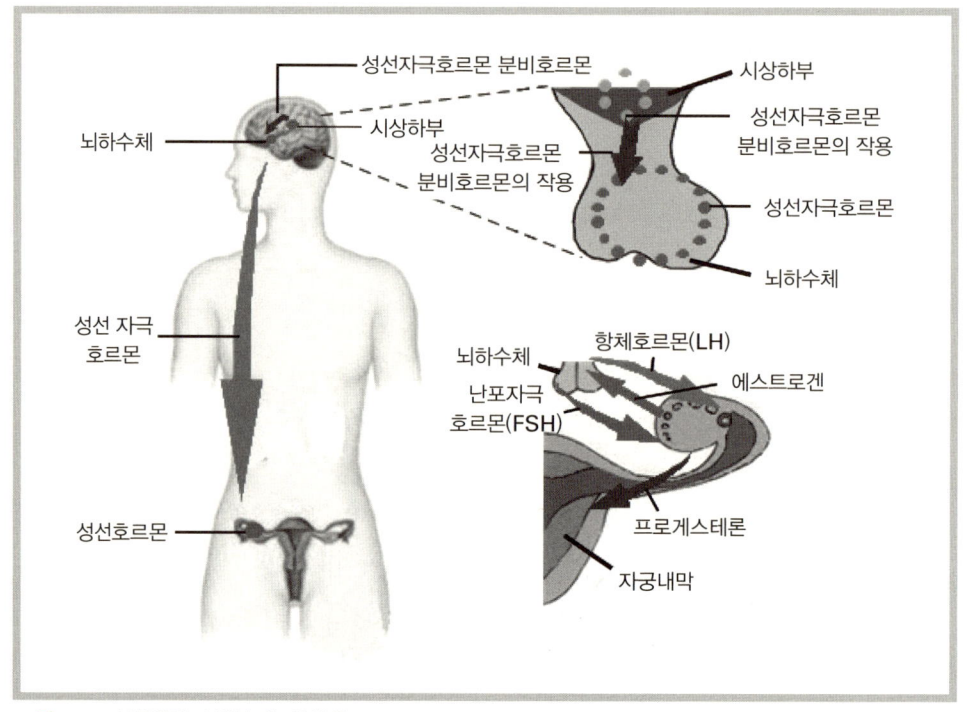

그림 3-05 **시상하부-뇌하수체-성선 축**

그러나 이 축이 조기에 성숙되어 여아의 8세 이전, 남아의 9세 이전에 사춘기의 징후가 나타나는 것을 진성 성조숙증이라고 하고 이 축이 억제되었으나 다른 원인에 의해 성조숙증이 나타나는 것을 가성 성조숙증이라고 한다. 즉, 조기여 8세 및 남 9세 이하에 이 축이 활성화되어 사춘기의 징후가 나타난 경우를 진성 성조숙증이라 하고, 이 축이 여전히 억제된 상태이지만 성선이나 부신의 병적인 원인에 의해 성호르몬 분비가 과다하여 사춘기의 징후가 나타난 것을 가성 성조숙증이라고 한다.

(2) 증상

진성과 가성 및 대뇌·부신·고환·난소의 질환에 따라 나타나는 증상이 다양하다.

가장 흔한 특발성 원인불명 진성 성조숙증 중, 여아의 경우에 나타나는 예를 제시하면 다음과 같다. 초등학교 1학년인 7세경에 젖꼭지와 유방이 약간 도드라져 나오기 시작하여, 4학년 10세에 제법 유방이 커지고 젖꼭지가 더 나오고, 6학년 12세 경에 이미 성인과 유사한 유방으로 성장한다. 음모는 2학년 말이나 3학년 초부터 음순주위에 솜털이 나오기 시작하여, 4학년 후기에 털이 제법 많아지고 짙어지며, 5학년 경에는 성인형에 가까우나 범위가 좁고, 6학년 12세 경에는 성인과 같은 분포를 나타내어 대퇴내측까지 음모의 범위가 확대된다. 이때쯤에는 대부분의 성조숙증 여아들의 성장판이 닫히면서 키의 성장이 멈추게 된다. 정상적인 보통 여자 아이들이 평균 초등 4학년~중2,3 시기가 사춘기인 것과 비교하면 성조숙증 여아들은 사춘기가 대략 2~4년 정도 빨리 끝나 그만큼 신장이 작을 가능성이 높다.

성조숙증 남아의 경우의 예를 들면, 8세에 고환이 커지고 착색되기 시작하여, 4년 정도 후 12세 초등6년에 어른 고환의 크기로 커지면서 착색 검어짐되고, 음모는 11~12세에 곱슬곱슬한 털이 수가 많아지고, 12세 초등6년 혹은 늦어도 13세에는 색깔이 짙은 무성한 음모가 대퇴내측까지 확대되어 어른과 같은 형태로 변한다. 이러한 남아의 성조숙증도 정상 아이들보다 대략 3~4년 정도 빨리 성장을 멈추게 된다.

이외에도 여아들이 8세 이전에 피지분비, 여드름, 가슴에 몽우리가 잡히거나, 머리냄새나 겨드랑이의 땀 냄새, 얼굴이 조숙해 보이거나, 난소부위에 해당하는 좌우의 아랫배가 따끔거리며 아프거나, 질 분비물이 나오는 등의 사춘기 징후를 보이면 성조숙증을 의심해야 한다. 남아의 경우에도 9세 이전에, 고환과 음모의 변화 외에도, 갑자기 식욕이 좋아지면서 음식섭취량이 현저하게 늘고, 여드름, 몽정, 목젖이 나오면서 변성기가 시작되고 겨드랑이 털이 나기 시작하는 등의 징후가 보이면 성조숙증을 의심해야 한다.

만약 6세 이하의 여아나 7세 이하의 남아의 성조숙의 징후가 있으면 뇌, 고환, 부신에 종양이 있는지 병원에서 정밀한 진단을 받는 것이 좋다. 여아들은 원인 모르는 진성 특발성 성조숙증이 80%로 가장 많고, 난소종양 15%, 뇌의 종양 대부분 양성 혹 악성 5%의 분포를 나타내기 때문이다. 이 시기의 남아 성조숙증은 원인 모르는 진성이 50%, 대뇌병소 20%, 부신피질의 과형성이나 종양 25% 고환종양 5%의 분포를 나타낸다. 그러나 6~7세 이후, 연령대가 올라갈수록 종양으로 인한 성조숙증 발생이 뚜렷하게 감소한다. 만약 부신의 과형성이나 종양에 의해 성조숙증이 나타나면 남녀 관계없이 남성화 현상이 나타나, 수염이 나고 굵은 목소리로 변하며 근육도 증가한다.

(3) 검사

1) 황체형성호르몬과 난포자극호르몬

사춘기가 일찍 왔을 때는 황체형성호르몬과 난포자극호르몬 검사를 한다.

황체형성호르몬 luteinizing hormone, LH 은 여성의 경우, 성숙한 여포를 자극하여 배란과 황체형성에 관여하고 황체호르몬인 프로게스테론 progesterone 이 분비된다. 남성의 경우, LH는 고환의 정소에 있는 세포를 자극하여 테스토스테론 testosterone 을 분비하게 한다.

난포자극호르몬 folicle stimulating hormone, FSH 은 여성의 경우, 난포 발육에 관여하고 난포에서 에스트로겐 estrogen 이 분비되게 한다. 남성의 경우, FSH는 고환이 성숙된 정자를 생성하도록 촉진한다.

2) 성장판

성장판 검사를 한다. 또 필요하면 뼈 나이를 관찰한다.

뼈가 자라는 장소는 팔·다리·손가락·발가락·어깨·손목·팔꿈치·무릎·발목·척추 등 관절과 직접 연결되어 있는 뼈 끝 부분이다. 이 부분이 자라면서 뼈가 길어지면서 팔도 다리도 키도 크게 된다. X-ray 촬영으로 손목과 닿아 있는 성장판이 닫혀있는지, 아니면 어느 정도 열려있는지 여부을 확인하여 판정한다.

3) CT, MRI, USG(초음파)

CT, MRI, USG초음파 등을 시행한다. 의심되는 질환이 있으면 뇌, 부신, 난소, 고환의 종양여부를 확인한다.

(4) 예방

성조숙증 아이들이 왜 급증하는지의 여부는 명확하게 설명할 수는 없다. 그러나 아이의 유전적 요인, 환경적 요인, 비만, 스트레스 등이 복합적으로 작용했을 것이라는 사실은 쉽게 생각할 수 있다.

성조숙증을 방지하기 위하여 우선 경계해야 할 것은 비만이다. 90년대 이후, 우리나라의 식습관이 서구화되면서 소아비만이 급증했고, 이 외에도 생활 주변에서 환경호르몬에 노출되기 쉬운 환경이다. 또한 TV, 인터넷, 각종 매체들을 통해 자극적인 사진과 영상에 어린이들이 무분별하게 노출되는 영향 등을 생각할 수 있다.

인스턴트식품을 비롯한 고칼로리 위주의 식습관이 비만을 유발하고, 체내의 과도한 지방이 성호르몬에 영향을 끼쳐 성조숙증에 노출될 가능성이 높을 것으로 생각된다. 또 어린이들은 스마트폰을 위시한 거의 모든 매체에서 연일 쏟아내는 성적 자극물에 무방비로 노출되어 있다. 이러한 반복되는 성적 자극이 어린이들의 뇌신경을 자극해 호르몬 분비에 영향을 끼쳤을 가능성이 충분히 있다.

스트레스도 성조숙증을 일으키는 하나의 요소인 것은 틀림없다. 실제, 연구조사에서도 가정불화나 결손가정의 아이일수록 성조숙증의 발생률이 높고, 성조숙증 아이들의 많은 경우에 결손가정, 편모나 편부 또는 여러 가지 가정적인 스트레스에 시달린다고 한다. 성조숙증이 아닌 정상 아이들도 스트레스를 많이 받으면 성장호르몬의 분비가 감소하여 성장률이 떨어진다. 따라서 억압이나 통제 또는 규율이 아니라, 부모들의 사랑과 관심이 아이들을 정서적으로 안정시키고, 성조숙증과 비행청소년을 방지하고 모범적인 청년, 훌륭한 성인으로 성장하게 하는 생활환경이 된다.

또한 환경호르몬에 노출되지 않도록 하여야 한다. 환경호르몬은 인체의 내분기계를 교란시켜 생식, 면역 등의 장애를 일으키는 주범 중의 하나이고 성조숙증도 일으킬 수 있다. 우리가 일상생활에서 늘 접하는 일회용 용품을 최대한 줄이고, 플라스틱이나 PVC제품의 사용을 제한하여야 한다. 전자레인지로 음식을 데울 때 플라스틱 그릇이나 랩을 씌우지 않아야 하고, 이밖에도 많은 농약들, 화장품, 무스, 향수, 매니큐어, 음료수 캔의 코팅제, 폐기물 소각 시 나오는 다이옥신 등 생활 주변에 환경호르몬 물질들은 무수히 많다. 특히 어린이의 경우 무심코 장난감이나 블록 등을 입으로 빨면, 칠이나 코팅에 함유된 환경호르몬 물질을 삼킬 수 있으므로 주의하여야 한다.

(5) 음식

성조숙증을 예방하거나 지연시키는 음식은 없다. 전장에 이미 소개한 유아기와 학령기의 식이를 실천하는 것이 아이들의 성장 발육에 가장 이상적이다.

육류나 콩이 여성호르몬인 estrogen을 함유하고 있어 성조숙증을 일으킨다는 사람도 있으나 개인적인 주장일 뿐, 아직까지 특정한 식품이 직접적으로 성조숙증에 영향을 미친다는 연구결과는 없다. 오히려 육류나 콩은 성장기의 어린이들에게 부족해서는 안 될 권장 음식이다. 특히 콩은 에스트로겐을 억제하는 효과가 있다고 보고하였다. 콩에 들어있는 '제니스테인 Genistein'은 해로운 에스트로겐이 수용체와 결합하는 것을 억제하고, 또 비만이나 각종 성인병의 원인이 되는 지방산 fatty acid의 합성을 억제한다고 보고하고 있다. 따라서 콩은 소아 성장에 필요한 급원식품이고, 성인 여성의 유방암의 위험을 줄일 수 있는 좋은 음식이다. 그러나 콩이 함유하고 있는 제니스테인에 대한 역할은 아직 논란의 여지가 있다. 실험적으로 수컷 쥐의 생식기능을 손상시킨다는 보고도 있으며, 손상된 세포의 세포자멸apoptosis을 증가시키고 세포의 증식과 혈관신생을 억제하여 위암 발생을 억제한다는 발표도 있다.

성조숙증에 가장 조심해야 될 음식은 고열량 식품이다. 특히 액상 과당 형태의 단당류가 잔뜩 함유되어 있는 아이스크림이나 과자나 음료수, 포화지방산이나 트랜스지방과 소금이 잔뜩 들어있는 인스턴트를 비롯한 가공음식으로 인한 비만을 경계하여야 한다.

덧붙여서 초등학교 시기 특히, 사춘기 전에 시중에 범람하고 있는 건강기능식품이나 각종 영양제를 남용하는 것도 경계해야 한다.

(6) 한약물

취학 전이나 초등학교 저학년 시기에 한약물 중 보음제 특히 내분비기능을 강화하는 약제는 결핵을 앓거나 완고한 소아천식 등 만성적인 질병을 앓는 특별한 경우가 아니면 삼가는 것이 좋다. 이 시기에는 아이들의 허약한 상태에 따라 소화기, 호흡기 등 다양한 약물을 사용하여 허약한 부분을 도와 성장발육을 돕는다. 그러나 육미지황탕류 등의 보음제는 삼가는 것이 원칙이다. 이 시기에는 결핵이나 천식, 허로 등의 만성 소모성 질병을 앓지 않으면 음허陰虛한 경우가 거의 없기 때문이다. 약을 처방할 때는 체질적으로 허약한 부문을 도우면서, 원기와 집중력을 돕는 것을 원칙으로 하는 것이 좋다.

성조숙증이 있는 경우도 마찬가지이다. 식이 운동 등 생활섭생을 관리하고, 보음제補陰劑가 아닌 보기제補氣劑 중심의 약을 투여해야 한다. 또 성조숙증 아이는 물론 정상적인 사춘기 기간 동안에 한약을 복용할 때는 뼈의 성장을 돕는 두충, 속단, 우슬, 보골지, 금모구척, 오가피 등의 약물을 가하여 투약하면 신장발육에 도움을 줄 수 있다. 사춘기 후기에는 기氣·혈血·음陰·양陽 모든 부문을 살펴, 필요에 따라 약물을 제한 없이 적절하게 사용하여야 한다.

CHAPTER 06 성인의 식이요법

성인은 2013년 07월 01일부터 민법상 20세에서 19세로 낮추었다. 성장에 따른 신체적·정신적 변화가 끝나고, 서서히 노화가 시작되는 시작점이기도 하다. 신체기능은 늦어도 20대 중반 이전에 완전히 성장이 끝나게 되고, 이 시기에 키와 힘, 조절능력, 내구력 등 모든 기능이 최대가 된다. 30대가 되면 신체적인 약간의 감소와 퇴화가 시작되지만 그 변화 정도는 개인마다 다르고, 40~50대까지 사회활동에 필요한 작업능력은 아무런 지장이 없다.

성인기에 나타나는 가장 특징적인 변화는 나이가 들면서 근육량이 감소하고 체지방은 늘고 체액은 감소하는 경향을 나타낸다. 에너지 필요량이 적어지며 신체 각 조직의 노쇠현상이 진행되므로, 신체적 노동능력은 지적능력보다 훨씬 빨리 쇠퇴하여, 나이가 들수록 젊은 사람을 따라갈 수 없다. 그러나 지적능력은 60~70대에 이르러서도 크게 감퇴하지는 않아, 고도로 전문적인 지식이나 오랜 경험을 통해 습득된 지혜 혹은 의사결정 능력은 사용 여하에 따라 더욱 빛을 발하거나 비교적 그 능력이 잘 유지되는 경우도 많다.

2010년 보건복지부에서 발표한 한국인 영양섭취기준에 의하면 19~29세, 30~49세, 50~64세, 65~74세 및 75세 이상의 다섯 성인 집단으로 나누어 에너지섭취와 각종 영양소의 필요량 또는 권장량을 제시하고 있다. 표 2-03

01 열량 섭취

성인이 된 후, 중년에서 노년으로 접어들게 되면 신체 내의 세포 수, 근육량, 활동이나 작업량 등이 감소되면서 이에 따른 열량의 소모량도 줄기 마련이다. 영양섭취기준에 의한 1일 에너지 필요추정량은 19~29세는 남 2,600/여 2,100kcal, 30~49세는 남 2,400/여 1,900kcal, 50~64는 남 2,200/여 1,800kcal, 65세 이상에서는 남 2,000/여 1,600kcal을 섭취하도록 권장하고 있다. 즉, 나이가 들수록 식사량을 조금씩 줄이도록 권장하고 있다. 만약 신체적으로 열량을 감소해야 하는데도 불구하고 지속적으로 같은 식사를 하게 되면 체지방·복부지방·내장지방이 축적되고, 지방간, 고지혈증이 나타나며, 비만을 초래하게 된다.

중년 이후의 비만은 고혈압 당뇨병 등의 성인병 즉, 각종 대사질환의 원인이 되므로 권장열량을 지키는 노력이 반드시 필요하다. 또한 유산소운동은 물론 근육운동을 병행하여야 한다. 운동으로 심폐기능을 강화시키고 근육량을 늘려서 줄어든 기초대사량을 증가시켜 체지방 복부지방을 최대한 줄여야 한다.

02 단백질 섭취

우리 몸을 구성하고 있는 단위인 세포는 수분을 제외한 대부분이 단백질이다. 세포와 조직을 튼튼하게 하고 생명현상을 활력 있게 유지하기 위해서는 단백질이 절대적으로 필요하다. 단백질은 탄수화물, 지방과 마찬가지로 연소하면서 열량을 발생하여 우리 몸에 에너지를 공급한다. 그러나 단백질은 열량원으로서 가치보다는 그 구성원소로 질소를 가지고 있다는 점에 더 많은 의미가 있다. 우리 몸에 존재하는 질소화합물은 단백질과 핵산에 존재한다. 우리 몸속에는 항상 일정량의 질소가 유지되어야 하고, 단백질은 매일매일 새로운 것으로 교체되어야 한다. 몸에서 소실되는 양만큼 보충되지 않으면 저단백성 영양실조에 걸리게 된다.

이러한 신체 내의 단백질 교체는 생명현상이 유지되는 한 지속적으로 이루어지기 때문에 나이가 들어서도 마찬가지이다. 노년으로 갈수록 에너지 섭취를 줄여야하므로 당연히 식사량을 줄여야 한다. 그러나 단백질 섭취량은 50대부터 5g 정도 감소에 지나지 않고, 생명현상이 지속되는 한 1일 45~50g 남50/여45g 을 섭취하여야 한다.

만성 간질환이나 결핵, 암 등의 소모성질환에 필요한 음식 또는 병후에 몸을 보양하는 조리음식이라는 것은 소화가 잘되는 질 좋은 고단백 음식을 제공하는 것을 말한다. 노인이 될수록 치아에 문제가 생기고 또 소화흡수력도 떨어지므로 이에 상응하는 질 좋은 단백질 섭취가 노인 건강에 중요하다.

03 지방 섭취

한국인 영양섭취기준에 의하면 3세~18세까지 에너지의 섭취의 비율은 탄수화물 55~70%, 단백질 7~20%, 지방 15~30%의 비율로 권장하고 있으며, 19세 이상의 성인은 탄수화물과 단백질은 같고 지방은 15~25% 비율로 열량을 공급받도록 권장하고 있다. 큰 차이가 나는 것은 아니지만 그만큼 지방을 적게 섭취해야 된다는 의미가 있다.

연령이 증가할수록 지방섭취를 줄여가야 한다. 중년 이후에는 총열량섭취가 기초대사량과 활동량을 초과하여 소위 '나잇살'이라는 똥배가 나오기 쉬운데, 여기에다 고기를 많이 섭취하면 체지방과, 복부지방, 내장지방이 증가하고 동맥경화를 촉진하게 된다. 또한 동맥경화는 진행하면서 고혈압, 심근경색 등 심장순환기계 질병을 일으키게 된다. 고기에는 동맥경화의 원인이 되는 저밀도 콜레스테롤LDL-cholesterol이 많이 함유되어 있다.

혈액 중의 콜레스테롤에는 HDL-cholesterolhigh density lipoprotein cholesterol과 LDL-cholesterollow density lipoprotein cholesterol의 두 가지 유형이 있다. 저밀도 콜레스테롤LDL-cholesterol은 혈관벽에 침착되어 혈관내경을 좁히고 혈관벽을 딱딱하게 만드는 동맥경화를 유발시키는 위험인자이고, 고밀도 콜레스테롤HDL-cholesterol은 이것을 저지시키고 혈관을 청소해주는 항동맥경화 작용을 한다. LDL-콜레스테롤은 포화지방산을 많이 함유한 동물성지방에 많고, HDL-콜레스테롤은 식물성지방, 견과류, 생선 및 어유에 불포화지방산을 풍부하게 함유하고 있다. 혈관노화를 방지하고 심장순환기계의 젊음을 유지하기 위해서는 PART 02에서 소개한 고도불포화지방산인 리놀레산, 리놀렌산, 아라키돈산, DHA, EPA, EHA 등의 n-3 및 n-6계 지방산인 필수지방산을 반드시 섭취해야 한다.

EPA와 DHA는 n-3계 지방산으로 LDL-cholesterol과 중성지방 수치를 줄이고, HDL-cholesterol 수치를 높여주며, 혈전을 용해시킨다. 즉 혈관을 청소하고 혈액순환을 도와 각종 심장순환기계 질병을 예방하는 역할을 한다. 반면에 n-6계 지방산의 과잉섭취는 혈압을 높일 수 있어서 양을 줄이는 것이 좋다.

이와 같이 n-3계 지방산은 혈액 내 유해 콜레스테롤 함량을 낮추고, 생체생리활성을 증진시키는 기능성 지방산이다. n-3, n-6지방산들은 불포화 지방산의 종류로서 어디에 시스결합이 시작되는 가를 분류한 것인데, 이것을 오메가-3, 오메가-6라고 한다. 오메가-3에서 3이 의미하는 것은 지방산 구조 중 세 번째 탄소에서 첫 시스결합이 이루어지는 것을 말한다. 시스결합은 탄소결합사이에서 수소가 빠져서 탄소가 이중결합한 형태이고그림 2-13, 유동성이 강하여 상온에서 액체로 존재한다. n-3계 지방산오메가-3에는 DHA, α-리놀렌산, EPA등이 있고, n-6계 지방산오메가-6에는 아라키돈산, 리놀렌산 등이 있다.

성인의 경우 1일 지방 섭취량을 50~70g, 필수지방산을 1일 2~6g 섭취할 것을 권장하고 있다. 필수지방산의 섭취비율은 n-6계 지방산을 4~8%, n-3계 지방산을 1% 내외 섭취하도록 권장하고 있다. 가장 이상적인 비율은 n-6 : n-3계 지방산 4 : 1인데, 대부분의 사람들이 10~30 : 1의 비율로 섭취하고 있다. 우리가 섭취하는 식단에서 n-3계 지방산의 섭취는 부족하기 쉽고, n-6계 지방산은 과잉섭취하기 쉽다. n-3계 지방산은 등푸른 생선, 들기름 올리브유 포도씨유 등의 식용유와 견과류에 많이 함유되어 있다.

식용유지는 원료에 따라 식물유지, 동물유지, 우유지방으로 나누어진다. 식물유지의 원료로는 대두, 유채, 옥수수, 면실, 참깨, 들깨, 낙화생, 쌀겨, 해바라기, 아마씨를 비롯한 열매 등이 있다. 동물유지의 원료에는 돼지, 소, 생선 등이 있다. 우유지방으로는 버터가 대표적이다. 가공유지는 식용유지를 원료로 하여 만드는데 경화유, 마가린 쇼트닝, 마요네즈 등이 있다.

이러한 여러 가지 유지 중에서 식물유지가 다양한 필수지방산을 함유하고 있고, 동물유지·버터·가공유지는 포화지방산의 함량이 훨씬 많다. 포화지방산은 상온25℃에서 고체로 존재하므로 조리하는데 편리하게 사용할 수 있고, 또 음식에 첨가하여 가열조리하면 고소하고 바삭바삭한 식감을 나타내어 입맛을 즐겁게 해준다. 근래 시중에서 트랜스지방에 대한 논란이 이슈화되면서 패스트푸드 업계에서는 트랜스지방 대신에 팜올레인유로 대체하여 사용하고 있다. 팜유는 식물성에서 추출한 기름이지만 포화지방산이 44% 정도를 차지하여 쇠고기나 돼지고기의 지방이나 경화유와 별 차이가 없다. 또 커피 프림의 원료인 코코넛유도 마찬가지이다. 포화지방산의 함유량을 대충 비교하면 소고기 〉 돼지고기 〉 달걀 〉 닭고기 〉 생선 〉 콩·두부 순인데, 식생활에 참고하면 된다.

결론적으로, 나이가 들수록 1일 지방섭취를 조금씩 줄여가야 하고, 지방 중에도 포화지방산 섭취를 줄이고 불포화지방산 섭취를 늘려야한다. 또 불포화지방산 중에서 n-3계 지방산의 섭취를 늘리도록 신경을 써야 한다. 이를 위해 육류보다 생선이나 식물성 기름을 섭취해야 하고, 또 소량20~30g/일의 견과류를 보충하는 것도 좋다. 탄수화물 섭취도 제한하여야 잉여 에너지가 지방으로 축적되지 않고, 혈중 중성지방 triglyceride치를 적절하게 유지해준다. 또한 매일 규칙적인 운동을 하면 혈중 중성지방과 LDL-cholesterol치를 저하시키고 HDL-cholesterol치를 유지하면서, 체내 지방 축적을 방지해준다. 이러한 식이는 노년에 발생하기 쉬운 심장병, 고혈압, 뇌졸중 등 심장순환기계와 각종 대사질환에 의한 성인병의 발생을 최대한 억제시켜 준다.

04 비타민 섭취

성인의 비타민 필요량과 권고량은 20대에서 70대 이후까지 거의 대부분 동일하다.

지용성 비타민 중, 비타민 A는 1일 남 750, 여 650μgRE 인데, 50대부터 남 700, 여 600으로 권고량이 소량 감소하고, 비타민 D는 5μg에서 50대부터 10μg으로 필요량이 증가하며, 비타민 E 및 K는 연령과 상관없이 각각 남12mg α-TE 여1012mg α-TE 및 남 75μg 여 65μg이다.

수용성 비타민 중, 비타민 B_1티아민, B_2리보플라빈, B_3나이아신, B_6피리독신 B_{12}코발라민, 엽산 판토텐산, 비오틴은 나이와 상관없이 20대에서 70대 이후까지 필요량이 거의 차이가 없고 권장섭취량은 동일하다. 비타민 C도 나이와 상관없이 남녀 모두 하루 100mg이다.

비타민은 편식하고 않고 음식물을 골고루 섭취하면 부족이나 과다로 인한 큰 문제를 일으키지 않는다. 그러나 잘못된 식생활로 인한 문제를 일으키면 건강과 활력에 많은 지장을 초래하는 것도 사실이다. 일상에서 흔히 비타민 B 군과 C를 보충할 수도 있다. 각각의 비타민에 대한 기능과 질병 및 급원식품은 PART 02 영양소편에 자세히 소개되어 있다.

05 무기질 섭취

무기질의 1일 필요량이나 권장량도 성인의 나이와 상관없이 별로 변하지 않는다. 무기질 중에는 다량원소인 칼슘, 인, 칼륨, 황, 나트륨, 마그네슘이 있고 미량원소에는 철, 망간 구리, 요오드가 있으며, 또한 신체기능에 필수적인 코발트, 셀레늄, 아연과 필수적일 가능성이 있는 크롬, 불소, 몰리브덴 등이 있고 이밖에도 염소, 구리, 불소, 망간, 등 다양한 무기질이 있다. 무기질에 대한 전반적인 정보는 제2장을 참고하고, 여기서는 칼슘과 염분에 대해 기술한다.

(1) 칼슘

많은 무기질 중에서 섭취에 가장 신경 써야 할 무기질이 칼슘이다. 특히 여성의 경우 폐경 이후에는 골다공증의 진행을 주의해야 한다. 여성은 50대부터 오히려 칼슘의 권장섭취량을 50㎎을 늘려서 남성과 같이 1일 700㎎을 권장하고 있다.

골다공증은 노화의 일종이다. 나이가 들수록 뼈에 있는 칼슘이 빠져나오는 것은 자연적인 노화의 현상이다. 그러나 칼슘섭취의 부족, 여성호르몬estrogen 부족, 비타민 D 결핍은 골다공증을 가속화시킨다. 물론 운동이 골밀도를 치밀하게 하고 골다공증을 예방한다. 골다공증은 고혈압이나 당뇨병 등에 비하면 심각한 질병은 아니지만, 일상생활의 동작을 제한하기도 하고 또 가볍게 넘어지거나 작은 충격으로 골절을 일으켜 큰 고생을 하게 된다. 노인들이 겨울철 낙상으로 대퇴나 큰 뼈의 골절로 긴 기간의 고통과 재활의 시간을 보내야 하고, 이 경우 골절뿐만 아니라 합병증으로 심하면 패혈증까지 진행하여 생명을 위협하기도 한다. 노인의 대퇴골절에서 1년 내의 사망률이 20%에 이르고, 의료 환경이 좋지 않은 시골에서는 30%에 이른다는 보고도 있다.

(2) 염분(나트륨)

음식을 짜게 먹는 것이 고혈압에 나쁘다는 것은 누구나 잘 알고 있는 상식이다. 그러나 머리로 알고 있는 것과 행동으로 실천하는 것은 서로 별개인 경우가 많다. 몸에 배인 식습관을 고친다는 것은 쉬운 일이 아니다. 오랫동안 전해 내려온 짠 음식, 그리고 어려서부터 가정에서 먹던 짭짤한 음식을 인위적으로 바꾼다는 것은 여간한 의지가 아니면 어려운 것이 사실이다. 더구나 우리나라 음식문화는 세계에서 가장 수분함량이 높은 습식문화이고 , 또 국이나 찌개에 익숙해 있다. 음식에 수분이 많고 염분농도가 높을수록 우리의 입맛을 즐겁게 해준다. 많은 한국인들이 한 끼의 식사에 우리나라의 1일 나트륨 섭취 목표량 WHO의 2,000mg과 동일 바꾼훨씬 초과하는 1.5~4배를 섭취하고 있다. 무조건 싱겁게 먹어야 건강을 유지할 수 있다는 것을 명심해야 한다.

소금에 관한 자세한 사항은 PART 04 음식과 상식, CHAPTER 03 소금! 조금 더 싱겁게! 에서 자세히 소개한다.

06 성인의 영양

20대는 기초대사량과 활동량이 많은 시기이므로 비만이나 특별할 질병에 시달리지 않는 한 식생활을 특별하게 조절할 필요가 없다. 그러나 신체를 건강하게 유지하기 위해서는 표 2-02의 에너지섭취비율을 지키면서 표준체중[(신장-100)×0.9]에 5% 초과하는 범위 이내를 유지하는 것이 좋다. 또 젊은이들에게 익숙한 탄산음료나 커피, 홍차, 코코아 또는 카페인이 다량 함유된 에너지음료는 되도록 피하여야 한다.

30대도 20대와 별반 차이가 없다. 그러나 체중이 표준체중 이상이거나 비만하면 탄수화물과 기름기 많은 고지방음식을 자제하여야 한다. 30대에는 체지방률이 높거나 비만하더라도 식사횟수를 줄이는 것보다는 세끼 식사를 제때 하되 음식량은 줄이면서 열량이 많은 탄수화물과 지방섭취를 줄이고 비교적 단백질 섭취는 충분히 하여야 한다. 과체중이나 비만에 더욱 조심해야 하는 것은 간식이나 인스턴트 음식을 최대한 절제하는 것이다. 고도비만이 아니면 하루 1~2끼로 식사횟수를 줄이는 것보다는 소량씩 소박한 음식으로 3끼 식사를 제때에 하는 것이 이상적이고 동시에 반드시 규칙적인 운동을 하여야 한다. 또한 30대 기혼 여성의 임신과 관련해서는 비타민 E의 섭취에 신경을 써야 하고, 흡연자는 비타민 C의 하루 필요량이 2배로 증가한다.

40~50대는 노동시간을 하루 최대 9시간을 넘지 않아야 하고, 피로회복을 하기 위한 충분한 휴식을 취하고, 수면부족이 없도록 해야 한다. 40~50대는 비만, 고혈압, 심장병, 당뇨병 등 각종 성인병에 노출되기 쉬운 시기이므로, 절제된 생활을 하여야 한다. 흡연, 과음을 삼가고 규칙적인 운동과 충분한 수면 등 생활섭생을 실천하는 것이 건강의 지름길이다.

그러므로 40~50대의 식이는 이전보다 더욱 철저히 지켜야 한다. 사회활동을 은퇴하기 전까지는 아침식사를 하는 것이 오전에는 활력을 유지하고 저녁의 과식을 방지할 수 있다. 나이가 들수록 지방섭취를 제한하여 총열량의 25%를 넘지 않아야 하고 20% 정도면 더욱 좋다. 지방의 섭취는 네발 달린 동물성 식품을 줄이고, 주로 생선과 식물성 지방을 먹으면 혈관노화를 방지하고 고혈압을 비롯한 심장순환기계 질병을 예방할 수 있다. 두부, 콩류, 생선류, 우유, 치즈 등 단백질 섭취는 나이가 들어도 충분히 섭취하여야 한다. 단백질은 체조직을 튼튼하게 하고 스태미나를 향상시킨다. 또한 짠 음식은 물론이고 뜨거운 음식, 탄 음식 등을 되도록 피하도록 하여야한다.

CHAPTER 07 갱년기(更年期)와 골다공증

갱년기란 매월 지속되던 생리가 중지되는 시기의 전후 약 2년 정도의 기간을 말한다. 여성은 초경을 시작으로 거의 30~40년 동안 주기적인 여성호르몬의 분비로 매달 월경을 하는 생활에 맞춰 지내다가, 폐경을 맞게 되면 여성호르몬의 중지와 함께 여러 가지 신체적·정신적 변화가 생기면서 생체리듬의 혼란을 겪게 된다.

갱년기를 맞는 시기는 개인차가 많다. 대개 초경이 빠를수록 폐경도 빠르고, 초경이 늦을수록 생리도 늦게까지 한다고 한다. 또 생활섭생과 정신적인 상태에 따라 폐경 시기에 많은 차이가 있다고 한다.

01 갱년기증상

갱년기 여성들은 여러 가지 일상생활의 어려움에 직면한다. 심리적으로 불안정해져 신경과민, 초조, 불안, 짜증, 두통, 가슴 답답함, 불면증, 식욕부진 그리고 갑자기 얼굴이 달아오르며 땀이 나고 또 식으면서 한기를 느끼는 등 다양한 증상을 호소한다. 신체적으로도 피로, 요통, 관절통, 근육통 등의 증상이 나타나면서 근골격계의 퇴행성 변화를 보이기도 한다. 또 폐경 이후에는 골조직의 칼슘이 빠져나오면서 골다공증이 빠르게 진행하기도 하고, 혈청 콜레스테롤의 증가로 인한 심장순환기계에 이상을 나타내기도 하는 등 신체 각 기관의 노화의 징후가 가속되기도 한다.

한의학에서는 갱년기의 병리상태를 인체 내부의 음허陰虛로 인해 수기水氣가 부족해져서 화기火氣가 상부로 올라가는 것으로 설명하고 있다. 수기가 부족한 것은 각종 신진대사와 내분비기능 특히 하초下焦에 해당하는 난소·부신·신장의 기능이 쇠퇴하면서, 음액陰液, 진액 체액 호르몬 등의 각종 정밀한 물질이 감소한 것을 말한다. 또 이러한 음허로 인해 화기가 상부로 올라간다는 것은 자율신경의 조절력이 떨어져 특히, 교감신경이 항진되는 경향과 심장신경의 흥분성이 증가하는 것을 말한다.

그로 인해 상부-등, 목, 얼굴, 머리-에 열이 오르고 가슴이 답답해지기도 하며, 혈관이 확장되어 땀이 나고 또 식으면서 으스스 춥기도 하고, 상하의 체온분포가 흐트러져 상부는 더운데 아래는 차게 된다. 또한 가슴이 뛰고 불안, 초조, 짜증 등의 정서불안과 신경불안 등 다양한 갱년기 증상을 유발하게 된다. 이밖에도 갱년기에는 근골격계를 포함한 신체조직의 노화가 빠르게 진행하는 과도기에 해당된다. 한약물도 갱년기증상이 나타나면 이러한 병리의 바탕 위에 수기水氣를 도우면서 화기火氣를 내리는 처방을 구성하고, 심신의 안정을 도모할 수 있는 약물을 가미하여 투여하게 된다.

갱년기 증상의 정도는 사람마다 차이가 있어 비교적 별 고통 없이 가볍게 지나가는 경우도 있다. 이러한 차이는 체질적인 소인에 의하기도 하지만, 평소 규칙적인 식생활과 운동 등으로 건강관리를 잘하면 훨씬 가볍게 지나간다. 또 폐경 후에는 여성으로서의 성적 역할에 심리적으로 위축되거나, 성정체성에 대해 회의에 빠지기도 한다. 폐경 후, 시간이 경과할수록 성적인 욕구·애액 분비의 감소나 소실·질 건조·질 점막의 박리 등이 나타나 부부관계를 할 때에 성교통, 질 점막의 파열이나 염증을 유발하기 쉽다.

02 골다공증

(1) 골다공증이란?

골다공증은 폐경 이후의 여성에게 흔히 발생한다. 골다공증은 골격의 주성분인 칼슘이 노화로 인해 빠져나오면서 골밀도가 떨어지는 것이다. 뼈에 있는 유기성분의 주성분인 칼슘과 무기성분의 주성분인 콜라겐이 상호 보조를 맞추어 단위 체적당 감소되면서 골다공증이 발생하는 것이다. 나이가 많아지면서 장에서 칼슘의 흡수가 줄고, 신장에서 활성형 비타민 D의 생산이 줄며, 소변으로 배출되는 칼슘의 양은 줄어들고, 더욱 중요한 것은 뼈를 만드는 조골기능이 감소한다. 즉, 골다공증은 노화에 따른 자연적인 현상이다.

이로 인해 골조직은 30대 초부터 조금씩 줄어들기 시작한다. 특히 여성은 폐경 직후부터 수년 동안은 폐경 이전의 속도보다 5~10배의 속도로 빠르게 줄어들기 시작한다. 골밀도가 낮아져서 두께가 얇아지고 골조직이 눈에 보이지 않는 작은 구멍들이 증가하면서 뼈가 약해지게 된다. 여성의 폐경 시점부터 골다공증에 대한 각별한 주의가 필요한 것도 이 때문이다.

(2) 칼슘, 비타민 D 섭취

보건복지부의 한국인 영양섭취기준에 의하면 여성의 칼슘 1일 권장섭취량이 19~49세까지 650㎎인데, 50세부터는 남성과 같은 700㎎을 기준으로 하고 있다. 갱년기 이후에는 그만큼 칼슘섭취를 늘려야한다. 그러나 1일 칼슘섭취의 상한량인 2,500㎎을 초과하는 것은 좋지 않다. 골다공증이 있으면 병원에서는 무조건 칼슘제재를 처방하고 있다. 그러나 칼슘섭취를 많이 하여도 뼈에 침착하는 칼슘의 양은 무시할 정도로 아주 작은 양이다. 보통 병원에서는 하루 권장량인 700mg보다 많은 1,000~1,200mg의 칼슘과 비타민 D를 투여한다.

기준량이 2,500㎎을 초과하면 뼈보다는 오히려 동맥벽이나 각종 장기나 조직에 석회화calcification 형태로 축적될 수도 있다. 물론 석회화의 원인은 손상된 조직이나 괴사조직에 혈액이나 영양이 공급되지 않아 칼슘이 축적되거나, 부갑상선 기능이 항진되면 칼슘 대사장애를 일으켜 조직이나 장기에 석회화가 일어나고, 노화나 질병으로 퇴화된 조직에 칼슘이 축적되는 등 다양하다. 따라서 골다공증에 칼슘섭취를 늘리더라도 과잉섭취는 삼가는 것이 좋다.

(3) 골절

골다공증에 가장 경계해야 하는 것은 골절이다. 골밀도가 강한 단단한 뼈는 웬만한 충격을 받아도 뼈에 손상을 입지 않는데 비해, 심한 골다공증은 아주 작은 충격에 쉽게 골절을 일으킨다. 노인의 심한 골다공증은 X-선 사진에 나타난 뼈에 작은 구멍이 무수히 많다. 골다공증으로 인해 골절이 잘 발생하는 부위는 고관절, 척추, 손목, 골반, 늑골, 대퇴골이다.

임상에서 가볍게 주저앉았는데 요추 3, 4, 5번이 한꺼번에 와르르 무너지듯 압박골절을 일으키거나, 살짝 넘어졌는데 대퇴골절을 일으키거나 아주 심각한 골절을 일으켜서 상상 이상의 고통을 당하는 경우도 흔하다. 겨울철 낙상으로 대퇴골 골절을 일으킨 경우 합병증으로 인해 1년 내에 사망률이 15~20%에 이르고, 의료시설이 상대적으로 떨어진 시골에서는 30%에 이른다는 보고도 있다. 전신마취에 의한 수술을 견뎌야 하고, 장기간의 병상생활로 심부 정맥혈전, 폐색전증이나 폐렴, 패혈증의 합병증으로 인한 사망률도 높고, 재활치료와 후유증 등 그 고통은 상상 이상이다.

골다공증은 노화의 일종이지만 젊을 때부터 균형 있는 식생활과 함께 매일 규칙적인 운동을 하는 것이 노인이 되어도 골밀도를 유지하는 지름길이라 할 수 있다.

(4) 운동과 섭생

여성은 폐경이 되는 50대 초반을 전후로 골밀도가 급격하게 낮아져서, 골다공증이 많이 발생한다. 남성은 여성처럼 급격하게 뼈의 강도가 약해지지는 않지만, 매년 0.5~1%씩 골밀도가 낮아져서 여성보다 10여 년 늦게 골다공증이 발생한다.

골다공증의 예방과 치료에 칼슘섭취보다 더 중요한 것이 운동이다. 적절한 유산소 운동과 스트레칭을 하여야 한다. 폐경 전부터 꾸준히 운동을 한 여성은 골밀도가 아주 좋다. 평생을 운동하는 직업을 가진 70대 여성 무용가의 골밀도가 40대 여성 못지않다는 사실은 이를 반증하는 것이다. 폐경 후에는 더욱 절실하게 운동하여야 한다.

운동은 체중 부하 운동을 하는 것이 골밀도를 유지하는데 가장 좋다. 체중이 뼈에 부하되는 체조·제자리 뛰기·스트레칭·걷기·조깅 등의 운동이 앉아서 자전거 타기나 수영보다 골밀도를 유지하는 데에는 더 좋다. 물론 운동은 뼈뿐만 아니라 지방축적을 감소시키고, 근육량을 유지 혹은 늘리고, 심폐기능을 강화시킬 뿐 아니라, 신체 균형감각을 높이고, 심리적으로 안정감과 자신감을 가져다준다.

운동 강도는 보통 60%를 유지할 수 있으면 좋다. 최대 심박수가 대략 180에 나이를 뺀 수치가 60% 정도의 운동 강도가 된다. 즉 60세를 기준하면 최대심박수가 1분에 120회 정도의 강도를 말한다. 물론 노약자나 심폐기능이 약한 경우에는 운동 강도를 40~50% 정도로 더 낮추어야 하고, 건강한 경우에는 70% 혹은 그 이상으로 운동 강도를 높일 수도 있다.

운동 지속시간은 적어도 20분 이상 일주일에 3일은 해야 하며, 매일 40~50분을 하는 것이 가장 좋다. 그러나 골다공증뿐 아니라 체지방을 줄이기 위해서는 더 많은 시간을 투자하여야 한다. 일반적으로 운동을 시작하여 40~50분까지는 섭취한 탄수화물에서 에너지를 동원하고, 그 이후부터는 축적된 지방을 에너지원으로 동원하기 때문이다. 만약 4~5회/주 100분 정도 걸을 수 있으면 2개월 정도 지나면 눈에 띄게 뱃살이 빠지고 체지방이 감소한다. 지속적인 운동은 노년에 젊음 못지않은 심폐기능,

체력, 활력을 가질 수 있게 된다.

또 근력운동을 병행하면 더욱 좋다. 체중을 이용하여 팔굽혀펴기, 윗몸 일으키기, 앉았다 일어서기 등으로 근골격계를 꾸준히 단련한다. 스포츠 센터에서 기구를 이용하여 웨이트 트레이닝을 실시하면 더욱 효과적이다. 물론 처음에는 무리하지 않고, 낮은 강도에서 서두르지 않고 쉬엄쉬엄 하여야 한다. 적응이 되면 조금씩 강도를 늘려가고, 휴식시간도 줄여야 한다. 고령이 될수록 페이스를 낮추고 여유 있게 하여야 하며, 이 경우 준비운동 5분·유산소운동 30~40분·근력운동 15~20분·정리운동 5분의 모든 과정을 합하여 1시간 전후로 하는 것이 좋다. 물론 건강상태에 따라서 운동량을 더 늘리기도 한다. 노년에 근력을 유지하면 뼈를 보조하는 기둥역할을 하여 근골격계의 젊음을 유지해줄 뿐 아니라, 기초대사량을 높여 불필요한 복부지방이나 체지방 고지혈증을 감소시켜 준다.

짠 음식은 칼슘이 소실되게 하여 뼈를 약하게 한다. 소금의 과다섭취는 전장에서 소개했듯이 세포를 마르게 하고, 고혈압 등 각종 심혈관계 질병, 신기능 저하 등 많은 병리현상을 일으킨다. 또한 나트륨은 칼슘과 함께 소변으로 배출되므로 짠 음식은 골조직의 칼슘도 빠져나오게 해서 골다공증의 원인이 되기도 한다. 나트륨 섭취를 2,000mg 줄이면 칼슘 1,000mg이 절약된다. 그러므로 골조직의 노화가 가속되는 폐경 이후에는 당연히 음식을 싱겁게 먹어야 한다.

전장의 영양소편에서 언급했듯이, 비타민 D가 결핍되면 칼슘이 뼈의 기질에 침착沈着하지 못하여, 유골조직이 증가되어 뼈가 물러지면서 골격의 변형을 초래한다. 인체의 피하에 존재하는 비타민 D_3의 전구체인 7-dehydrocholesterol디하이드로콜레스테롤은 일광자외선에 의해 D_3로 전환된다. 이와 같이 비타민 D는 햇볕을 쬐면 몸에서 요구하는 양을 합성하므로, 주 2회 15~20분 정도의 일광욕을 하는 것이 좋다.

CHAPTER 08 노년기의 건강과 영양

노인이 되면 전반적인 생리기능이 떨어진다. 소화, 호흡, 심장순환계, 비뇨생식계, 내분비계, 뇌세포와 뇌신경, 근골격계 등 모든 생리기능이 감소되면서 신체기능도 떨어지게 된다. 노인의 생활은 비교적 단조롭고 행동반경도 줄어들게 된다. 노쇠현상이 심해질수록 낮과 밤의 경계가 모호해져 낮에는 졸고, 밤에는 숙면을 취하지 못하고 자는 둥 마는 둥 한다.

01 노년기의 생리적 변화

노인기가 되면 치아가 부실해져 딱딱한 음식보다 부드러운 음식을 즐기게 되고, 위산 분비가 감소하고, 위내 음식물의 소화가 지연되며, 소장에서 효소분비와 장의 연동운동이 감소되어 영양소의 소화·흡수율이 떨어진다. 쇠약한 노인들은 면역력과 폐기능이 떨어져 사소한 감기나 장염 등의 감염에서 쉽게 폐렴으로 이행하고 또 패혈증까지 진행하여 생명을 위협하기도 한다. 스트레스나 신경자극에 반응능력이 떨어지고, 심박출량이 감소하며, 흔히 동맥경화나 고혈압에 시달리게 된다.

간기능이 저하되어 각종 대사산물이나 독소를 해독하는 능력이 떨어지고, 또한 신기능도 저하되어 노폐물을 제거하는 능력이 감소되며, 내분비계와 함께 성기능도 저하된다. 또한 노인은 체구성도 변하여 지방조직은 늘어나고, 근육조직은 감소하여 기초대사량이 적어지고, 또 활동량도 줄어 신진대사율과 당질에 대한 내성이 감소된다. 이런 이유로 노인들은 비만증이나 당뇨병에 노출되기 쉽다.

신경세포수의 감소와 구조변화, 뇌 위축 등으로 정신적인 노화가 수반된다. 기억력이 감퇴되고 사물의 이름이 떠오르지 않거나 학습능력 등이 저하될 수 있지만, 대개 일상생활에는 거의 지장을 주지 않는다. 그러나 노인들은 기억을 담당하는 중추기관인 해마의 기능이 떨어지므로, 단기기억 능력이 떨어져 이를 활성화시키기 위한 노력을 하여야 한다.

단기기억이란 숫자나 문자, 경험한 것을 7개 정도의 단어로 수 초 동안 의식 속에 유지하는 기억이다. 우리가 의식하는 정보나 사고는 모두 단기기억의 정보에서 출발한다. 외부에 일어난 자극이나 환경을 선택적으로 또는 변용시켜 받아들인다. 단기기억은 현재 받아들인 경험이 무엇인지 감각기관으로부터 들어오는 정보들을 조합하고 통합하여, 짧은 순간 정보를 기억하면서 어떻게 반응하고 행동할지를 가능하게 해준다. 그러므로 단기기억이 낮은 사람은 학습능력이나 행동에 많은 결함을 갖게 된다. 즉, 단기기억은 숫자나 문자를 포함해 단어 7개 정도가 한계인데, 약 18초쯤 지나면 거의 소멸된다. 단기기억을 머릿속으로 반복해서 외우거나 소리 내어 읽으면 장기기억으로 변환되어 뇌에 저장되는 것이다.

해마는 수 초간 기억을 저장하는 단기기억을 장시간 오랫동안 기억하는 장기기억으로 전환하는데 중요한 역할을 담당한다. 또 해마는 쓰면 쓸수록 그 기능이 강화되고, 기억하려 하지 않거나 사용하지 않으면 그 기능이 약화되고 퇴화된다. 그러므로 계산이나 사고 등 머리를 쓰면 쓸수록 해마의 기능이 활성화되고 기억력도 향상된다. 현대인들은 간단한 계산도 습관처럼 기계의 힘을 빌리고, 전화번호나, 가족의 생일이나 주민등록번호, 통장번호, 비밀번호 등 중요한 정보들을 머릿속에 기억하지 않고 컴퓨터나 디지털 기기에 저장한다. 필요할 때는 바로 정보를 검색하고 얻을 수 있기 때문에 대부분의 사람들이 기억하는 것을 귀찮아한다. 우리 몸의 모든 조직은 사용하지 않으면 나이와 상관없이 퇴화된다. 더욱이 노년기에 머리를 사용하지 않으면 해마의 기능은 더욱 심각하게 떨어져, 기억력이 심하게 감퇴되고 치매에 걸릴 가능성이 높아지게 된다. 그러므로 나이와 상관없이 스스로 여러 가지 정보를 머릿속에 기억하고 계산하고 사고하는 것을 생활화하여야 한다.

02 노인과 운동

운동이나 활동부족에 의한 영향은 젊은 사람보다 노인에게 미치는 영향이 더 크다.

노인이 장기간 활동이나 운동을 하지 않으면 여러 가지 장애가 생긴다. 당내인성이 떨어지고, 인체의 대사불균형, 피부의 혈류공급이 줄고 피하지방층이 감소하면서 피부노화가 촉진되고 욕창 등의 피부 감염이 쉽게 발생하고, 골밀도감소로 골다공증이 악화되어 사소한 자극에도 골절을 일으키기 쉽다. 이밖에도 여러 가지 신체기능을 저하시키고, 노화를 촉진하게 된다. 또 정신적으로 우울하거나 활기가 떨어지게 된다.

노인들의 지속적인 운동은 여러 가지 신체기능을 향상시키고 젊음을 유지해 준다. 노인들은 강도가 낮은 운동을 꾸준히 하여 지구력을 향상시키는 것이 좋다. 걷기, 에어로빅, 자전거타기, 수영 등의 유산소운동은 심폐기능을 강화시키고 관상동맥을 비롯한 심혈관계 질환의 위험을 감소시키며, 근육과 골격을 튼튼하게 해준다.

운동은 신경세포의 구조적변화와 뇌세포의 축색돌기 상실을 지연시키고, 호르몬조절로 신경계의 통합성을 유지해주며, 뇌의 신경전달물질을 활성화시키고, 근섬유의 퇴화를 지연시키는 등 다양한 역할을 한다. 또한 지속적인 운동은 성인의 뇌에 새로운 신경세포가 생길 수 있다고 한다. 최근의 연구에 의하면, 운동을 계속하면 새로운 신경세포가 생길뿐 아니라 늙은 신경세포 간에 새로운 연결망이 새롭게 만들어지고 뇌로 가는 혈류량을 증가시켜, 뇌세포에 더 많은 영양과 산소를 공급함으로써 뇌 기능을 향상시킨다고 하였다. 뇌 신경망을 만드는 '뇌유래신경영양인자'brain derived neurotrophic fact, BDNF의 생성을 증가시켜 뇌의 지적 능력을 향상시킨다고 하였다. 또 운동은 심리적으로 자신감과 긍정적인 영향을 끼쳐 생활에 활력소가 되는 장점도 있다.

중년 이후의 여성에게 흔히 있는 요실금은 골반저 근육운동을 하면 도움이 된다. 대표적인 운동이 케겔운동kegel practice이다. 케겔운동은 엎드려서, 누워서, 바닥에 앉아서, 무릎 꿇고 앉아서, 의자에 앉아서 등 다양한 자세에서 할 수 있다. 어떤 자세로 하든지 천천히 심호흡을 하면서 준비를 한 뒤 → 숨을 들이쉬고 상체를 일으키면서 골반근육에 힘을 가하고 → 소변을 끊을 때 쓰는 근육의 느낌을 기억하며 힘을 준 상태－항문 조이는 상태－로 5초를 유지하고 → 숨을 뱉으며 원래 자세로 돌아가는 운동을 말한다. 이런 운동을 10회 반복하는 것을 1회 수행한 것으로 간주한다. 케겔운동을 하루 몇 차례 매일 반복하면 골반저 근육을 강화시켜 요실금에 좋고 이완된 질의 탄력성에도 좋다고 한다. 물론 남자의 정력을 단련시키는 데에도 좋은 운동이 된다.

03 노인기의 영양

노년기의 영양에 영향을 미치는 생리적 기능의 저하에는 타액 분비의 감소, 후각·시력·청력이 저하되고 미각이 둔화되어 짠 음식을 좋아하고, 음식에 대한 전반적인 흥미가 감소하면서 식품섭취가 감소한다. 치아의 이상으로 음식을 씹는데 어려울 수 있고, 식품선택에도 제한되기 쉽다. 위산과 소화효소가 감소하고 장의 연동운동의 저하로 영양소의 소화흡수기능이 떨어진다. 또한 내당능의 저하로 혈당에도 신경 써야한다. 이밖에 신기능의 저하로 체액이 손실되면 쉽게 탈수상태에 빠지며, 근육조직량이 감소하고, 골량감소로 골다공증에 노출되기 쉬우며, 신진대사율 저하와 지방조직이 증가하면서 비만해지기 쉽다.

(1) 3대 영양소의 비율

노인들은 활동량이 적고 근육이 감소하여 신진대사율이 저하되어 열량섭취를 줄여야 한다. 20대의 에너지 섭취가 남 2,600kcal 여 2,100kcal, 30~40대 남 2,500kcal 여 1,900kcal, 50~64세 남 2,200kcal 여 1,800kcal를 섭취해야 하는데 비해, 65세 이상은 남 2,000kcal 여 1,600kcal,로 열량섭취를 적절하게 줄여야 한다.

탄수화물과 단백질은 성인 섭취비율과 거의 유사하게 섭취하고, 지방은 적어도 5% 정도 섭취를 줄이는 것이 좋다. 지방은 1일 15~20g 정도 섭취하여 전체열량의 25%를 초과하지 않아야 하고, 또 포화지방산이 많은 동물성보다는 불포화지방산이 많은 식물성 지방을 섭취하는 것이 바람직하다. 탄수화물은 곡류에서 섭취하고, 가공식품이나 과자류 또는 패스트푸드에 첨가된 단당류 특히, 액상 과당은 최대한 절제하여야 한다. 과당은 포도당이나 자당(설탕)보다 중성지방을 더욱 쉽게 체내에 축적시켜 복부지방이나 지방간을 일으키게 된다. 단백질은 젊은 사람과 같은 양을 섭취하는 것이 좋은데, 이것은 총열량에 비해 오히려 더 많은 양을 섭취하는 것이다. 부드럽고 소화 잘 되는 양질의 단백질을 0.7g/kg 이상 섭취하여야 한다.

이밖에도 골다공증을 지연시키고 예방하기 위해 칼슘섭취에 신경을 써야 하고, 비타민 D의 공급도 함께 이루어져야 한다. 또 인(P)의 과잉섭취는 골조직의 손실을 가져오므로 주의해야 한다.

(2) 영양수칙

- 65세 이상의 노년기의 열량섭취는 20대의 20%, 50대의 10% 정도 적게 섭취하는 것이 적당하다.
- 음식물은 소화흡수가 잘 되는 부드러운 것을 선택한다. 식물성 단백질 섭취를 위해 콩보다는 소화흡수율이 좋은 두부를 선택하거나, 동물성 단백질도 고기보다는 생선을 선택하거나 고기도 잘게 썰어서 조리하는 등 소화흡수가 잘 되도록 한다.
- 노인의 체중은 표준체중(키-100)×0.9을 유지하도록 노력해야 하고, 5% 정도의 초과 체중을 허용범위로 하여 엄격하게 관리하여야 한다.
- 비타민과 무기질은 연령과 상관없이 거의 같은 양을 섭취하여야 한다. 신진대사촉진과 활력을 유지하기 위해 비타민 섭취는 부족하지 않아야 한다. 각종 녹황색채소와 과일을 충분히 섭취하여 비타민과 무기질을 공급하고, 기름진 생선에 많은 지용성 비타민도 공급하여야 한다.
- 칼슘과 철분은 충분히 섭취해야 한다. 골조직에서 칼슘이 빠져나오는 것도 노화현상의 하나인데, 칼슘섭취가 부족하여 가속화되지 않도록 하여야 한다. 실제, 골다공증의 예방과 치료에 가장 필요한 것은 운동이다. 운동은 골밀도를 충실하게 하고 칼슘이 골조직에서 빠져나오는 것을 억제하는 효과가 있다.
- 노년기에는 철분흡수가 낮아지기 때문에 철분섭취량을 늘려야 한다. 철분의 흡수는 식물성 식품보다는 고기에 다량 함유되어 있고 흡수율도 좋다. 그러므로 기름기가 적은 부위의 고기를 하루에 한 끼 정도 소량 섭취하면 철분과 함께 단백질 공급의 효과도 있다.
- 식이섬유도 충분히 섭취하면 장내세균의 환경을 좋게 할 수 있고, 노인성 변비에도 도움이 된다. 나이가 들수록 채식 위주의 식생활을 해야 하는 여러 이유 중의 하나다.

- 노년기뿐 아니라, 평생을 통해 경계해야 할 중요한 기호는 음식을 짜지 않고 최대한 싱겁게 먹어야 한다. 염분의 과다섭취는 고혈압 등 많은 문제를 일으키기 때문이다.
- 노년기에는 세포·조직에 수분이 줄고 체액이 감소하여 수분을 매일 충분히 마시는 것이 좋다.

(3) 생활수칙

1) 영양섭취

노년기에는 영양수칙을 준수하면서 식사량을 줄여 소식하여야 한다.

2) 낮의 활동과 밤의 휴식

노년일수록 낮과 밤이 분명해야 한다. 활동을 해야 하는 낮에 빈둥빈둥 쉬거나 낮잠을 자거나 하여 밤잠을 못 이루는 생활이 지속되면 신체의 모든 기관이 쇠퇴하고 노화가 가속되어 건강을 잃게 된다.

우리 신체는 사용하지 않으면 모든 기능이 쇠약해져 식욕, 소화, 각종 대사기능, 혈액순환, 근골격계, 정신신경 등 모든 기능이 퇴화될 뿐 아니라 휴식이나 수면의 질도 나빠져 만성피로에 시달리고 건강하게 오래 살지 못한다.

3) 운동

노년기의 운동은 젊은 사람 못지않게 중요하다. 운동은 심폐기능을 유지해 주고, 근골격계를 튼튼하게 하며, 혈압이나 당뇨 등 각종 대사질환을 예방하고 치료해 주며, 뇌세포를 활성화시켜 뇌기능을 향상시키고, 심신의 안정과 자신감을 준다.

노년기는 낮은 강도의 운동을 꾸준히 해야 한다. 구체적으로는 60% 정도 강도의 운동을 하는 것이 좋다. 60대는 1분당 심박수가 122, 70대는 116회가 이에 해당된다. 대충 180에 나이를 뺀 심박수가 60% 정도의 운동 강도이다. 운동량은 운동 강도 × 운동시간이다. 그러나 노인들은 운동 강도를 높이면 심장과 폐에 과부하를 일으켜 돌연사 등 문제를 일으킬 수 있다. 또 심폐계통의 병을 앓고 있다면 운동 강도를 더 낮추어야 한다.

실제, 운동으로 체지방을 태우려면 낮은 강도의 운동을 장시간 하는 것이 좋다. 유산소운동을 할 때 운동 초기의 40~50분은 운동 전에 섭취한 탄수화물을 동원하여 에너지로 사용하고, 이후에는 지방을 연소시켜 에너지로 사용한다. 따라서 체지방을 빼려면 낮은 강도로 장시간 운동하여야 한다. 그러나 노인들은 체력에 한계가 있고 피로가 누적되지 않도록 30~60분 정도의 시간을 매일 규칙적으로 하여야 하고, 만약 60~100분 정도를 무리 없이 지속할 수 있다면 건강·장수의 지름길이 될 수 있다.

4) 심리

노인들의 심리상태는 다른 생의 주기와 차이가 있다. 유아기는 놀이가 중심이고, 학령기는 교육과 학습, 청년기는 갈등과 화해, 사회활동에 대한 참여를 중심으로 발달하면서 성장한다. 그러나 노인은 '심신의 위화違和와 활동의 은퇴隱退'가 중심이 된다. 몸과 마음이 옛날 같지 않고 또 사회활동에서 제외된 데서 오는 슬픔이나 분노 또는 외로움이 깔려있는 것이다. 오감도 둔해지고, 정밀성, 수리, 계산, 반응속도 등이 느려지고 저하되는데, 특히 단기기억이 떨어지면서 학습능력이 떨어지게 된다. 더구나 현대사회를 피로사회라고 한다. 그동안 치열한 생존경쟁에서 평생을 힘겹게 달려왔고, 나이가 들면서 감성에너지도 소진되고 사회로부터 경제 활동에서 멀어지고 소외되면서 외로움에 시달리기 쉽다.

이로 인해 노인들의 personality인격, 성격, 개성는 자주적 활동성이 떨어지고 의존성이 커지며, 보수적이고, 완고함, 시기심, 과거자랑, 불평 등을 하기 쉽다. 이런 심리적인 본질은 심신의 위화보다는 사회 및 문화에 대한 분리와 격리이다. 다시 말하면, 사회 참여나 봉사, 문화활동, 운동 등을 적극적으로 할수록 몸과 마음이 건강해지는 것이다.

5) 맺는 말

노인들이 경제활동을 할 수 있다면 더 이상 좋을 수가 없다. 그러나 경제활동의 여부와 상관없이 할 일을 찾아야 한다. 가장 좋은 것이 사회봉사이다. 봉사 중에서도 자기의 전문지식이나 기술 등 자기의 능력을 이용한 봉사가 가장 이상적이다. 아니면 동네 앞마당 청소와 같은 작은 노력봉사도 마찬가지이다. 봉사활동은 이웃을 도울 뿐 아니라 삶의 의의나 존재 가치를 자각하면서 삶의 활력소가 되고, 또 스스로의 자존감과 성취감을 고취시키고 정신건강에 큰 도움이 된다. 우리의 뇌는 이기적인 방법으로 성취를 이룰 때 보다 남을 배려하고 함께 기쁨을 나눌 때 행복을 느끼고 새로운 긍정적인 에너지를 갖도록 설계되어 있다고 한다.

또 운동을 반드시 해야 하고, 기존에 하던 취미생활이나 문화 활동을 좀 더 적극적으로 하는 것이 좋다. 특별한 취미가 없다면 새로운 배움을 통해 만들어야 한다. 노년에 새로운 것을 배운다는 사실은 생활의 활력소가 되고, 성취감을 갖게 해주는 동력이 될 수 있다. 봉사와 취미생활은 신체건강을 유지해주고 또 은퇴하기 전의 긍정적이고 적극적인 상태로 환원시켜, 삶을 윤택하게 하고 즐겁게 해줄 수 있다.

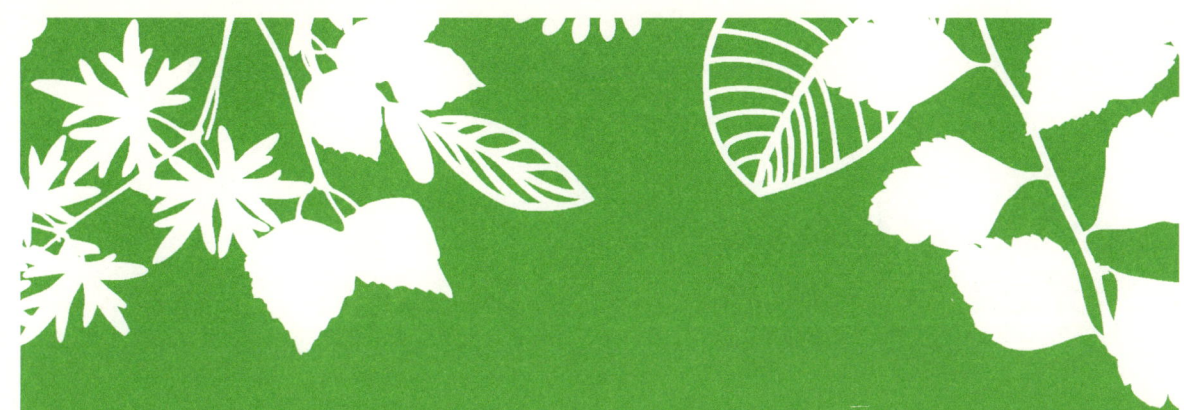

PART 04
음식과 상식

현대에 만연하고 있는 비만, 지방간, 고혈압, 뇌졸중, 당뇨병 등 각종 대사질환에 시달리지 않으려면
균형잡힌 식단을 전제로 생명활동을 영위하기 위한 최소한의 음식을 자연식 위주로 소박하게 먹어야 한다.
우리가 섭취하는 많은 식품들이 보존료, 표백제, 조미료, 향료, 유화제, 강화제, 피막제 등
다양한 용도로 수백종에 이르는 화학적 합성물질이 필요에 따라 식품에 첨가되어 있다.
우리들의 미각은 이러한 식품첨가물은 물론이고, 짜고 기름지고 자극적인 식품에 길들여져
건강에 적신호를 보내고 있다. 그러나 자연친화적인 소박한 음식을 소식하는 것이
건강의 지름길임을 잊지 않아야 한다.
이 장에서는 식이조절, 소금의 역습, 통곡물, 장내 세균, 사상체질에 대한 소개와 함께 MSG,
안토시아닌과 카로티노이드, 해조류 등이 건강에 미치는 영향을 비교적 자세히 기술하였다.

CHAPTER 01 식이(食餌)

01 소식(少食)

장수학자들 중에서 사람이 식사량을 1/2로 줄여 섭취하면 수명은 2배로 늘어날 수 있다고 극단적으로 말하기도 한다. 그러나 음식 섭취를 극단적으로 줄이는 것도 함정이 있고 실천하기는 더더욱 어렵다. 먹는 즐거움을 어느 정도 충족하면서 건강을 유지하여야 한다. 한국인 영양권장량에 의하면 나이에 따른 에너지 섭취를 구체적으로 제시하고 있다. 성인 남자는 대략 하루 2,200~2,600kcal, 성인 여자는 하루 2,000~2,400kcal 정도의 섭취를 권장하고 있다.

소식少食과 과식過食이 수명에 미치는 영향을 연구한 여러 동물실험의 결과에서는 거의 한 목소리로 소식이 오래 산다는 결론을 내리고 있다. 그러나 여기에는 여러 가지 인위적으로 도출한 허점이 있다. 우선 원숭이나 실험동물을 철장 속에 가두어 활동을 제한하면서 폭식을 유도하여 소식을 한 동물군과 비교했거나, 영양소의 불균형에 대한 언급이 없다거나 또는 쥐 실험을 인간에게 고스란히 적용하여 결론은 내리기도 했는데, 이러한 실험설계에 의한 결론을 그대로 사람에게 적용하기에는 상당한 무리가 있고, 또한 실험동물의 사인에 대한 분석이 없는 등 많은 실험연구에서 허점이 있었기 때문이다. 물론 포유동물의 출생부터 죽음까지 그것도 인간과 가장 가까운 영장류를 20년에 걸쳐 실험을 하여 온전하게 관찰한다는 것은 쉽게 할 수 있는 연구가 아닌 것은 틀림없다.

최근 장수와 관련된 논문 'Mixed result for dieting monkeys'를 권위 있는 SCI급

저널인 네이처지 2012년 9월호에 발표하였다. 이 논문에서 소식과 장수에 대한 결과를 발표하였는데, 정량식과 소식을 한 원숭이들의 수명은 별 차이가 없다고 하였다. 이 연구에서는 25년간에 걸쳐 원숭이의 출생부터 죽음까지를 관찰하였다. 이 결과 정량식을 한 원숭이군은 나이가 들면서 당뇨와 종양의 빈도가 높았는데 비해, 정량식의 70% 정도로 소식을 한 원숭이군은 심혈관계 질환의 발생빈도가 높게 나타났다. 그러나 두 군의 수명은 거의 차이가 없었다고 발표하였다. 이 논문에서 2% 부족한 것은 위의 두 그룹뿐만 아니라, 정량식을 초과한 과식에 의한 원숭이도 함께 실험설계를 해서 연구했다면 우리가 원하던 결과를 얻었을 것이라는 생각이 든다. 현대인들이 문제가 되는 것은 과식이나 폭식이다. 이로 인해 지방간이나 당뇨병, 고혈압, 동맥경화, 뇌졸중 등의 심혈관계 질환이나 통풍을 위시한 각종 대사질환에 시달리고 있는 현대사회에 비추어볼 때 더욱 그렇다.

소식少食은 과식·폭식을 삼가고 식사량을 적게 하라는 의미이다. 인체가 필요로 하는 적당한 에너지와 영양분을 골고루 적정량 섭취하는 것이 건강 장수를 위한 필수조건이다. 그러나 인간의 욕구는 물욕이나 성욕은 물론이고, 먹는데 대한 욕구가 항상 넘치기 마련이다. 먹을거리가 풍부하고 손만 벌리면 언제 어디서나 쉽게 구할 수 있는 다양한 식품들을 절제하기는 쉽지 않는 일이다. 스스로 정한 섭취량을 실천하기가 어려울 뿐 아니라, 또 그 기준을 잘 지킨다고 생각하더라도 몸이 요구하는 에너지보다 넘치기 마련이다. 물론 적당량의 에너지 섭취가 부족하면 체내의 대사가 느려지고, 체력과 면역력이 저하되고, 부족한 에너지가 내부 장기를 보호하는데 쓰여 피부와 수족이 차지고, 추위를 타는 등 활력이 떨어지고 생활도 위축되기 쉽다. 그렇다고 에너지와 영양 섭취가 과잉이 되면 잉여 에너지가 지방으로 전환되어 체내의 복부와 장기에 축적되면서 나이가 들어감에 따라 지방간, 복부비만, 당뇨병, 고혈압 등을 위시한 각종 대사질환에 시달리게 될 것이 틀림없다.

그러므로 우리들은 현대에 만연하고 있는 각종 대사질환에 시달리지 않기 위해,

소식少食을 하여야 한다. 물론 음식을 편식하지 않고 골고루 균형 있는 영양섭취를 해야 하고, 또 제때에 규칙적으로 먹는 식사가 전제되어야 한다. 옛 사람들이 '음식은 항상 한 숟가락 적은 듯 먹어라'라고 하신 말씀이 먹을거리가 풍성해진 요즈음 더욱 진리처럼 여겨진다.

02 소식(素食)

건강을 유지하기 위해서는 마땅히 청담淸淡한 음식물을 먹어야 한다.食宜淸淡

청담淸淡이란 싱겁고 담백한 음식 그리고 거친 음식이라는 의미이다. 청담이라는 말 속에는 기름지고 진한 맛을 지닌 음식을 삼가라는 의미를 포함하고 있어, 요즈음 회자되고 있는 '웰빙' 음식에 속한다고 할 수 있다. 즉, 칼로리가 낮고 식이섬유가 풍부한 거칠고 담백한 자연식을 먹어야 한다는 뜻이다.

한의학에서는 청담한 음식을 먹어야 하는 것에는 구체적으로 두 가지를 제시하고 있다. 첫째, 짠 음식을 삼가고소진식염, 少進食鹽, 둘째, 기름기가 적고 자극적이지 않는 소박한 음식 즉, 소식소훈素食少葷을 권장하였다. 짠 음식을 과식하면 전신의 혈액순환장애를 일으키고, 고혈압과 동맥경화 뇌졸중 등 심혈관계 질환의 중요한 원인이 될 뿐 아니라 수분대사의 이상, 위암의 발생, 근육과 골격이 상하는 등 장기적으로는 각종 질병에 시달리게 된다. 또한 기름기가 많은 식품은 소화기능을 상하게 하고, 체내에 습濕과 담痰을 축적시켜 염증이나 화농성 종기가 잘 생기게 되고, 비만 지방간 동맥경화 고혈압 당뇨병 등 각종 대사질환에 쉽게 노출되기 때문이다.

결론적으로 소식少食과 소식素食은 먹는 데 대한 과도한 욕구를 자제하고 절제하여,

담백하고 소박한 음식을 적게 먹으라는 의미이다. 소식少食과 소식素食은 건강에 필수적이다. 음식 섭취량은 생명현상을 유지하기 위한 최소한의 음식을 먹는 것이 이상적이고, 또 마땅히 담백하고 싱거운 음식을 먹어야 한다. 자연 상태의 소박한 음식물에는 건강을 지키는 다양한 미량의 영양물질이 함유되어 있어, 기대 이상으로 생리기능을 활성화시키고 생명력을 배양하며 건강을 유지해 준다. 즉, 음식은 골고루 규칙적으로, 소박한 음식물을 적게 먹는 것이 건강에 이르는 지름길이다.

03 식이조절

식이조절diet을 통해 비만이나 지방간, 고혈압, 당뇨병 등의 각종 대사 장애에 의한 성인병의 치료에 가장 중요한 것은 저칼로리 식이이다. 짧은 기간의 저칼로리 식이에 의해서도 간 내 중성지방을 감소시키고, 인슐린 저항성을 개선시키며, 간 기능을 개선시키는 결과를 낼 수 있다. 그러나 근본적으로 개선시키려면 꾸준한 식이조절이 필요하다. 비만을 비롯한 성인병을 예방하거나 호전시키려면 평소의 음식 섭취량에서 하루 500~1,000kcal 정도 적게 섭취하거나, 영양사나 전문가의 지도하에 일정기간 동안 비만 여자는 1,000~1,200kcal, 비만 남자는 1,200~1,600kcal를 섭취하여 체중을 감소하여야 한다.

한국인은 탄수화물의 섭취가 과잉인 경우가 많다. 우리가 섭취하는 음식에서 탄수화물의 비중이 높을수록 지방간에 노출되기 쉽고, 그 비중이 낮을수록 간 내 지방이 감소하고 간 기능이 호전되는 경향이 있다. 그러나 극단적인 탄수화물의 감소는 오히려 건강을 해칠 수 있고, 섭취하는 총 칼로리의 50~60% 정도가 적당하다. 이를 위해서는 매일 섭취하는 밥을 30%쯤 줄이고, 간식을 최대한 절제하여야 한다.

탄수화물 중에서 가장 문제가 되는 것은 과당fructose과 포도당glucose과 같은 단당류와 포도당과 과당이 결합한 이당류인 자당 sucrose이다. 자당은 흔히 말하는 설탕이다. 이 중에서 최근 문제가 되고 특히 경계해야할 탄수화물이 과당이다. 과당은 대부분의 음료수, 과자 등의 인스턴트식품에 맛을 내는데 사용된다. 과당의 과잉섭취는 고중성지방과 지방간을 유발하고, 지방간 환자의 간 조직에 섬유화를 일으킬 수 있으므로 주의하여야 한다.

고지방식이는 간 내 중성지방을 증가시키고, 또 지방간을 유발할 뿐 아니라 실험적으로는 간세포의 염증을 동반하고 간세포의 자멸 apoptosis을 유도하여 지방간염으로 진행할 수 있다. 만약 지방간염이 수년에서 수십 년에 걸쳐 장기간 지속되면 간세포의 변성과 괴사가 반복되고 섬유조직이 증식되면서 간경화로 이행할 수 있다. 특히 동물성지방은 포화지방의 함량이 높아 지방간이나 비만뿐 아니라, 혈관내벽에 축적되어 동맥경화를 일으키고 혈액순환에 문제를 일으킨다. 이로 인해 지방의 과잉섭취는 지방간, 고혈압, 심혈관질환, 당뇨, 대사증후군 등을 일으키는 원인이 될 수 있다.

포화지방산과 마찬가지로 트랜스지방의 섭취도 줄여야 한다. 트랜스지방은 액체상태의 불포화지방산에 수소를 첨가하여 반고체상태로 만든 자연에는 존재하지 않는 인공지방산이다. 흔히 요리에 사용되는 쇼트닝, 마가린이 대표적인 트랜스지방이다. 트랜스지방은 주로 튀김, 마요네즈, 수프, 케이크, 쿠키, 아이스크림, 햄, 소시지, 과자 등을 만들 때 이용되는데 포화지방산과 마찬가지로 비만 지방간 고혈압 심혈관질환 당뇨병의 유발과 밀접한 관련이 있다. 과자나 가공식품에 트랜스지방이 함유되어 있지 않은 경우에는 그 자리를 포화지방산으로 대체되었다고 생각하면 틀림없다.

그러나 견과류나 식물의 씨나 열매, 생선 등에 함유되는 있는 지방은 불포화지방산의 함량이 높아 매일 일정한 양을 섭취하여야 한다. 불포화지방산은 간에서의 지방산 생성을 억제하고 분해를 촉진하여 간 내 지방축적을 예방하고 지방간환자의 간 내 지방의 분해를 촉진하여 간 내 지방이 감소된다고 보고하고 있다. 이뿐 아니라 혈관벽에 쌓인 저밀도콜레스테롤 LDL-cholesterol을 청소하고 혈관의 탄력성을 유지하여, 혈액순환을 원활하게 하기 때문에 고혈압과 심혈관질환을 예방하고 개선하는 효과가 있다. 특히 들깨, 해바라기 씨, 올리브 등에 많은 단일 불포화지방산monounsaturated fatty acid, MUFA과 견과류나 생선에 많은 흔히 오메가-3 라고 일컫는 n-3계 고도불포화지방산polyunsaturated fatty acid, PUFA은 지방간의 예방과 치료는 물론 복부 지방을 감소시키고, 혈관을 청소하여 고혈압 심혈관계를 개선시키며, 인슐린 저항성을 개선시켜 당뇨병에 도움이 된다고 보고하고 있다.

우리가 섭취하는 식단에서 n-3계 지방산의 섭취는 부족하기 쉽고, n-6계 지방산은 과잉섭취하기 쉽다. 불포화지방산 중에서 n-6계의 과잉섭취는 오히려 혈압을 높일 수 있으므로 섭취를 어느 정도 제한하는 것이 좋다. 정부에서는 성인의 경우 1일 지방 섭취량을 50~70g, 필수지방산을 1일 2~6g 섭취할 것을 권장하고 있다. 필수지방산 중에서 n-6계 지방산을 4~8%, n-3계 지방산을 1% 내외 섭취하도록 권장하고 있다. 그러나 대부분의 사람들이 n-6 : n-3계 지방산의 섭취를 10~30 : 1 정도인데, 가장 이상적인 섭취비율은 4 : 1 이다. n-3계 지방산은 등푸른 생선, 들기름, 올리브유, 포도씨유 등의 식용유와 견과류에 많이 함유되어 있다.PART 03. CHAPTER 06 지방 섭취 참조

단백질의 섭취는 상당히 진행한 신장질환이나 통풍, 간성혼수 등의 특수한 대사질환이 없으면 거의 모든 경우에 충분한 섭취를 하여야 한다. 다만 육류나 가공음식 위주의 단백질을 많이 섭취하는 것은 경계하여야 한다. 이러한 음식물에는 포화지방산이 많이 함유되어 있어, 이로 인해 고지방식 또는 염분이나 각종 식품첨가물의 과도한 섭취에 의한 여러 가지 문제를 일으킬 수 있다. 따라서 단백질은 콩이나 두부, 생선을 위주로 섭취하고, 육류는 어느 정도 제한하여 섭취하여야 한다.

하루 몇 끼? (단식과 식사)

01 1일 1식

　1일 1식을 제안한 '나구모 요시노리' 외과의사는 공복을 느낄 때 '시르투인sirtuin'이라는 장수 유전자가 나오고, 특정 호르몬이 감소하면서 손상세포들을 치유하고 많은 질병들을 예방하는 효과가 있다고 하였다. 시르투인은 MIT대학의 레너드 가렌티 교수가 1999년 발견하여 발표한 유전자인데, 이 유전자는 세포 내의 노화과정과 대사활동을 주관하면서, 세포의 노화를 조절하는 역할을 한다. 가렌티 교수는 인간이 위장 용량의 60~70% 이하로 음식물 섭취를 줄이면 세포의 산화와 환원에 관여하는 조효소인 NAD nicotinamide adenine dinucleotide의 농도가 높아지면서 시르투인을 활성화시켜 수명이 연장된다고 하였다. 즉, 영양 상태에서는 시르투인이 분비되지 않기 때문에, 일부러 굶주린 상태를 만들어 시르투인을 분비하게 함으로써 노화의 속도를 늦추고 수명을 연장시킬 수 있다고 하였다. 배가 고플 때 생성되는 장수 유전자라고 알려진 시르투인은 뇌, 간, 신장 등에서 만들어지고, 노화세포의 사멸을 억제하는 것으로 알려져 있다.

　이와 같이 시르투인은 음식섭취량을 현저히 줄이거나 굶주린 상태에서 활성화되므로, 인위적으로 이런 상황을 만드는 식이요법이 1일 1식의 핵심이라 할 수 있다. 또 시르투인은 폴리페놀의 일종으로 항산화작용을 하는 레스베라트롤에 의해서도 활성화된다고 한다. 레스베라트롤은 오디, 땅콩, 포도, 양파의 껍질 또는 채소나 과일의 껍질 또는 견과류의 속껍질에 들어있는데, 시르투인을 활성화시킬 뿐만 아니라 혈청

내 콜레스테롤을 낮추고 동맥경화나 심혈관계에도 좋은 물질이다.

저자는 하루 한 끼 먹으면 집중력이 좋아진다고 하면서, 배에서 '꼬르륵' 소리가 날 때 식사하라고 하였다. '꼬르륵' 소리는 노화방지를 위한 장수호르몬인 '시르투인'을 발동시켰다는 신호라고 하였다. 또 그는 하루 세끼는 엄청난 과식이므로 아침과 점심을 굶고 저녁만 먹으라고 하였고, 음식물도 통째로 먹어야 한다고 하였다. 곡물은 통곡물, 과일은 껍질째, 생선은 뼈째, 식물은 뿌리·줄기·잎을 통째로 먹는 것을 강조하였다. 또 배가 고플 땐 과일이나 간식을 조금 먹되, 반드시 탄수화물을 피하라고 하였다.

하루 한 끼만 먹고 생활하는 것이 건강에 좋을지 어떨지는 이론의 여지가 많다. 사실 1일 1식에 적응하여 절제된 식사를 한다면 인체 내의 호르몬 등 생리적으로 아무런 문제가 없다고 한다. 또한 통곡물, 통식물, 껍질째 과일을 먹는 것 등은 우리 모두가 실천해야 할 좋은 방법이다. 인체가 필요로 하는 영양소 특히 건강에 꼭 필요한 다양한 특별한 성분들이 여기에 많이 함유되어 있기 때문이다. 이뿐 아니라, 통째 먹으면 식이섬유에 의한 포만감이 더 오래 지속되어 음식을 절제하는데 도움이 된다.

1일 1식이 건강에 좋다고 하더라도, 이것을 장기간 실천하기는 어렵고 고통이 따르는 식이요법이다. 사회활동을 왕성하게 하면서 배고픔을 견딘다는 것은 참기 힘든 고통이 되고, 또 폭식을 유도한다. 다시 말하면 생리적으로 몸에서 요구하는 음식섭취에 대한 욕구를 장시간 절제해야 하는 고통과 함께 기운이 부족해지고, 활력이 떨어져서 매사에 의욕이 줄고, 일에 대한 능률도 떨어지기 쉽다. 또 장시간의 배고픔 뒤의 식사는 폭식을 하기 쉽다.

더구나 성장기의 청소년은 성장발육에 지장을 초래하게 되고, 임산부는 산모와 태아 모두 문제를 일으키게 된다. 또 당뇨병, 호흡기질환, 소모성질환 등을 앓고 있을 때에는 질병을 더욱 악화시키므로 이 경우 1일 1식은 절대 해서는 안 될 식이요법이다.

요시모리 박사는 하루 세끼를 먹는 것은 엄청난 과식이어서, 비만과 소화 장애, 피부노화, 혈관노화를 촉진한다고 하였다. 그러나 세끼의 식사를 적절히 균형 있게 먹는 것을 전제한다면 상당히 왜곡된 표현이다. 균형 있는 적절한 영양섭취와 에너지공급이 인체를 건강하게 하고 활력 넘치게 한다는 가장 기본적인 것을 간과한 것이다.

1) 시르투인(sirtuin)

시르투인sirtuin, SIR2은 1999년 미국 MIT대학의 '레너드 가렌티Leonard Guarente' 교수팀이 발견한 유전자인데, 노화와 수명에 관련된 대부분의 반응경로를 통제하고 조절하는 장수유전자이다. 우리가 섭취하는 음식물을 위장용량의 70% 이하로 줄이면 미트콘드리아 내의 NADnicotinamide adenine dinucleotide가 증가하고 이로 인해 시르투인이 활성화된다고 하였다.

'저열량식 ⇒ 미토콘드리아 내의 NAD 활성 ⇒ sirtuin 활성 ⇒ 노화억제'

미토콘드리아는 유기물을 분해하여 에너지를 생산하는 세포호흡을 하는데, 이때 활성산소도 함께 발생되어 세포를 구성하는 성분을 산화·손상시키게 된다. 인체에서 발생하는 활성산소의 90% 이상이 미토콘드리아에서 나오며, 활성산소는 암과 같은 각종 질병을 유발하는 것은 물론, 노화를 가속시키는 원인 중의 하나이다. NAD는 탄수화물·지방·단백질의 분해반응에 작용하는 조효소로서, 세포의 에너지대사에 중요한 역할을 한다. NAD가 많이 생성되고 이로 인해 시르투인 유전자가 활성화되면 미토콘드리아와 세포핵과의 소통을 활성화시켜 심혈관, 당뇨, 구내염, 피부염, 체력저하 등에 긍정적인 역할을 한다.

시르투인은 세포 내의 노화과정과 대사활동을 주관해서 세포노화를 조절한다. 시르투인은 비만을 억제하고 당뇨병, 고혈압 등의 대사질환의 예방과 치료에 도움이 되고 노화세포의 사멸을 억제하여 인간의 수명을 늘리게 된다. 시르투인 유전자가 활성화되면 뇌, 간, 신장 등에서 시르투인단백질을 왕성하게 생산한다. 시르투인 단백질은 단백질 탈아세틸화효소protein deacetylase, 다시 말하면 DNA에서 아세틸그룹을 제거하는 역할을 하여 노화세포의 사멸을 억제하게 된다. 아세틸그룹은 대부분 노화를 촉진하는 유전자에 붙어있어, 시르투인 단백질에 의해 아세틸그룹이 제거되면 노화 촉진 유전자의 발현이 느려지게 되는 것이다.

인간을 포함한 동물은 배가 부르면 면역력이 떨어진다. 폭식, 비만 등으로 체내에 과도하게 축적된 지방조직은 렙틴과 TNF-α종양괴사인자, PAIplasminogen 활성억제-1, 아디포넥틴adiponectin 등 아디포사이토카인adipocytokines이라는 여러 가지 생리활성 물질들을 분비한다. 이러한 생리활성 물질들은 신체에 유용한 기능들을 수행하지만, 지방세포 특히 내장지방의 과다로 인하여 분비가 늘어나면 인체에 여러 가지 이상 현상을 초래하게 된다. 예를 들어, TNF-α라고 하는 종양괴사인자는 과도할 때 동맥벽에 염증을 유발해 동맥경화 발생률을 높이고, 백혈구에 작용하게 되면 레지스틴resistin이라는 물질을 생성하여 인슐린의 혈당조절 기능을 떨어뜨려 당뇨병을 유발하게 된다. 그러나 공복 상태에서는 식욕촉진 호르몬인 그렐린과 성장호르몬이 분비되고, 시트루인 유전자가 활성화되고, 아디포사이토카인 중 아디포넥틴이 분비되어 비만과 당뇨병 예방과 치료에 도움이 되고 혈관을 젊게 유지하는 등 여러 가지 생명력이 향상되는 현상이 나타난다.

이와 같이 저열량식을 하면 인슐린과 성장인자 IGF-1 작동을 멈추고, 근육에서 미토콘드리아가 활성화되어 에너지 생산을 높여 내장지방이 줄고, 아디포넥틴이 혈액으로 많이 분비되어 비만 당뇨 심혈관계를 건강하게 하고 대사증후군을 방지해 준다. 또한 저열량식은 NAD를 증가시키고 시르투인 유전자를 활성화시켜 미토콘드리아가 에너지를 생산할 때 발생하는 활성산소를 억제하여 세포의 산화적 손상을 막아 노화를 억제하게 되는 것이다. 이로 인해 고혈압 동맥경화 등의 심혈관계, 치매 파킨슨 등의 뇌기능저하, 내장지방 지방간 당뇨병 등의 대사질환, 대장암 등을 감소시키고 노화를 억제하게 된다. 한편 저열량식은 미토콘드리아의 연료인 포도당감소로

ATP_{adenosis triphosphate} 생산량을 감소시키거나 또는 운동을 하면, ATP 생산촉진효소인 AMPK_{AMP activated protein kinase}가 활성화되어 근육세포의 미토콘드리아의 수가 증가하여 ATP의 생산을 증가시켜 보상하면서 지방합성을 억제하고 지방연소를 촉진하게 된다. 그림 4-01

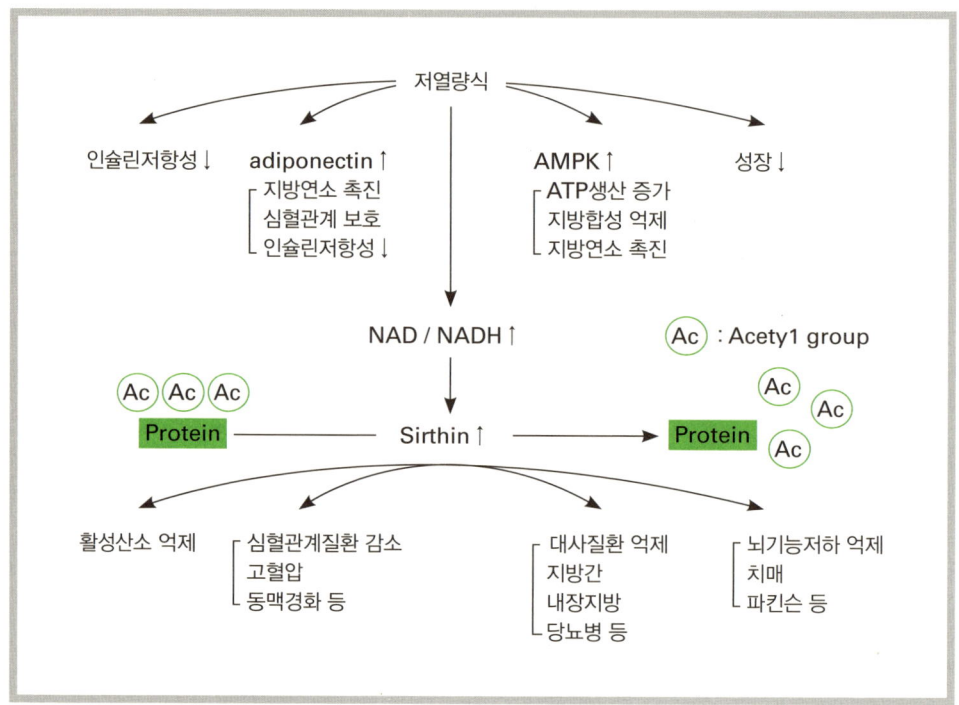

그림 4-01 **저열량식과 시르투인**

그러나 아직 시르투인에 대한 역할은 논란의 여지가 있다. 사실 수명에 관한 모든 열쇠를 시르투인 유전자가 가지고 있는 것은 분명히 아닐 것이다. 소식은 건강과 수명에 긍정적인 역할을 할 것이고, 시르투인 유전자는 일정부분 노화를 억제할 수 있을 것이다. 2007년 가렌티 교수 연구팀은 시르투인_{SIRT2} 유전자가 많이 발현되도록 조작한 쥐가 노년의 건강은 더 나았지만 수명이 늘어나지 않았다는 실험결과를 발표했다. 또 효모 균주에 따라 저열량식으로 수명이 연장되기도 하고, 시르투인이 수명연장의 효과가 나타나지 않기도 하였다. 또한 2008년 Garber, K.는 시르투인SIR2 과발현이 선충과 초파리의 수명연장에 효과가 없다는 연구결과를 '네이처'에 발표하였다. 따라서 시르투인에 대한 다양한 효과는 앞으로 관찰해야 할 숙제이고, 또 시르투인이 수명에 관한 것을 다 설명할 수는 당연히 없을 것이다.

2) 인슐린과 글루카곤

우리가 식사를 하면 췌장에서 분비되는 인슐린insulin의 작용으로 혈당을 글리코겐glycogen 형태로 간에 저장하거나 혹은 지방세포에 축적된다. 또 공복이 되어 혈당이 떨어지면 췌장에서 분비되는 글루카곤glucagon의 작용으로 혈당량을 증가시켜 배고픔에서 벗어난다. 이와 같이 평소의 일상생활에서 생기는 배고픔이나 공복상태가 되면 췌장에서 분비되는 서로 길항작용을 하는 두 호르몬으로 식욕을 조절한다.

3) 렙틴과 그렐린

인슐린과 글루카곤보다 더욱 근본적인 식욕조절은 렙틴leptin과 그렐린ghrelin에 의해 조절된다. 즉, 그렐린은 식욕증가 호르몬이고 렙틴은 식욕억제 호르몬이다. 사람이 공복상태가 되면 위장에서 식욕을 촉진하는 그렐린 분비가 증가하고, 그렐린은 뇌의 시상하부에 있는 식욕을 촉진하는 화학물질인 NPYneuropeptide Y와 성장호르몬의 분비를 촉진시켜, 식욕중추를 자극하여 음식을 섭취하도록 유도한다. 음식을 섭취하여 혈당이 높다지면 그렐린의 분비가 감소하고 랩틴의 분비량이 증가하면서, 이와 동시에 CARTcoccain amphetamine regulated transcript의 분비를 증가시켜 시상하부의 포만중추를 자극하여 포만감이 들게한다. 1일 1식으로 장시간의 공복기를 거치면 당연히 기름지고 열량이 높은 음식을 찾게 되고 과식이나 폭식을 하게 된다. 장시간 공복상태가 되면 그렐린의 분비량이 많이 증가하기 때문에 열량이 높고 기름진 음식을 선호하고, 또 과식이나 폭식을 하는 것은 자연스런 현상이다.

그럼에도 불구하고 하루 한 끼의 식사를 거칠고 담백한 음식으로 평생 동안 먹는다는 것을 여간 인내가 필요한 것이 아니고 또 고통스러운 일이다. 1일 1식의 저자나 특별한 사람만이 할 수 있는 절제이고, 그저 감탄할 수밖에 없는 대단한 일이다.

이와는 반대로 음식을 섭취하여 배가 부르면 식욕이 줄어들도록 렙틴이 분비된다. 우리가 음식을 먹기 시작하여 배가 부르다는 것을 뇌가 인지하는 데에는 적어도 20분이 걸린다. 뇌는 혈액내의 포도당을 에너지원으로 사용한다. 만약 혈액 내의 포도당 농도가 낮아지면 섭식중추는 음식을 '섭취하라!'고 지시하고, 혈액 속의 포도당 농도가 높아지면 포만중추가 반응해서 '그만 먹어라!'는 신호를 보낸다. 즉, 혈액 내의 포도당 농도에 따라 식욕을 조절하는 반응을 하는 것이다.

섭식중추는 시상하부 외측에, 포만중추는 시상하부 내측핵에 있어 이와 같은 반응을 한다. 이와 같이 밥을 먹기 시작하여 시상하부에서 포만중추를 활성화시켜 포만감을 느끼려면 최소한 20분이 경과하여야 한다. 따라서 과식을 피하려면 음식을 적어도 20분에 걸쳐서 되도록 천천히 적어도 먹어야한다. 즉, 음식 섭취를 시작한지 20분이 경과해야 뇌의 시상하부의 조절에 의해 렙틴이 분비되므로, 과식을 피하려면 음식을 천천히 먹어야하는 것이다. 만약 렙틴의 분비가 줄면 식사를 많이 해도 포만감을 느낄 수 없어 과식이나 폭식을 하게 되고, 렙틴분비가 증가하면 식욕이 억제되면서 식사조절이 쉬워진다.

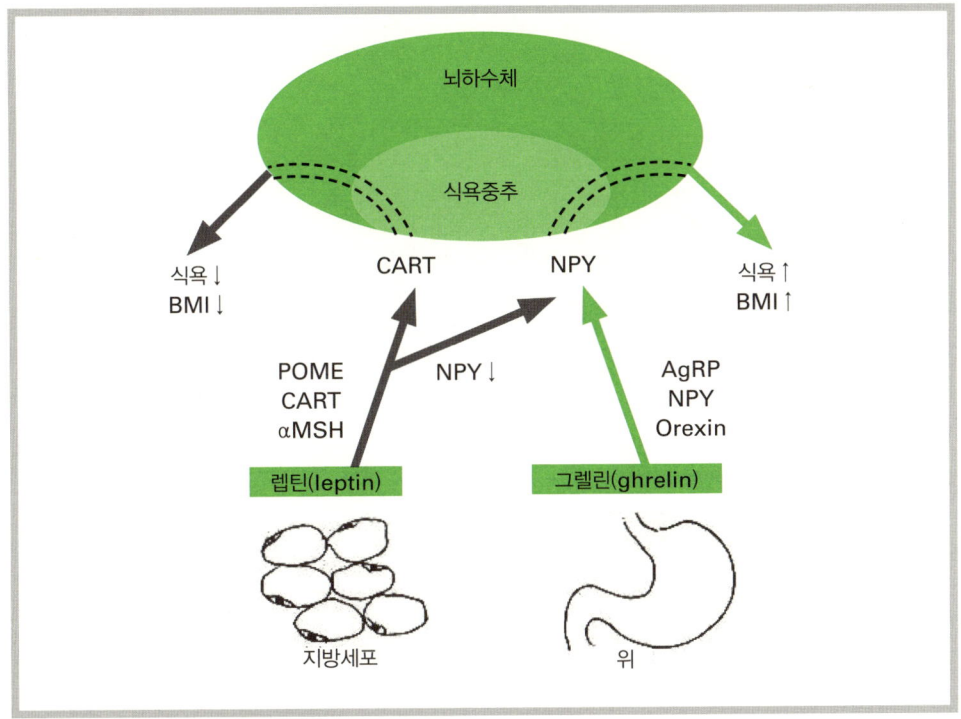

그림 4-02 **그렐린과 렙틴(시상하부 내·외측 섭식중추와 포만중추)**

다이어트를 통해 체중을 줄이려면 운동이나 활동량을 늘려 렙틴 분비량이 증가하도록 해야 하고, 또 식이섬유가 많은 음식을 섭취해도 렙틴 분비가 증가하면서 쉽게 포만감을 느끼게 된다. 또 스트레스는 렙틴 분비량이 감소하고 그렐린 분비량은 증가하게 되는데, 늦은 밤에도 이와 같은 현상이 나타나 야식의 유혹에 직면하게 된다. 그러므로 스트레스에 노출되거나 취침시간이 늦을수록 음식을 많이 먹게 되고, 이러한 상황이 반복되면 과식이나 폭식으로 비만이나 각종 대사질환에 노출되기 쉽다. 또한 렙틴 분비량의 증가는 음식물 섭취의 감소뿐 아니라 에너지소모를 증가시키고, 체지방을 줄이며, 세포 내의 지방산과 중성지방합성을 감소시키는 역할을 하기도 한다.

4) 요요현상

인체가 수개월 이상 수년 동안 장기간에 걸쳐 1일 1식을 하면 인체는 생존하기 위해 공복기에는 에너지 소비를 줄여 기초대사량이 감소하고 신진대사도 느려져서 에너지를 절약하는 체질로 변하게 된다. 또한 심한 다이어트 후에 다시 본래대로 식사를 하면 인체는 섭취한 음식물의 잉여 에너지를 최대한 지방으로 저장하려고 한다. 만약 1일 1식으로 에너지 절약형 체질로 신체가 적응하고 있는데, 거기에다 또 하루 한 끼의 에너지섭취를 과도하게 하면 많은 잉여 에너지가 체지방·복부지방·내장지방으로 쌓이게 되는 것이다.

이러한 현상은 극단적인 다이어트로 많은 체중을 감소한 후에 원래의 식이로 돌아갔을 때 나타나는 '요요현상'과 비슷하다. 극단적인 다이어트 중에는 단백질을 에너지원으로 동원하여 체지방에 비해 주로 근육량 감소에 의한 체중감소가 일어나게 된다. 그 후 또다시 원래의 식사로 돌아가면 근육이 감소한 상태에서 처음보다 더 많은 지방이 축적되면서 체중이 증가하는 것이다.

만약 1일 1식을 장기간 계속하다가 다시 1일 3식으로 환원하면 이미 에너지절약형으로 변한 신체는 에너지 과잉섭취로 인해 지방축적이 더욱 가속화되면서, 빠르게 체중이 늘고 각종 대사질환에 쉽게 노출되어 고통을 받을 수도 있다. 그러므로 1일 3식으로 환원했을 때에는 일정기간 더욱 엄격한 절식을 거쳐 조금씩 칼로리를 늘려야 한다.

5) 1일 1식의 부작용

이와 같이 1일 1식은 여러 가지 생리적인 욕구를 거스르는 어려움이 따르고, 식욕을 억제하기도 어려운 식이요법이다. 또 하루 한 끼만 먹어서 나타날 수 있는 부작용도 여러 가지 있다. 체력이 떨어지고, 요시노리 박사가 집중력이 좋아진다고 하였으나 오히려 집중력 저하가 올 수 있고, 가끔 저혈당에 의한 허기감으로 손발이 후들후들 떨리거나 어지러움에 시달릴 수 있고, 신물이 올라오거나 속쓰림, 위염 등의 소화기질환이 발생하기 쉽다.

인체는 공복이나 식사 때가 되면 위장에서 염산이나 펩신과 같은 위산과 소화액이 분비되어, 음식을 소화시키기 위한 준비를 한다. 그런데 1일 1식에서는 공복기가 길어 이러한 상태에 반복적으로 노출되면 위염, 위·십이지장궤양, 역류성 식도염이 쉽게 발생할 수 있는 것이다. 이외에도 면역력이 떨어지고, 일에 대한 의욕이 저하될 수도 있고, 식사에 대한 강박관념이나 식이를 철저히 지키지 못하는 죄책감으로 의기소침할 수도 있다.

앞서 언급했듯이, 인체는 굶주림 상태에서는 '그렐린'이라는 호르몬이 위장에서 과잉 분비되어 식욕을 급격히 상승시켜 열량이 높은 달고 느끼한 음식을 선호하고 또 과식이나 폭식을 유도한다. 1일 1식을 제안한 요시노리 의사와 같은 식이를 철저히 지킨다는 것은 여간 어려운 일이 아니다. 엄청난 식욕을 인내하려면 많은 고통이 따르고, 바쁜 현대생활에서 왕성한 활동을 하기에는 그리 권장할만한 식이요법이 아닌 것으로 생각된다. 만약 1일 1식으로 기운이 부족한 채 하루의 일을 감당하고, 긴 공복기를 거쳐 몸이 시키는 대로 과도한 식욕을 해소하기 위해 기름진 고열량 음식으로 폭식을 하고, 또 이러한 폭식에 장기간 노출되면 복부비만이나 심장순환계의 이상 또는 각종 대사질환 등에 오히려 쉽게 노출될 수 있을 것이다.

6) 1일 1식과 체중감량

그러나 1일 1식은 고도비만자BMI :체중/키², 30이상의 체중감량이나 또는 초고도비만BMI 35 이상으로 일상생활이 힘든 사람에게 단기간에 체중을 감량하는 식이요법으로 활용한다면 좋은 방법이 될 수 있을 것으로 생각된다. 물론 이 경우에는 하루 한 끼 식사를 위한 적절한 식단과 가벼운 간식을 먹는 것도 고려해야 하고, 반드시 운동에 대한 적절한 처방이 필요할 것이다.

이 경우의 운동은 1일 1식이므로 대개 공복 시의 유산소운동이다. 운동을 할 때 사용되는 에너지는 탄수화물, 지방, 단백질의 순으로 동원된다. 그러나 공복 시의 유산소운동은 포도당이 낮아, 지방이 에너지로 사용되는 이용률이 높기 때문에 복부나 내장지방을 태우는 데 유리하다. 물론 고도비만자의 무리한 공복운동은 심폐기능에 과부하를 일으킬 수 있으므로 조심해야 하고, 또 극단적인 절식은 단백질아미노산을 에너지원으로 사용하기 때문에, 근육의 손실도 가져올 수 있으므로 식단과 운동 모두 전문가의 도움을 받는 것이 좋다.

02 간헐적 단식(Intermittent Fasting)

간헐적 단식법The Fast Diet의 저자 '마이클 모슬리Dr.Michael Mosley' 박사는 시작하는 말에서 칼로리를 제한하지만 최적의 영양소를 섭취하는 식이요법을 실천하는 사람을 CRONiesCalorie Restriction with Opitinum Nutrition라 부르는데, 이들은 하나같이 생화학적으로 매우 훌륭한 몸 상태를 지니고 있다고 하였다. 아마도 이렇게 칼로리를 제한하면서 하루 세끼의 식사를 하는 것이 가장 이상적인 식이요법임을 지적한 것으로 생각된다.

그는 최적의 영양소를 더욱이 평생 동안 끼니때마다 칼로리 제한을 유지하면서, 고통스럽게 살아가야 하는 이러한 혹독한 식이에 합류하고 싶다는 생각을 한 번도 해본 적이 없다고 하였다. 한마디로 저칼로리 식단을 유지하면서 가늘고 길게 살고 싶은 의지와 욕구가 없다고 강변하였다.

결론부터 말하면 간헐적 식이요법은 훌륭한 식이요법이다. 그러나 이러한 식이요법을 시도하는 대부분의 사람들이 과식이나 폭식을 하게 된다는 점이다. 따라서 절제된 식사를 전제하지 않으면 간헐적 식이요법이 오히려 우리 몸을 더 망칠수도 있다는 것을 명심하여야 한다.

1) 모슬리 박사의 식이요법

그래서 저자가 고안해낸 식이요법이 '간헐적 다이어트' 또는 '5 : 2 단식 다이어트'이다. 일주일에 5일은 평소대로 섭취하고, 나머지 2일은 칼로리 섭취를 4분의 1인 600kcal로 줄이는 방법이었다. 여성은 단식일의 에너지 섭취를 500kcal로 제한하였다. 그는 단식을 하는 날을 월요일과 목요일로 정하고, 단식 전날 오후 7시에 저녁식사를 평소와 같이 먹고, 그 다음날인 단식을 실천하는 날은 오전 7시 250kcal의 아침식사와 저녁 7시 350kcal의 저녁식사를 하였다고 하였다. 저자는 이러한 간헐적 단식법이 많은 다른 단식요법과 달리, 싫증이나 좌절 또는 박탈감 없이 좋아하는 음식을 즐기면서 편하게 할 수 있다고 하였다.

간헐적 다이어트의 또 다른 방법은 '16 : 8 단식 다이어트'이다. 그러나 이 방법은 거의 1일 2식과 마찬가지이므로 생략한다.

2) 단식과 건강

사람은 원시시대부터 이따금 포식하고 때로는 많은 시간 허기를 견디면서 인간의 몸과 유전자가 진화해 왔고, 우리 몸은 이런 스트레스와 충격에 반응하도록 설계되었다고 주장하였다. 또 미량의 독소나 가벼운 스트레스는 오히려 생체에 유익하다는 호르메시스 hormesis 이론에 주목하면서, 우리 몸은 이러한 과정을 거치면서 더욱 건강하고 강해진다고 하였다. 다시 말하면 신체를 자극하는 각종 스트레스가 인체를 죽이지 못하면 신체가 이러한 스트레스에 반응을 해서 더욱 강하게 만들어진다는 이론이다. 단식도 마찬가지이다.

단식을 연구하고 있는 롱고 박사는 다음과 같은 여러 가지 이론을 제시하였다. 신체는 단기간의 단식으로 복구 유전자 repair gene 가 작동하고, 노화와 질병을 막는 장기적인 변화가 일어난다. 이에 대한 실험으로 유전자가 조작된 쥐의 수명이 2배가량 늘어났는데, 수명이 늘어난 이유는 인슐린 유사성장인자 'IGF-1 sulin-like Growth

Factor-1'이라는 호르몬에 반응하지 않도록 유전자를 조작했기 때문이라고 하였다. ICF-1은 간에서 합성되어, 체내 세포들의 성장을 촉진하는 호르몬이다.

그러나 성장기가 지나고 나이가 들면서 이러한 성장인자들이 오히려 노화와 암 발생을 가속시킨다고 하였다. 이와 반대로, ICF-1이 감소하면 손상된 세포를 치유하고 질병을 예방하며 노화를 지연시킨다고 하였다. 롱고 박사는 에콰도르의 라론형 왜소증이라는 유전자결함을 지닌 사람은 성장호르몬 수용체에 돌연변이가 일어나 ICF-1의 양이 아주 적다고 한다. 이들은 일찍 성장이 멈추어 체격은 왜소하지만 당뇨나 암 같은 질병에 걸리지 않는다고 하였다.

3) 단식과 ICF-1

앞서 설명했듯이, 인간의 식욕은 췌장에서 분비되는 호르몬인 인슐린과 글루카곤에 의해 즉각적으로 조절되고, 더 근본적으로는 시상하부의 그렐린과 렙틴 호르몬에 의해 시상하부 외·내측의 섭식중추와 포만중추에 의해 조절된다. 저자 모슬리 박사는 단식으로 배가 고플 때 나는 '꼬르륵' 소리가 체내 ICF-1의 순환량이 감소하면서 복구 유전자가 작용하는 소리라고 하였다.

롱고 박사는 인간이 기아나 단식에 처했을 때는 성장이나 성행위에 힘을 쏟을 여유가 없게 되고, 그동안 축적해놓은 에너지를 소비하면서 인체 내에 새로운 정비시스템이 가동되면서 여러 가지 변화가 나타난다고 하였다. 예를 들어 칼로리 제한은 자가포식 autophagy 과정을 가동하여 노화되고 지친 세포들을 분해해서 재활용하게 되고, 단식을 수일간 계속하면 혈압이 떨어지고, 급격한 대사적 재프로그래밍 metabolic reprogramming이 이루어진다고 하였다. 그는 24시간 이상의 단식은 전문가의 도움을 받아야 하고, 단식을 시행하는데 두려움이나 고통도 24시간을 고비로 점차 사라지면서 누구나 쉽게 실천할 수 있다고 하였다.

단식 시작 몇 시간이 지나면서 혈액속의 glucose 즉, 포도당이 소진되면서 이후부터는 지방이 연소된다. 간에서 지방산이 분해되어 케톤체keton body가 생성되어, 이 케톤체를 포도당 대신 에너지원으로 사용하면서 지방을 태우면서 체중을 감량하게 된다. 물론 ICF-1 수치가 내려가면서 성인병을 비롯한 암 발생위험도 줄인다고 하였다.

4) 간헐적 단식

저자 모슬리 박사는 여러 가지 실험을 인용하면서 단식이 체중 감량, 심혈관계의 개선뿐 아니라 뇌를 보호해 치매와 인지감퇴를 막아준다고 하였다. 그는 바라디 박사가 주창한 격일제 단식ADF, alternate-dailyfasting도 폭식을 하지 않으면, 체중이 감소하고 저밀도 콜레스테롤LDL-cholesterol과 혈압을 현저하게 떨어뜨려 심혈관계 질환의 위험을 줄였다고 하였다.

그러나 격일제 단식은 단식 날 여성 500kcal, 남성 600kcal를 하루에 한 번 점심으로 먹어야 하는 괴로움이 따른다. 단식날은 심리적으로 부담스럽고, 사회활동을 하면서 실천하기에는 고통이 따르기 마련이다. 저자는 체중을 감량하고 또 그 체중을 유지하기 위해서는 매일매일 식단을 조절하거나 또는 격일제 단식이나 혹은 장기간의 단식보다는 간헐적 단식이 더 안전하고 실천하기 쉬운 식이요법이라 주장하였다.

5) 단식의 다양한 효과

그는 다양한 연구기관의 실험을 인용하면서, 단식이 몸과 마음에 다음과 같은 다양한 효과가 있다고 하였다. 단식은 알츠하이머, 치매, 기억력에 도움을 준다. 초기의 힘든 시간이 지나면 뇌에 신경영양물질이 생성되어 근심 걱정이 줄어들고 기분이 좋아진다. 심장순환계와 암 발생에 긍정적인 효과를 나타낸다. 고혈당의 혈당치를 떨어뜨리고, 제2형 당뇨병 예방과 관리에 도움이 된다.

혈당에 관한 2주간의 간헐적 단식법 실험 참가자들은 이전과 동일한 인슐린양이 분비되었지만 인슐린 감수성을 크게 증가시켜 당저장과 지방분해 효과가 훨씬 많이 나타났다고 한다. 단식으로 ICF-1 수치를 감소하여 암 발생 위험을 줄이고, 단식이 암환자의 항암치료의 부작용이 완화되고 혈액상태도 개선된다고 하였다.

또 저자 자신이 3개월간의 간헐적 단식법을 실시한 후 체중, BMI 체중/키², 체지방률, 허리둘레, 목둘레와 함께 혈청 중의 HbA1C, triglyceride, HDL-cholesterol, LDL-cholesterol 및 ICF-1를 측정하였다. 그 결과 체중이 8.6kg 줄고, 체질량지수와 체지방률이 개선되고, 허리는 3인치 줄었으며, 3개월간의 평균혈당치에 해당하는 당화혈색소 HbA1C는 7.3 평균혈당180mg/dl, 공복혈당131mg/dl에서 5.0 평균혈당100mg/dl으로 감소하여 정상치로 변했고, 혈중 지질의 개선 및 ICF-1 수치를 뚜렷하게 감소시켰다고 소개하였다.

6) 맺는 말

이상에서, 간헐적 단식은 단식을 통해 앞서 열거한 많은 유익한 것을 얻을 수 있고, 건강과 장수에 이르는 유익한 식이요법인 것은 틀림없다. 특히 1~2회/주, 12~16시간 혹은 24시간 동안 금식하면서 공복을 유지하는 단식법은 체중조절과 건강관리에 좋은 것이 틀림없다. 저자의 주장처럼 1일 1식이나 격일제 단식보다 간헐적 다이어트가 일반인들이 좀 더 하기 쉽고 부작용에 대해서도 훨씬 더 안전하다고 생각된다. 물론 단식하지 않는 날도 적절한 식단으로 칼로리와 영양소를 조절하여야 하고, 일주일에 이틀 시행하는 단식 날에는 칼로리를 극단적으로 줄이는 남 600kcal/일, 여 500kcal/일 식단을 실천해야 하는 어려움을 반드시 전제하여야 한다.

그러나 간헐적 단식을 시행한 많은 사람들이 실패를 하고, 10~20%에서만 성공적인 결과를 얻는다고 한다. 실패하는 대부분의 사람들이 단식을 하지 않는 날은 과식이나 폭식을 하게 된다. 또 식욕증가 호르몬의 분비가 많아져 음식의 기호가 열량이 높은 고탄수화물이나 고지방식을 선호하게 되는 것을 극복하기 어렵기 때문이다. 만약 이 방법을 포기하고 원래의 식습관으로 돌아가면 이전보다 체내의 지방축적과 체중이 증가하는 요요현상과 동등한 결과를 초래하게 된다.

덧붙이면 당뇨병을 앓거나 만성적인 질병 특히 소모성질환을 앓는 경우에는 어떠한 형태의 단식요법이든지 경계하여야 한다. 단식에 의해 이들 질병을 더욱 악화시킬 것이 틀림없기 때문이다.

03 1일 2식

과거 원시시대와 산업사회 이전의 인류는 먹을거리를 마련하기 위해 하루 종일 사냥하거나 일하던 생활환경이었고 하루 한 끼 혹은 형편이 되면 두 끼 식사를 하였다. 또 현재의 대표적인 장수지역에서는 아직까지도 1일 2식을 하고 있다.

물론 이러한 장수지역은 생활양식이 현대생활과는 사뭇 다르다. 이들은 일어나서 아침부터 일하고, 점심 먹고 오후 내내 일하고, 저녁 먹고 또 일찍 자는 생활리듬이다. 이들의 식사는 통곡물, 발효음식, 거친 음식을 적게 먹고, 과일과 야채는 충분하게 먹는다. 또 모든 생활양식이 느릿느릿 서두르지 않고 일에 쫓기지 않으며 정신적으로도 느긋하다. 이 지역 사람들은 도시사람들이 고통을 받고 있는 성인병이라고 하는 각종 대사질환을 앓지도 않고 깡마른 체격에 대부분 건강하게 오래 산다.

1) 탄수화물 위주의 아침식사

그러나 1일 2식은 아침을 거르고 점심과 저녁의 두 끼 먹는 것을 말하는데, 두뇌를 많이 써야하고, 빠르게 변화하는 환경에 신속히 대처하고 적응해야 하는 현대생활에 꼭 좋은 것만은 아니다. 뇌세포가 에너지로 사용하는 것은 탄수화물(포도당)이고, 뇌세포가 가장 활성화되는 시기는 오전이다. 사람이 잠을 잘 때 즉, RAM 수면 시에 포도당을 거의 다 소모하기 때문에 아침식사로 탄수화물을 공급받아야 한다.

특히 성장기와 공부를 해야 하는 학생들은 아침식사를 아무리 강조해도 모자라지 않을 정도로 중요하다. 아침을 거르면 두뇌의 활동이 저하되고, 신체활동에 필요한 에너지도 부족해져 활력이 떨어지기 마련이다. 뿐만 아니라 1일 2식을 하는 거의 대부분 사람들의 저녁식사가 과식이나 폭식으로 이어져, 지방간이나 복부비만에 쉽게 노출되고 나이가 들면서 다양한 성인병에 대한 위험이 커지게 된다.

2) 노년의 1일 2식

1일 2식은 저녁식사를 할 때, 과식이나 폭식을 하지 않는 것을 전제하여야 한다. 1일 2식을 하는 현대인들이 오히려 고지혈증이나 지방간, 고혈압, 당뇨병 등 각종 대사질환에 노출되기 쉽다. 이는 저녁식사의 과잉섭취에 의한 결과이다.

굳이 1일 2식을 권한다면 사회에서 은퇴를 하는 50대 혹은 60대 이후에는 1일 3식보다 1일 2식이 오히려 건강에 좋은 방법이 될 수도 있다. 이 시기는 각종 생리기능이 현저하게 저하되고, 생체조직의 퇴행성변화와 노화현상이 뚜렷해지는 시기이다. 즉, 잉여 영양분이 찌꺼기로 작용하여, 각종 대사질환에 시달리고 성인병에 노출되는 것이다. 따라서 50~60대 혹은 그 이상의 노인은 비교적 건강하여 당뇨나 혈압 등 특별한 대사질환이 없더라도, 절식은 반드시 필요하다. 만약 비만을 비롯하여 여러 가지 대사질환에 시달린다면 칼로리 섭취를 제한하는 절식은 필수적이고, 혹은 앞서 소개한 간헐적 다이어트를 일주일에 1~2일 실천하는 것도 좋은 방법이 될 것이다.

04 1일 3식

아동기를 거쳐 청소년 그리고 사회활동을 왕성하게 하는 성인들에게 가장 이상적인 식이요법은 1일 3식이다. 모슬리 박사의 지적처럼 CRONies_{Calorie Restriction with Optimum Nutrition}와 같이 칼로리를 제한하면서 최적의 영양소를 하루 세끼 규칙적으로 섭취한다는 것은 실천하기 힘든 것이 틀림없다. 그러나 매끼 소식少食과 소식素食을 실천하면서 하루 세끼의 식사를 하는 것이 건강을 담보하는 가장 이상적인 식이요법이라 할 수 있다.

1) 아침, 점심 및 저녁식사

현대의 바쁜 도시생활에서 아침, 점심, 저녁의 세끼를 골고루 나누어 먹는 것이 가장 좋은 식사 방법이다. 즉, 하루에 필요한 섭취량을 3회에 똑같이 나누어 먹는 것이 건강에 가장 좋다. 물론 영양섭취의 균형을 위해 편식하지 않고 영양소를 골고루 먹어야 한다. 그러나 많은 사람들이 아침을 거르고, 또 저녁에는 과식을 하는 습관에 익숙해져 있다. 바쁜 현대생활에서 세끼 식사량을 똑같이 먹는 것은 쉬운 일이 아니다. 이렇게 하려면 아침을 여유 있게 충분히 먹고 또 저녁을 평소보다 더 절식해야 하는데, 이것을 실천하는 것은 여간 어려운 일이 아니다.

그러나 아침식사를 저녁식사의 60~70% 정도로 탄수화물 위주의 식사를 비교적 가볍게 먹고, 점심은 평상시와 같이 그리고 저녁을 영양식을 한다면 건강을 유지하는 아주 현명한 방법이 될 것이다. 특히 저녁식사는 단백질 위주의 소식少食, 즉 칼로리를 어느 정도 제한하면서 단백질 위주의 영양식을 하여야 한다.

균형 잡힌 식사는 건강을 유지하기 위해 실천해야 하는 기본원칙이다. 우리 인체가 필요로 하는 여러 가지 영양소를 다 충족시키는 단일 식품은 없으므로 다양한 식품을 골고루 섭취하여야 한다. 시중에 완전식품으로 과장 광고하는 선전에 현혹되지 않아야 한다. 물론 가공식품을 최대한 줄이고, 자연식을 한다면 중년 이후에 노출되기 쉬운 각종 성인병을 예방하고 노년을 건강하게 보낼 것이 틀림없다.

특히 한식은 우리 생활주변에 풍부한 각종 나물을 먹을거리로 이용하여 왔다. 더군다나 한약물과 관련된 식물의 잎과 줄기를 우리의 먹을거리로 활용하면 질병을 예방하고 건강을 유지해주는 훌륭한 방법이 될 수 있다. 앞으로, 한약재의 원료가 되는 식물의 잎과 줄기를 우리가 먹을 식재료로 개발한다면 질병을 예방하고 건강을 담보하는 약선요리藥膳料理가 많이 등장할 수 있을 것으로 생각된다.

개인별 열량요구량과 각각의 영양소 필요량은 나이, 성별, 체격 그리고 신체활동량에 의해 결정된다. 표 2-03

2) 에너지 섭취의 적정비율

한국 영양학회에서 제시한 일일 섭취하는 에너지 적정 비율은 단백질 7~20%, 탄수화물 55~70%, 지방 15~25%이다. 나머지 각종 영양소들은 표 2-02의 영양권장량에 기준하여 섭취한다.

우리나라의 에너지적정비율에 따른 영양섭취기준 dietary relerence intakes, DRIs은 탄수화물 55~70%, 단백질 7~20%, 지방 15~25%이고 미국의 IOM Institute of Medicine 이 제시한 DRIs 비율은 탄수화물 45~65%, 단백질 10~35%, 지방 20~35%이다. 이러한 한국과 미국의 차이는 수천 년 이어져 내려온 영양소 섭취형태에 따른 결과라 여겨진다. 인체는 여러 인자들 중 식사형태에 의해서도 유전자와 각종 신진대사가 적응하면서 생존해 왔고, 또 식사형태에 따라 인체와 공생하고 있는 장내세균을 비롯한 각종 미생물들의 조성이 변하게 되고, 신체는 이에 적응하여 생활해가는 것이다.

예를 들어, 동양인은 서양인에 비해 상대적으로 단백질과 지방의 섭취가 적고, 탄수화물의 섭취가 많은 편이다. 이로 인해 우리 몸에 서식하고 있는 100조에 이르는 장내세균을 포함하여 1,000조 개의 각종 미생물의 조성 비율에도 차이가 나는 것이다.

동양인은 서양인보다 장내 유익균의 비율이 훨씬 높다. 이와 같이 집단이나 민족마다 여기에 적합한 에너지섭취의 적정 비율에 약간의 차이가 날 수 있다. 한국인은 미국인에 비해 상대적으로 탄수화물의 에너지 섭취비율이 높고, 지방과 단백질의 권장량이 낮은 것도 이 때문이다.

하루 세끼의 식사 중, 아침식사는 탄수화물 위주로 먹고, 저녁에는 단백질 위주의 소식을 하는 것이 가장 이상적인 식단이다. 대개 아침과 점심에 섭취하는 탄수화물은 심한 과식이 아니면 생활에 필요한 에너지로 모두 소모되어, 지방으로 축적되지 않는다. 그러나 저녁은 조금만 과식하여도 잉여에너지가 지방으로 축적되어, 비만·고지혈증 등으로 이어진다. 이러한 생활습관은 혈액순환 장애를 일으키고, 장기간 계속되면 동맥경화·고혈압·심장병 등 심혈관계 질환을 비롯해 당뇨 등 각종 대사질환에 시달리게 된다. 유아, 아동, 청소년기 및 노년기에는 그에 알맞은 식이가 필요하고, 이미 PART 03에서 상술한 바와 같다.

3) 열량 섭취를 줄이기 위한 식이 순서

2011년 2월 3일 MBC TV에서 '거꾸로 식사법'을 하면 건강 장수한다고 방영하였다. 먼저 과일을 먹고 반찬, 밥 순서로 식사를 하고, 또 천천히 먹으면 소식을 하게 되어 비만을 방지하고 고혈압, 당뇨병 등 각종 대사질환을 예방할 수 있다고 하였다. 이후 TV나 각종 매체에서 체중감량 혈당조절 등에 좋은 효과를 나타낸다는 소개를 하였는데, 거기에 몇 가지 소견을 덧붙여서 간단히 소개하면 다음과 같다.

식사를 할 때, 먼저 디저트(과일류)와 샐러드를 먹는다. 당도가 낮은 사과나 또는 토마토, 방울토마토, 샐러드(각종 야채)를 먹는다. 대부분의 과일은 주식으로 하는 밥이나 감자 고구마보다 혈당지수가 낮다. 또한 식이섬유가 풍부하여 위장에서 수분을 흡수하면서 부풀기 때문에 포만감을 쉽게 느낄 수 있게 하므로 소식을 유도할 수 있다. 포만감을 유도하는 더욱 효과적인 음식은 김, 미역, 다시마 등의 해조류이다.

보통의 식사에서는 밥을 먹고 반찬을 먹는데, '거꾸로 식사법'에서는 반찬을 먼저 먹고 밥을 먹는다. 반찬에 들어있는 각종 자극적인 조미료, 특히 짠맛을 더 잘 인지하여 음식 고유의 맛을 찾게 해주고 더욱 소박하고 담백하게 먹도록 기호를 바꿔주는 방법이 될 수 있다. 또 밥은 맵고 달고 짠 반찬의 여운을 줄여 주고, 충분히 씹을수록 곡식에서 우러나오는 고유한 은은한 단맛을 느끼게 해준다. 즉, 식이섬유가 풍부한 디저트나 샐러드를 먼저 먹은 후, 그 다음에 나물-밥, 고기-밥 또는 육류-밥을 임의의 순서대로 따로따로 각자의 맛을 음미하면서 식사를 하면 반찬의 짠맛을 비롯한 자극적인 식품첨가제에 대한 기호가 줄어들고 소박한 음식에 쉽게 길들여질 수 있다. 이로 인해 음식 고유의 맛을 음미하게 되고 음식을 담백하게 그리고 식사량을 적게 먹을 수 있을 것이다.

식사시간도 여유가 필요하다. 각종 과일의 디저트, 야채의 샐러드, 반찬, 밥을 천천히 여유 있게 꼭꼭 씹어 먹으면 그만큼 시간이 필요하게 된다. 앞서 설명한대로 뇌의 시상하부 내측핵에 있는 포만중추에서 포만감을 느껴 식욕억제 호르몬인 렙틴이 분비되려면 최소 20분 정도의 시간이 필요하다. 따라서 보통의 식사든 거꾸로 식사든 천천히 여유 있게 식사를 하면 그만큼 소식을 하게 되고, 이렇게 20~30분에 걸쳐 식사를 하는 습관은 한 끼에 90~100kcal 정도 섭취를 줄일 수 있어, 체중이 감소하고 비만을 억제하여 지방간·당뇨병·동맥경화·고혈압 등의 각종 대사질환을 예방하고 관리하는데 좋은 섭생이 될 수 있다.

CHAPTER 03 소금! 조금 더 싱겁게!

소금은 우리 몸에 없어서는 안 되는 중요한 영양소이다. 소금은 인류가 이용해온 조미료 중 역사적으로 가장 오래된 음식 첨가제이다. 소금은 음식의 맛을 더해줄 뿐 아니라 단맛이나 신맛 또는 다양한 향신료와 달리 다른 물질로 대체시킬 수도 없다. 고대에는 소금이 귀해 권력이나 부의 수단이자 상징이었고, 화폐를 대신하는 수단으로 사용되기도 했다.

탄수화물, 단백질, 지방, 비타민, 무기질, 물의 6대 영양소는 우리 몸속의 70조 체세포를 먹여 살리고 삶을 영위하기 위한 필수 영양소이다. 이 중 소금에 들어있는 염화물과 나트륨은 우리 몸에 꼭 필요한 무기질이다. 나트륨은 인체 내에 있는 미네랄 중 2%에 불과하다. 그러나 나트륨은 우리 몸속 세포 안은 물론이고 세포 밖의 혈액, 림프액, 침, 땀, 눈물, 점막의 분비물, 정액 등에 나트륨이 들어 있어 인체 내에 있는 모든 체액은 일종의 소금물이다.

소금$_{NaCl}$은 나트륨과 염소가 동일한 비율로 결합된 결정체이다. 음식을 통해 흡수된 소금은 나트륨과 염소 이온으로 분리되어 생리기능을 수행한다. 소금의 성분인 염화물은 위액의 구성성분인 염산을 만드는데 사용하고, 나트륨은 신경 및 근육대사, 체액을 조절하는 등 여러 가지 중요한 역할을 한다.

체중 60kg인 경우 체내에 70~80g의 나트륨을 보유하고 있는데 골격조직에 25~40%에 있고 나머지는 세포외액에 존재한다. 특히 세포외액에 양이온으로 존재하는 나트륨은 세포외액량 조절, 혈액과 체액의 알칼리성 유지, 체액의 산·염기 평형, 세포막 전위 등의 조절 및 세포막에서 물질의 능동수송을 수행하는 무기질이다. 적절한 소금섭취는 인간의 생명과 건강을 지켜주는 중요한 역할을 한다.

01 소금의 역할

(1) 세포의 물질교환과 근육운동

근육세포는 신경의 신호를 받아 움직이는데, 이러한 신호를 잘 전달되도록 하는 전해질이 나트륨이다. 신경의 신호가 전달될 때 신선한 물과 결합한 나트륨은 근육세포로 들어가 세포의 각종 부산물과 찌꺼기, 산성물질과 함께 칼륨을 세포외액으로 밀어내면서 근육을 움직이게 한다. 또 칼륨은 비타민, 효소, 미량영양소, 아미노산 등 각종 영양소로 가득한 수분과 결합하여 세포 내로 들어오면서 나트륨을 세포 밖으로 나가게 한다. 즉, 칼륨과 상호작용하여 이런 순환을 반복하면서 세포 내에는 깨끗한 수분을 유지하는 물질교환을 하고, 이에 따라 세포는 건강을 유지한다. 또 이러한 세포와 생체조직의 건강을 유지하기 위해서는 나트륨과 칼륨의 적정농도를 유지하는 것이 전제 조건이다. 그러나 생리적으로 필요한 소금은 소량인데, 대부분의 사람들이 짜게 먹는데 익숙해져 있다. 만약 계속 짜게 먹어 나트륨 섭취가 많으면, 세포는 수분을 뺏겨 신진대사가 저하되고 근육운동도 약해지게 된다.

(2) 혈압조절

혈압에 관여하는 많은 인자들이 있지만 나트륨도 혈압에 직접적으로 관여한다. 상기한 나트륨과 칼륨의 작용으로 수분을 혈액 밖의 세포외로 빠져나가게 하기도 하고 수분을 혈류로 스며들게도 하면서 혈압을 유지한다. 그러나 나트륨량이 많으면 세포들은 수분을 빼앗기게 되고 혈관 내에서의 혈류량은 많아지는 것과 동시에 혈관은 노르아드레날린noradrenalin의 반응으로 혈관이 수축하여 혈압을 높이게 된다. 음식을 짜게 먹은 후 30분이 지나면 혈압이 상승하는 것도 바로 이러한 이유이다.

(3) 영양소 수송

탄수화물 분자는 스스로 이동하지 못한다. 나트륨이온은 탄수화물 분자를 전신으로 이동시키는 역할을 한다. 영양소들은 장점막을 통해 흡수되어 혈액으로 스며드는데, 특히 소장 점막에 그리고 대장 점막에도 나트륨이온이 이들 영양소와 결합하여 수송하기 위해 대기하고 있다.

(4) 수소이온 농도조절

나트륨은 인체의 산성 수치를 조절하는 전해질이다. 혈액은 항상 약알칼리성을 유지해야 된다. 만약 산성화되어 수소이온 농도가 7.38 미만이 되면 이것을 중화하는데 이용된다.

(5) 뇌와 신경활동

뇌의 신진대사는 다른 기관보다 다소 빠른 전류가 흐르는데, 신경자극을 이 세포에서 저 세포로 전달하려면 대략 1초/백만 동안 전류가 멈춰야 한다. 이때 신경을 자극할 수 있는 충전된 미네랄로 사용된다.

또 활동전위action potentials로 이용된다. 활동전위는 일종의 전기 자극이다. 뇌세포 사이의 초고속 신호전달을 돕고, 신경을 자극해 근육을 움직이는 데 사용된다. 뇌와 모든 신경체계는 전기와 에너지 없이는 아무것도 할 수 없다. 극히 적은 소량의 전류인 활동전위의 생성은 나트륨과 칼륨에 의해 생성되고, 이렇게 생성된 전류에 의해 신경을 따라 전신으로 정보를 전달하게 된다.

(6) 염화물

염화물은 나트륨과 마찬가지로 수분 및 전해질 균형에 필요하고, 혈액 내에는 극히 소량만 있고 대부분 뇌척수액에 함유되어 있다. 또 염화물은 위 점막 세포에서 위산 즉, 염산염화수소, HCl을 생산한다. 염산은 단백질을 잘게 부수어 소장에서 단백질 분해효소인 protease와 장내의 세균에 의해 분해되어 흡수되는데 염산의 역할이 없으면 소화와 흡수에 지장을 초래한다. 염산은 단백질의 소화뿐 아니라 철분과 칼슘을 이온화시켜 소화 흡수시키도록 한다.

이상에서 나트륨의 역할을 요약하면, 나트륨은 칼륨과 협동하여 세포 내에 영양소를 운반하고 세포 내의 찌꺼기를 체외로 수송하는데 이용되고, 수분대사를 통해 혈압을 조절하며, 신경자극을 전달하는 전기신호 통로를 조절하고, 근육대사에 관여하며, 수소이온 농도를 보존하고, 염화물이온과 나트륨이온으로 산·염기평형에 관여하며, 위산 중 염산의 원료로 사용되고, 뇌의 신경활동에 관여하는 등 다양한 역할을 한다.

02 저나트륨혈증(低Na血症)

　상기와 같이 소금은 인체가 생명을 영위하기 위해 없어서는 안 될 중요한 영양소이다. 그러나 그 필요량은 소량이다. 나트륨이 부족해도 여러 가지 부작용을 일으키지만, 특수한 상황 이외에는 소금섭취가 부족해서 문제를 일으키는 경우는 거의 없다. 대부분 소금을 과잉섭취해서 문제가 생기고 건강에 해를 끼친다. 만약 인체 내에 나트륨이 부족하면 '저나트륨혈증'이 된다.

　소금을 과다섭취하면 고혈압을 유발하지만, 소금을 너무 적게 섭취하여 저나트륨혈증이 되면 저혈압이 될 수 있다. 또 쉽게 지치거나 피로해지고, 기운이 없고, 현기증이나 집중력이 떨어지게 된다. 인간의 뇌는 나트륨이 부족하면 약 3,000억 개에 달하는 뇌세포에 각종 영양소(비타민, 아미노산, 불포화지방산, 포도당 등)의 공급이 장애되고, 졸음, 어지럼증, 현기증, 신경과민, 불안, 초조 등의 증상이 나타날 수 있다. 또 염분이 부족하면 식욕이 감퇴하고, 전신 무력감, 피로 등이 나타날 수 있다.

　저나트륨혈증은 설사나 구토 혹은 심한 발한으로 체액을 많이 상실하여도 나타날 수 있다. 만약 급격하게 많은 양의 땀을 흘려 다량의 나트륨이 손실되면 현기증, 탈력감, 근육의 경련이나 마비, 의식혼탁 등 심각한 증상이 나타나기도 한다. 그러나 땀으로 배출되는 염분손실은 비 오듯 땀을 흘리더라도 20분에 0.1g 정도여서, 운동선수가 2kg 이상의 체중감소를 일으킬 정도로 격렬한 운동경기가 아니면 거의 일어나지 않는다. 만약 심한 설사나 발한, 출혈 등으로 급격하게 체액이 손실되면 나트륨(Na^+), 클로라이드(Cl^-), 포타슘(K^+) 등의 전해질 이상이 나타날 수도 있다. 땀을 흘려 체액을 많이 소모한 후에 물을 많이 마시면 생체조직의 나트륨 농도가 낮아져, 저나트륨혈증이 되는 것이다. 땀을 많이 흘렸을 때는 소량의 소금 혹은 나트륨이 함유된 물이나 이온음료를 마시면 낮아진 나트륨농도가 금방 회복되고 몸도 정신도 가벼워진다.

　우리 인체는 항상 최상의 상태를 유지하기 위한 다양한 항상성 시스템을 가지고 있는데, 나트륨이 부족했을 때도 이러한 시스템을 작동시킨다. 즉, 나트륨이 부족하다고 몸에서 신호를 보내면 부신에서 aldosteron 호르몬을 분비하고 뇌하수체에서 항이뇨호르몬을 분비하여, 신장에서 나트륨을 걸러내어 재흡수하고 또한 수분배출을 억제하여 나트륨의 손실을 최대한 억제한다.

03 염분과다의 병리

현대의 식생활에서 저나트륨혈증으로 문제를 일으키는 경우는 상기와 같이 심한 설사나 구토 땀으로 급격하게 체액을 손실한 경우 이외에는 거의 없다. 과거와 달리 소금은 모든 음식에 과도하게 함유되어 있고, 또 많은 사람들이 짠맛에 길들여져 있기 때문이다. 소금의 섭취량은 하루 5g이 최대량이다. WHO 세계보건기구에서는 성인 나트륨 1일 섭취 가이드라인을 2,000mg 이하로 정하고 있다. 즉, 소금 1,000mg에 나트륨 400mg이 들어있으므로, 소금의 섭취를 하루 5g 이하로 제한하는 것이다.

소금의 과다섭취는 크게 두 가지의 병리현상을 초래한다. 첫째, 세포가 마르는 현상을 초래하고 둘째, 혈관을 수축시키고 고혈압을 유발한다. 장기간 계속되는 고혈압은 혈관을 약화시켜 심장질환·뇌졸중 등 심장순환계질환을 야기하고, 혈액순환장애로 인한 신장의 기능을 떨어뜨리고, 시력약화·안압상승·안저출혈 등 각종 노인성 안질환을 일으키고, 뼈와 관절을 약화시키는 등 그 피해는 이루 말할 수 없다.

현대인들의 건강을 해치는 음식에는 여러 가지가 있지만 그중에 소금이 단연 으뜸이다. 소금 성분의 약 40%가 나트륨 Na, sodium이고, 소금이 나트륨 섭취의 최대 공급원이기 때문에 나트륨 섭취를 줄이는 것은 음식을 싱겁게 먹는 것을 의미한다. '소금을 많이 섭취하는 것은 건강에 나쁘다.'라는 사실은 누구나 알고 있다. 그러나 막연하게 나쁘다고 생각은 하지만, 소금이 구체적으로 건강에 얼마나 어떻게 나쁜지 자각하지 못하는 경우가 대부분이다. 그냥 막연하게 나쁘다는 인식만 하고 있으면 짭짤한 음식 맛의 유혹을 뿌리치지 못하고, 입맛이 원하는 대로 짜게 먹기 마련이다. 소금의 짠맛은 우리의 입을 즐겁게 하고 음식을 과식하도록 유혹한다. 우리가 흔히 음식이 '맛있다'라는 말을 '간간하다'라고 표현한다. 이 말은 음식이 어느 정도 짜야 맛있다는 의미를 내포하는 것이다. 우리들의 혀는 짠맛의 유혹에 늘 노출되어 있고, 또 그러한 짠맛을 즐기고 있다. 또 짠맛에다 고소한 기름진 맛과 달콤한 맛까지 더한다면 우리의 입을 즐겁게 하는 그야말로 환상적인 조합이 된다.

모든 양념의 주된 재료는 소금이다. 생선이나 육류는 말할 것도 없고, 과일이나 야채까지도 소금을 첨가하면 음식을 더욱 맛나게 해준다. 우리가 짠 맛에 익숙해지고 습관화되면 미뢰에 있는 수용체는 짠맛을 정당한 정보로 저장하고, 또 짠맛을 건강한 맛으로 착각하면서 유전자 프로그램을 바꾼다고 한다. 즉, 짠맛에 대한 강한 중독 상태에 빠지게 되는 것이다. 이와 같이 나트륨이 위험한 것은 중독성이 있기 때문이다. 나트륨을 섭취하면 소화기에 있는 나트륨 수용체가 자극을 받아, 뇌에 있는 중독 중추를 흥분시키는 것으로 알려졌다. 소금에 맛 들여지고 길들여지면, 자연히 싱거운 음식을 외면하게 되고 계속해서 짠맛을 찾게 된다.

짠맛을 경계하기 위해서는 음식이 미지근한 온도에서 간을 보는 것이 좋다. 음식의 온도가 높아짐에 따라 짠맛에 대한 미각의 감지가 둔해져, 음식을 더욱 짜게 요리하기 때문이다. 뜨거운 음식을 먹다가 음식이 식으면서 점차 짠맛을 강하게 느끼는 것은 이 때문이다. 또한 짠맛은 감미료와 함께 사용하면 단맛을 증가시켜주는 향미증진제의 역할을 하기 때문에, 이때에도 소금의 양을 더욱 많이 사용하게 된다.

우리나라의 음식은 다양한 발효음식과 각종 나물을 비롯해, 특히 저지방식 등 영양소의 배합이 아주 합리적이고 몸에 이로운 식단으로 구성되어 있다. 조금 과장하면 세계문화유산으로 등재할 수 있는 자랑스러운 음식문화를 가지고 있다. 그러나 한 가지 단점은 염분함량이 너무 높은 것을 지적하지 않을 수 없다.

    우리나라는 염장 음식이 발달하여 많은 식품을 소금에 절여 보존하고 있고, 또 찌개와 국과 함께 식사하기 때문에 염분을 너무 많이 섭취하게 된다. 소금은 대부분의 박테리아와 곰팡이 등의 세균의 증식을 막고 부패를 방지하기 때문에, 음식물을 장기적으로 보관하는 훌륭한 재료이다. 또 식품을 소금에 절이면 소금의 삼투작용으로 식품의 수분을 없애므로, 미생물의 증식을 막을 뿐 아니라 살 수 없는 환경이 된다. 발효음식인 김치를 비롯하여 각종 젓갈, 굴비, 자반 등 소금에 절인 많은 음식들이 우리의 입맛을 돋우고 영양을 공급하지만, 그만큼 소금을 많이 섭취하므로 최대한 심심하게 먹어야 한다.

    염장 음식뿐 아니라, 우리의 음식문화에서 염분의 과다섭취에 노출될 수밖에 없는 것이 국이나 찌개이다. 국물과 찌개가 입맛에 맞도록 간을 맞추게 되면 한 끼의 식사가 일일 소금섭취량을 초과하게 된다. 나트륨함량이 된장찌개 900mg, 김치찌개 1500mg, 각종 매운탕과 전골은 2,000mg을 상회하고 짬뽕 2,800mg, 우동 2,000mg, 열무냉면 2,000mg, 칼국수 약 3,000mg 등 찌개와 국에는 많은 나트륨을 함유하고 있다. WHO의 나트륨 권장섭취량이 하루 2,000mg임을 감안하면 너무나 많은 소금을 섭취하게 된다.

    가공식품은 말할 것도 없다. 수많은 가공식품들의 소금함량이 상상 이상으로 많다. 예를 들어, 한국인이면 누구라도 즐겨 먹는 라면 1봉지_{약 1,850mg}에 김치나 간단한 반찬을 곁들여 먹으면 WHO에서 권장하는 하루 나트륨 섭취량인 2,000mg을 훨씬 상회하게 된다.

    이와 같이 많은 한국인들이 인체가 필요로 하는 소금섭취량_{5g/일}의 3~4배 정도를 섭취하고, 심지어 10배를 섭취하는 사람도 있다. 소금을 과다 섭취하면 체세포와 세포 사이에 저장된 소금의 농도가 높아지게 된다. 이러한 상태가 되면 세포와 체액과의 농도를 일정하게 유지하기 위하여, 삼투압현상이 작용하여 세포 내의 수분이 세포 외로 이동하여 체액의 평형을 유지한다. 이렇게 되면 세포는 세포 내의 수분부족 현상으로 바짝 말라버린다. 소금이 세포들의 수분을 빼앗으면 세포의 신진대사 능력이 90%, 80%, 70%, 60% 혹은 그보다 더 떨어진다. 이러한 현상은 나이가 들수록 인체 내 수분 함량이 현저하게 줄어들기 때문에 노인이 되면 더욱 심하게 나타난다. 우리가 흔히 야식을 먹은 다음 날 얼굴이나 수족이 붓는 것도 음식에 들어있는 과다한 소금 때문에 수분이 세포 밖으로 빠져나온 결과이다.

신생아는 체중의 3/4, 유아는 체중의 2/3, 성인은 체중의 약 1/2이 물인데 비해, 60대가 되면 40~45%로 줄어들기 때문에 소금 과다섭취로 인한 피해는 노인일수록 더욱 커진다. 또한 피부나 조직이 마르고 건조해지는 이유도 수분섭취의 부족보다는 음식을 너무 짜게 먹는 경우가 많다. 즉, 피부노화는 자외선뿐 아니라 짜게 먹는 것도 주범이라고 할 수 있다. 탄력 있는 팽팽한 피부를 유지하려면 반드시 싱겁게 먹어야 한다.

음식을 짜게 먹으면 염화물과 나트륨은 장에서 흡수되어, 혈액을 통해 약 70조에 달하는 전신의 체세포에 있는 소중한 수분을 빨아들인다. 노인성 안질환인 백내장이나 황반변성 등도 노화와 관련된 여러 원인 중 짜게 먹어서 생긴 부종이 큰 부분을 차지하고 있다. 만약 안구에서 수분이 이탈되면 점성이 약해지고 시야가 흐려지다가 이것이 계속되면 망막과 각막, 백반이 건조해지고 노화가 가속되어 백내장이 생기고 황반변성이 발생해 심하면 시력을 잃기도 한다. 이와 같이 나트륨 때문에 수많은 체세포들의 기능이 저하되고 고통을 당하는 것이다. 이러한 상태가 계속되면 인체는 점점 허약해지면서 노화를 촉진하고, 다양한 질병을 예약한 것이나 마찬가지 상태가 된다.

나트륨을 과다 섭취하여 혈액의 염도가 높아지면, 삼투압현상으로 주변의 수분이 혈액 내로 스며들면서 혈관 내 볼륨이 늘어나 혈관이 부풀게 되고 혈관벽이 압박을 받는다. 인체의 모든 조직은 성숙의 절정기를 지나면 노화가 시작되는데, 혈관노화는 20살 이전, 대개 19세부터 시작하게 된다. 만성적으로 나트륨을 과다 섭취하면 동맥의 벽은 갈수록 딱딱해지면서 동맥경화로 이행하고 혈관내압이 높아지면서 혈관노화를 촉진한다.

또한 나트륨의 과도한 섭취는 노르아드레날린noradrenalin에 민감하게 반응해서 혈관을 수축시켜 혈압을 높이게 된다. 또 혈관의 수축은 혈압을 높일 뿐 아니라 단백질이나 비타민 또는 미량영양소, 효소 등의 각종 영양소가 세포로 수송되는 것을 방해한다. 마치 도로의 교통이 정체되어 물류의 원활한 수송을 방해하는 것과 같다. 이렇게 혈액 볼륨이 늘어나고 또 혈관을 수축하게 되면 혈관의 압력은 급속히 올라가서, 고혈압을 유발하거나 악화시키게 된다. 이와 같이 소금을 많이 먹으면 먹을수록 혈관을 수축시키고 고혈압에 쉽게 노출되는 것이다.

고혈압이 계속되면 앞서 언급한 대로 심혈관계 전반에 영향을 미쳐 뇌졸중, 심부전증, 신장병 등의 주범이 된다. 이밖에도 당뇨, 각종 안질환, 위암, 뇌혈관성 치매 등 많은 질환이 소금과다 섭취와 밀접한 관련이 있다. 고혈압이 지속되면 뇌동맥이 막히는 뇌경색이나 뇌동맥이 터지는 뇌출혈을 일으키기도 하고, 심장 근육을 압박하여 경화를 일으키고 심장에 혈액을 공급하는 관상동맥에 손상을 일으키면 협심증이나 심장마비를 일으키기도 한다.

고혈압은 혈관망血管網으로 되어있는 신장腎臟의 사구체를 손상시키고, 신장이 손상되면 체내 과다 섭취된 나트륨의 소변배출이 지연되는 악순환이 반복된다. 혈액 내에 나트륨이 과도하면 신장은 필요 이상의 나트륨을 소변으로 배출한다. 신장기능이 약해지면 물과 나트륨을 비롯한 많은 독성물질들을 소변으로 배출할 수 없게 된다. 이렇게 나트륨이 몸속에 쌓이면, 혈액과 수분이 늘어나고 혈압이 오르게 되는 것이다. 또한 소금은 커피나 차와 마찬가지로 항이뇨 호르몬의 분비와 합성을 억제하여 소변이 자주 마렵게 되고, 심할 경우 삼투압균형이 무너져 온몸이 붓게 된다. 또한 소금과다 섭취로 신기능을 저하시키면 우리 몸의 산·염기평형에 이상을 초래하고, 또 수분을 방출하고 재흡수하는 사구체여과율을 떨어뜨리게 된다.

고혈압은 비만일수록 또 나이가 들수록 발생빈도가 높은 것은 주지의 사실이다. 마찬가지로 소금에 대한 자가조절 생리기능도 나이가 들면서 점점 약해지게 된다. 노인일수록 소금을 과다섭취하면 쉽게 나쁜 결과를 초래한다. 노인은 세포나 조직에 수분이 부족해지고, 또 젊을 때보다 혈액순환이 원활하지 못할 뿐 아니라 신장 기능도 약해져 있다. 만약 노인이 열 자극이나 호흡, 소금 등으로 수분을 많이 빼앗기면 세포의 신진대사가 더욱 줄어들게 되고, 신장 기능의 저하로 인해 수분이나 노폐물의 처리가 장애되고 결국 신장이 손상되기 쉽다.

소금 섭취량과 관련된 10년 이상에 걸친 장기적인 관찰에서, 소금을 과다 섭취한 그룹에서 혈액순환장애와 고혈압이 현저하게 높게 발생하였다. 이뿐 아니라 고혈압을 앓고 있는 사람의 반수에서 소금을 섭취하면 바로 혈압이 상승하고, 소금을 제한하면 혈압이 금방 안정되는 민감한 반응을 보인다. 물론 혈압은 소금뿐 아니라, 정서적인 불안상태로 스트레스에 노출되면 교감신경이 과도하게 활성화되어 혈압을 상승시키고, 이밖에도 고지혈증과 비만을 비롯한 다양한 원인이 고혈압을 일으키는 원인이 된다.

또한 나트륨 과다섭취는 위 점막을 자극하고, 위 점막을 퇴행 및 위축시켜 위암 발생의 위험을 높인다. 특히 소금에 오랫동안 절인 음식을 통한 나트륨 과다 섭취는 직접적으로 위암 발병 요인이 된다. 한국인들의 위암 발생률이 높은 것은 짜게 그리고 뜨겁게 먹는 식습관이 아주 중요한 원인이다.

이 밖에도 나트륨 과다 섭취는 칼슘이 소변에서 배출되는 현상을 촉진한다. 나트륨이 소변으로 배설될 때 칼슘도 함께 배출되기 때문에 나트륨 섭취를 2,000mg 줄이면 칼슘 1,000mg 절약하는 것과 같다. 따라서 나트륨 과다섭취는 뼈에서 칼슘이 빠져 나오게 하여 골다공증을 유발하는 원인이 되기도 한다.

04 염분섭취

    소금의 섭취를 최대한 줄이기 위한 스스로의 노력은 건강을 유지하기 위해 반드시 필요하다. WHO의 하루 나트륨섭취의 가이드라인이 2,000mg이지만, 사실 우리 인체가 요구하는 나트륨 필요량은 1일 1,200mg이다. 이것을 소금으로 환산하면 3g이다. 육류는 물론 생선, 곡물, 야채의 천연 상태에서도 소금을 함유하고 있다.

    그러므로 자연이 제공하는 식품에 소금을 첨가하지 않아도 대개 인체가 요구하는 소금섭취량을 충당할 수 있다. 사람들이 섭취하는 소금 중 자연식품으로 10%, 조리과정에서의 첨가 15%, 나머지 약 75%에 해당하는 소금은 식품의 가공과정 중 첨가된 인스턴트를 포함한 가공식품에서 섭취한다고 한다. 우리의 혀는 단맛은 물론 짠맛을 좋아하고 식품업자들은 더 많은 고객을 확보하기 위해 가공식품에 소금과 설탕을 쏟아 붓는다. 소비자들도 마찬가지이다. 짭짤한 과자일수록 인기가 있고 더 잘 팔린다. 소문난 음식점은 재료의 신선함이나 소스의 비방과 같은 그 나름의 비결과 특징이 있다. 그러나 열에 아홉 이상은 짠 음식을 내어 놓는다. 지난 30년 동안 각종 가공식품과 3분 요리 제품들의 소금함유량은 거의 대부분 계속 증가해 왔고 아직도 진행형이다.

    2013년 01월 31일, 식품의약안전청은 우리나라 국민 10명 중 7~8명이 짠맛에 길들여져 있다고 발표하였다. 식품의약안전청은 2012년 2월부터 11월까지 18세 이상 국민 3223명[M1337, F1886]을 대상으로 '짠맛 미각 검사'를 실시하였는데, 이에 의하면 짜게 식사하는 국민이 75%로 나타났다고 발표했다. WHO의 나트륨 권고량은 1

일 2000mg인데, 약간 싱겁게 먹는다고 말한 16.5%에서 2,495mg을, 보통으로 먹는다고 말한 40.9%에서 4,791mg을, 약간 짜게 먹는다고 말한 27.4%에서 9,400mg을, 짜게 먹는다고 말한 7.7%에서는 19,319mg의 나트륨을 섭취하는 결과를 나타내었다.

한국인 나트륨 섭취량이 하루 평균 약 4,800mg이고, 특히 사회활동이 왕성한 30대와 40대는 6,800mg에 이른다고 한다. 짜게 먹는 사람일수록 국물이 없는 식사를 불편해 하고, 또 찌개든 국이든 국물을 깨끗이 비운다고 한다. 우리가 흔히 섭취하는 음식물에 함유된 나트륨량은 라면 1그릇 2,000mg, 김치 100g 1150mg, 피자 1조각 1300mg, 치즈 1조각 200mg, 우유 100ml 55mg, 마른멸치 100g 3250mg, 삼겹살 100g 44mg이 들어있다. 소금이 많이 함유된 식품을 나타내면 표 4-01와 같다.

표 4-01 **소금이 많이 함유된 식품(소금함유량(g)/100g)**

해산물		육류		소시지류		곡류		야채류		유제품	
청어통조림	1.16	소	0.14	돼지고기 순대	3.10	백미	0.02	강낭콩, 완두콩	0.01	우유	0.12
청어자반	2.65	돼지	0.17			현미	0.03	시금치,브로콜리, 근대, 양배추, 당근, 샐러드, 채소	0.02	탈지우유	0.10
훈제청어	1.90	닭	0.11	육류 소시지	2.66	건조국수	0.01			커피용크림	0.32
청어피클	5.80	송아지	0.09			혼합빵 (백밀+통밀)	1.44			요구르트	0.12
정어리통조림	2.30	야생동물	0.18	소시지 구이	3.04			뿌리 및 옹이채소, 잎 및 줄기채소, 토마토, 오이, 호박, 멜론, 버섯	0.03	저지방치즈	0.03
참치통조림	1.72	쇠고기구이	1.10			백밀빵	0.90			지방치즈	0.05
게, 굴 통조림	3.15	소간	0.04	살라미, 말린 소시지	2.66	크낵케브로트 (딱딱한빵)	0.66			생치즈	1.48
연어, 대구	0.60							파, 가지, 파프리카	0.04	체다치즈	2.88
		소혀	0.08							연질 치즈	2.66
송어	0.12									샌드위치 치즈	2.66
냉동연어	2.26	쇠고기 소금절이	2.12	삶은 햄	2.02	호밀빵	1.12	양배추 초절임	1.01	무염버터	0.01
캐비아	4.02			훈제햄	4.15			야채통조림	0.90	버터(소금)	0.70

자료 : 식약청

05 미각의 감퇴

인간은 45세 전후, 특히 여성은 폐경 이후에는 미각이 뚜렷하게 감소한다. 맛을 느끼는 미뢰에 있는 3,000~10,000개의 미(味)세포는 40대 중~후반을 기점으로 감소하면서 미각이 둔해진다. 그러나 미각과 관련된 신경세포의 숫자가 감소하는 부분보다, 혀에서 뇌의 미각중추에 이르는 자극전달의 전도기능이 감소하는 것이 미각이 둔해지는 주원인이다. 젊은 여성과 노인의 미각에 대한 간이실험에서, 쓴맛은 7배, 짠맛 5배, 신맛 4배, 단맛 2배의 강도에서 젊은 여성과 노인의 미각이 일치하였다고 한다. 정도의 차이가 있겠지만, 나이가 들수록 진한 블랙커피 또는 쓴맛을 내는 채소 등의 음식을 좋아하는 이유도 미각이 둔해진 때문이다. 다시 말하면 고혈압이나 각종 성인병에 노출되기 쉬운 노인일수록 짠맛을 선호하게 되는 것이다.

미각은 침의 분비가 감소하여도 떨어진다. 침의 분비는 자율신경계에 의해 조절되는데, 교감신경에 의해 억제되고 부교감신경에 의해 촉진된다. 음식물에 의한 침 분비에는 2가지 기전이 있다. 즉, 음식물이 혀·입천장·위에 있는 수용체와 직접 접촉하여 분비되는 무조건반사와, 시거나 쓰거나 등 과거에 경험한 음식의 대한 기억과 연합하여 간접적으로 침이 분비되는 조건반사에 의해 침이 분비된다. 이러한 침의 분비는 둘 다 부교감신경의 활성으로 일어난다.

침은 음식을 용해시켜 작은 분자로 만들어 혀의 미세포 내의 감각 수용기에서 쓴·짠·신·단맛을 감지하게 되는데, 만약 침의 분비가 줄어들면 미각이 둔해지게 된다. 침의 분비가 감소하는 경우는 침샘분비의 노화, 각종 스트레스나 우울증, 화병 등의 정신적인 자극, 외분비샘에 림프구가 침윤되어 외분비샘이 파괴되는 쇼그렌증후군 등이 있다. 이 경우 입이 바짝 말라 자연히 미각이 떨어지게 된다. 또한 고혈압이나 당뇨, 관절염으로 인한 진통제 등의 약물을 계속 복용하면 미각이 둔해질 수 있다. 이러한 약물들이 아연을 밖으로 배설시켜 미각세포의 재생을 방해하기 때문이다.

우리의 혀는 나이가 들면서 노화로 미각이 둔해지는데, 평소 과식과 자극적인 음식에 노출된 사람들의 미각도 둔화되어 있다고 한다. 우리 주변의 환경도 대부분의 음식들이 지나치게 맵거나 짜고, 달고, 고소하고(지방), MSG 혹은 화학조미료나 각종 첨가물들이 함유되어 있다. 외식, 패스트푸드, 가공식품들은 우리의 미각을 둔화시킨다. 대부분의 사람들이 여기에 길들여지고 익숙해져있다. 어릴 때부터 무분별한 식습관과 자극적인 음식에 노출되어 미각이 둔화되면 성인이 되어도 쉽게 회복되지 않는다. 체질량지수(BMI, 체중/키²)가 20~25인 정상인에 비해, 25~30의 경도비만자와 30~34의 비만 그리고 35 이상의 초고도비만으로 갈수록 현저히 미각이 둔화되어 있다고 한다. 만약 둔화된 미각을 회복한다면 자연히 자극적이지 않은 담백한 건강식에 훨씬 쉽게 접근하고 좋아할 수 있게 된다.

둔화된 미각을 회복하기 위해서는 최대한 담백한 자연 그대로의 음식을 꼭꼭 씹어서 먹어야 한다. 즉, 음식을 천천히 오래오래 씹어 먹어야 한다. 미각이 극도로 예민한 절대미각을 자랑하는 사람의 식습관도 이와 같고, 이들도 자극적인 음식에 노출되면 미각이 둔화된다. 음식을 오래 씹을수록 침에 의해 음식이 용해되고 작은 분자로 만들어져, 혀의 미세포 내에 있는 수용기에서 음식 고유의 맛을 섬세하게 감지하도록 해준다.

미각세포는 약 11일을 주기로 재생되는데, 천천히 오래 씹어 먹는 습관이 둔해진 미각을 회복하게 하는 가장 확실한 방법이다. 당연히 맵고 짠 음식이나 각종 첨가물을 최대한 줄인 자연의 음식으로 오랫동안 씹어 먹는 것이 미각을 회복하는 지름길이다.

06 염분섭취를 줄이기 위한 방법

먼저 가공식품의 섭취를 최대한 줄여야 한다. 우리가 섭취하는 소금의 3/4이 가공식품에 의한 것이다. 외식과 가공업체들은 짠맛으로 우리들의 입맛을 묶어 놓고 있고, 손님들로 붐비는 음식점의 음식은 예외 없이 짜다. 우리국민의 대다수는 그것에 중독되어 있다. 소금의 주성분인 나트륨의 과다섭취는 거의 모든 만성질환의 시발점이다. 우리사회에서 나트륨 과다섭취 문제는 개인의 노력만으로는 해결하기 어렵다. 각종 통조림, 라면을 비롯한 인스턴트 제품, 소시지를 비롯한 각종 훈제고기, 냉동식품 등 모든 가공식품은 소금덩어리라고 해도 과언이 아니다. 만약 가공식품만 먹지 않더라도 고혈압을 비롯한 각종 성인병의 발생이 현저하게 줄어들 것이 틀림없다.

가정식의 식단에도 가공식품을 최대한 줄여야 한다. 또 간장이나 고추장 된장과 같은 장류를 되도록 싱겁게 만들어야 한다. 장류에 콩 분말이나 두부 또는 다양한 과일즙이나 다양한 첨가물을 첨가하여 염도를 낮추는 노력이 필요하다. 당연히 장류의 섭취량도 줄여야 한다. 또한 염장음식이 발달한 우리나라는 각종 젓갈이나 자반, 장아찌 등 소금에 절인 음식을 즐겨 먹고 있어, 장류의 섭취를 되도록 줄여야 한다. 모든 국민들이 매끼마다 먹는 김치와 된장은 당연히 싱겁게 담가야 한다. 실제 된장보다 청국장이 여러 모로 더욱 건강에 이롭다고 할 수 있다.

또 우리나라처럼 습식음식문화가 발달한 나라가 없고, 이에 따라 끼니마다 국 혹은 탕을 먹고 있고 일반 음식물에도 소금기가 있는 수분을 첨가해서 먹고 있다. 이러한 국이나 탕 또는 음식물이 우리 입맛을 충족시키기 위해서는 '간간해야' 되고, 이로 인해 많은 사람들의 소금섭취가 한 끼 식사에 5~10g 정도 섭취하고 있다.

나트륨 섭취를 줄이고 소화기를 보호하기 위해서는 음식을 국에 말아서 먹는 습관을 버려야 한다. 밥을 국에 말아서 먹으면 국물을 깨끗이 비우는 것은 물론이고, 식사시간은 더욱 짧아진다고 한다. 이로 인해 위장에는 수분을 잔뜩 함유한 음식물과 공기가 빠르게 유입되어 위가 팽창하면서, 점막세포의 손상에 의한 미란성 위염과 역류성 식도염에 노출되기 쉽다. 더불어서 음식을 국물에 말아 먹으면 입에서 일차 소화를 생략하므로, 소장에서의 음식물 흡수도 불량해져 소화 장애를 일으키기 쉽다.

만약 우리가 먹는 보통 크기 국그릇의 지름을 1cm만 줄여도 나트륨 섭취를 300mg정도 줄일 수 있다고 하니, 식단에 오르는 국그릇 크기를 반으로 줄인다면 그만큼 나트륨 섭취를 줄이게 될 것이다. 또 국을 먹을 때에는 건더기만 먹고 되도록 국물을 남기는 것도 현명한 방법이다. 또한 음식의 간은 온도가 높을수록 짠맛의 감각이 둔해져서, 짜게 요리하게 된다. 따라서 조리자는 음식의 짠맛을 가장 강하게 느끼는 37℃에서 즉, 음식의 온도가 미지근하거나 따뜻한 정도의 온도에서 간을 맞추어야 한다.

외식을 할 때에도 마찬가지이다. 전골이나 찌개 탕 또는 조림 등의 선택을 가급적 피하고, 국물은 남긴다든지 양념이나 소스 등도 줄이면서 야채는 풍부하게 섭취하는 노력이 필요하다. 우리가 가끔 양식으로 먹는 스테이크도 마찬가지이다. 스테이크에 뿌리는 소스에도 소금이 잔뜩 들어가 있고, 곁들여지는 감자튀김도 소금범벅이다. 이밖에도 생강, 후춧가루, 카레 등을 섞어 만든 양념에도 그 속에는 소금 함유량이 아주 높고, 또 비교적 소금함유량이 높지는 않지만 드레싱에도 소금을 첨가한다고 한다. 양식을 짭짤하게 먹으면 한 끼 식사로 소금을 20g이나 섭취한다고 한다.

과자를 최대한 줄여야 한다. 우리가 흔히 먹는 비스킷, 크래커, 감자튀김, 팝콘 등 각종 과자류에는 포화지방산이나 트랜스지방은 물론 소금이 듬뿍 들어있다. 과자의 종류를 불문하고, 단맛과 함께 입맛을 감미롭게 하는 지방과 소금의 짭짤한 맛으로 도배되고 칼로리도 높다. 이로 인해 비만 등 각종 성인병을 유도하고, 소금의 과다섭취에 노출되게 한다. 부득이 간식을 먹어야 하면 열량과 소금이 많은 과자보다는 과일을 먹는 것이 좋다. 과일은 비타민과 무기질, 식이섬유가 풍부해서 열량을 초과하지 않으면 건강을 위해 꼭 필요한 식품이기 때문이다.

음식을 조리할 때는 소금 대신 파, 마늘, 생강, 고춧가루, 겨자 등의 염분이 없는 조미료를 활용하면 소금을 줄일 수 있다고 한다. 또 식물성기름, 식초, 레몬, 과일즙 등으로 고소한 맛이나 신맛 단맛을 내면 어느 정도 소금을 대신할 수도 있다. 생선 구이는 소금을 듬뿍 발라서 구우면 비린내가 제거되고, 그 맛도 높이면서 깔끔한 느낌을 가지게 된다고 한다. 그러나 소금의 과다섭취는 그만큼 건강에 나쁜 영향을 끼친다. 따라서 소금 대신 레몬즙을 바르면 비린 맛을 없애고 그 살도 탱탱해진다고 하고, 생선조림도 소금 대신 카레 가루를 뿌리거나 향료를 사용하면 비린내를 제거하면서 저염식 요리가 된다고 한다. 이와 같이, 주부나 요리사들은 소금을 줄이기 위한 다양한 조리방법을 찾아 활용하여야 한다. 또한 요리전문가는 국민의 입맛을 충족시키는 다양한 저염식을 개발해주기를 기대해본다.

소금섭취를 줄이기 위해서는 소금 대신 간장을 이용하면 어느 정도 줄일 수 있다. 간장도 오래 숙성시킬수록 적은 양으로도 짠맛을 강하게 낸다고 한다. 또 정제된 소금보다는 같은 양의 천일염을 사용하면 나트륨 섭취량을 줄일 수 있다. 좋은 천일염은 나트륨함량이 낮고 천연 미네랄이 풍부하기 때문에, 정제된 소금과 같은 양을 사용한다면 나트륨 섭취가 감소한다.

지난 2013년 4월 2일 한국식품연구원의 류미라 박사팀이 짠맛을 느끼게 하는 신물질을 발견했다는 기사를 발표하였다. 4년 이상 발효, 숙성시킨 재래 간장에서 뽑아낸 이 단백질 성분은 나트륨 성분이 없지만 소금과 섞으면 짠맛의 강도를 최대 2배까지 높여준다고 하였다. 우리의 미각세포에서 느끼는 짠맛은 나트륨 이외에도 칼슘과 칼륨 등을 활성화시켜서 인지하는 경로가 있다. 류 박사팀이 발견한 신물질은 이 2가지 경로를 모두 작용한다고 하였다. 그러나 아직 연구 단계이고, 향후 실생활에서 사용여부는 시간이 필요하겠지만 큰 기대를 해본다.

나트륨을 체외로 배출하기 위해서는 칼륨이 풍부한 음식을 섭취하여야 한다. 칼륨을 많이 함유한 음식으로는 시금치, 쑥갓, 양배추, 오이, 부추 등 각종 푸른잎 채소를 비롯하여 각종 콩, 호박, 고구마, 감자, 버섯, 토마토, 바나나, 감귤, 감, 밤, 멜론, 바나나, 초콜릿, 석류, 산딸기, 자두, 박과식물, 효모, 김, 미역, 파래, 다시마, 참외, 무, 오이, 현미, 수수, 팥, 녹두, 차, 수수, 차조 등 무수히 많다. 표 4-02

이러한 음식에 들어있는 칼륨은 열을 가하면 30% 정도 파괴되므로 가급적 날것으로 먹는 것이 좋다. 또 매일 땀이 날 정도의 적당한 운동을 하면 과다 섭취된 염분을 어느 정도 배출시키게 된다.

표 4-02 **칼륨 함유량**　　　　　　　　　　　　　　　　　　　　　　　　　　　　(g)/100g

목이버섯	10.19	땅콩	9.04	고춧잎	8.05	마늘	7.30	들깨	6.05	양송이	5.35
시금치	5.02	무	4.90	감자	4.85	부추	4.46	고구마	4.29	바나나	3.80
연근	3.77	당근	3.42	오이	3.12	고등어	3.10	브로콜리	3.07	피망	2.18
양배추	2.05	꽈리고추	1.63	양파	1.44	사과	1.10				

결론적으로, 많은 우리 국민들은 짠맛에 길들여져 있다. 가정식, 외식, 가공식품, 음식재료, 식습관 등 우리사회의 산업과 문화 전반에서 짠맛을 줄여나가는 노력이 시급하다. 물론 우리 스스로도 짠맛을 경계하면서 소금으로부터 해방되는 노력을 해야 한다. 사실 가공식품에 들어있는 식품첨가제는 소금뿐만이 아니다. 단맛을 내는 감미료, 포화지방산, 각종 화학조미료, 방부제, 산화방지제, 발색제, 착색제, 살균제, 표백제 등 수백 가지에서 수천 가지에 이르는 여러 가지 신경 쓰이는 많은 첨가물들이 소비자들을 유혹하기 위해 선택적으로 들어있다. 이러한 식품 첨가제들이 수년 또는 그 이상 우리 몸속에 쌓이면 아토피를 비롯한 각종 면역 이상을 초래하는 다양한 병리현상을 초래할 수 있는 것이다.

자! 이제 소금섭취를 줄이기 위한 다양한 노력을 하든지, 아니면 편하게 먹고 그 결과를 달게 받을지 스스로의 선택과 실천에 달려있다.

CHAPTER 02 통곡물!

곡류에는 맥류와 잡곡류가 있다. 맥류에는 쌀·보리·밀·귀리·호밀이 있고, 잡곡류에는 콩·조·기장·피·수수·옥수수·메밀·율무 등이 있다. 이 중 아시아에서는 쌀을 주식으로 하여 생활해왔고, 서구에서는 밀을 주식으로 하고 있다.

01 현미

통곡물은 곡물의 겉껍질만 벗긴 상태를 말한다. 예를 들어, 현미는 벼의 겉껍질을 벗기고 도정하지 않은 쌀을 말한다. 현미를 네 차례 도정하면 우리가 먹는 백미 즉, 흰 쌀밥이 된다. 물론 중간에 해당하는 7분도와 5분도 쌀도 있다. 그러나 현미를 도정하는 과정에서 쌀눈과 속껍질 등의 쌀겨가 깎여나가고, 이와 함께 많은 영양분이 사라지게 된다. 일반적으로 쌀이 포함하는 영양분의 66%는 쌀눈에 있고, 속껍질인 쌀겨에는 29%, 도정이 끝난 백미에는 불과 5%만의 영양분이 남는다. 그림 4-04

이와 같이 통곡물은 도정하는 과정에서 많은 영양소가 사라진다. 즉, 가공을 하면 할수록 좋은 성분들은 깎여 나가고, 탄수화물과 전분 그리고 미량의 단백질과 지방만 남는다. 이러한 현상은 쌀 뿐만 아니라 밀이나 다른 곡물도 마찬가지이다.

쌀은 그림 4-04와 같이 겉껍질인 외강층과 쌀겨의 미강층, 쌀눈인 배아 그리고 백미로 나누어진다. 이 중 미강층은 외부의 종피와 겨층, 중심의 호분층, 백미와의 사이에 아호분층으로 구성되어 있는데, 특히 호분층에는 많은 영양물질을 함유하고 있다. 또 생명의 씨앗을 잉태해야 하는 배아에는 다양한 영양물질을 가장 많이 함유하고 있다.

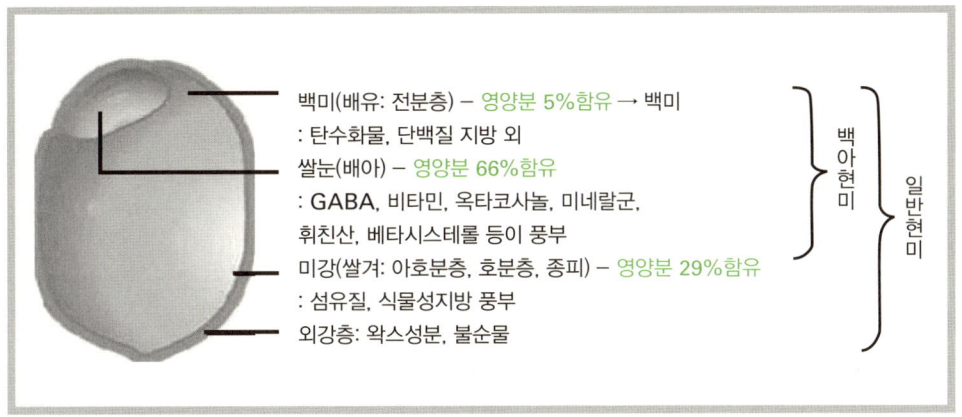

그림 4-04 **백미와 배아현미 및 일반현미**

(1) 쌀눈(배아)과 쌀겨(미강)

쌀눈과 쌀겨에는 각종 생명력을 배양하는 다양한 영양소를 함유하고 있다. 현미에는 백미에 없는 GABA ɣ-aminobutylric acid, 감마아미노낙산, 감마오리자놀 ɣ-oryzanol, 옥타코시놀 Octacosanol, 알파토코페롤 α-tocophenol, 베타시포스테롤 β-sitosterol, 라이신 lyscine, 비타민 B_6, 비타민 E 등과 함께 풍부한 식이섬유를 함유하고 있다. 이들 영양물질들은 인체의 각종 기능을 활성화시키고 생명력을 배양하는 중요한 역할을 한다. 이들 성분들은 시중의 건강기능식품의 원료가 되기도 하는데, 그 역할은 다음과 같다.

1) GABA(ɣ-aminobutylric acid)

신경계와 혈액에 함유되어 있고, 뇌수에 있는 신경전달물질로 추정하는 아미노산이다. 포도당의 종말산물인 글루타민산의 작용으로 생합성되고, 뇌에서 포도당 분해를 촉진하고 뇌기능을 활발하게 하므로 학습능력과 기억력을 증가시키는 물질이다.

2) 감마오리자놀(γ-oryzanol)

뇌세포의 대사기능을 촉진하고 비만을 방지한다. 내분비계 및 자율신경실조를 개선하고, 갱년기장애와 자율신경실조증에도 도움이 될 수 있다.

3) 옥타코사놀(Octacosanol)

쌀·밀·보리 등의 통곡물과 과일껍질에 미량 존재하는데, 글리코겐의 저장량을 증가시켜 지구력을 향상시키고, 콜레스테롤억제 혈전방지 등의 기능이 있어 심장순환계 또는 혈액순환 개선제로 활용되기도 한다.

4) 알파토코페롤(α-tocopherol)

항산화작용을 하는데, 세포막을 보호하고 세포의 노화를 방지하며, 면역기능을 향상시킨다. 쌀과 보리 옥수수 등의 통곡물과 호박씨, 견과류, 올리브유, 대두유, 들깨, 난황 등에 함유되어 있다. 특히 보리의 배아胚芽, 씨눈에 풍부하게 있어, 통보리는 도정보리의 25배나 많은 90mg/kg을 함유하고 있다.

5) 베타시토스테롤(β-sitosterol)

항산화성분이다. 쌀겨 등의 통곡물, 땅콩, 콩류, 호박씨, 옥수수, 무, 배추, 구기자 등에 많이 들어있다. β-sitosterol은 혈액 내 콜레스테롤이 침착되는 것을 억제하여 콜레스테롤을 감소시키고 항암, 항산화, 항염증, 면역증진, 전립선비대에 효과적인 것으로 알려져 있으며 이밖에도 대장암과 제2형 당뇨병환자의 혈당을 조절하는데 도움을 주는 실험보고도 있다. 식약청에서는 콜레스테롤 감소, 잇몸치료제, 전립선비대 등의 효과를 인정하고 있다.

6) 라이신(lyscine)

필수 아미노산으로 체내에서 합성되지 않는다. 통곡물에 많이 함유되어 있으며, 포도당대사에 관여하여 피로를 줄이고, 칼슘의 흡수를 도와 골다공증 방지에 도움을 준다. 이밖에도 성장발육, 위액분비촉진 등의 역할을 하는 것으로 알려져 있다.

(2) 식이섬유

식이섬유는 현미를 비롯한 통곡물, 시금치, 양배추, 무, 순무, 우엉, 버섯, 돌김, 다시마 등에 많고 다이어트와 배변에 좋다.

흰쌀밥을 비롯한 정제곡물은 소장상부에서 빠르게 흡수되고, 혈당과 인슐린을 빠르게 상승시키는데 비해, 현미를 비롯한 통곡물은 소화가 서서히 이루어진다. 현미밥은 잘 씹어 먹어도 소화액이 쌀겨의 표피에 침투가 방해되어 소화율이 낮아진다. 현미의 피질부에 있는 섬유는 장관 점막을 자극하여, 장의 운동이 활발해진다. 이로 인해 장관내부의 통과시간이 빨라져서, 흡수율도 낮아지고 배변에도 도움을 준다. 즉 풍부한 식이섬유는 소화되는데 시간이 오래 걸리고, 통곡물은 상대적으로 적은 섭취에도 쉽게 포만감을 느끼게 하므로 소식少食하는데도 유리하다. 현미에 있는 식이섬유 '헤미셀룰로오즈'는 체내 콜레스테롤을 감소시키고, '피틴산'은 면역력을 증가시키고 유방암과 대장암의 예방에 효과적인 것으로 보고되고 있다. 또한 현미는 백미에 비해 혈당 상승과 인슐린 분비가 서서히 이루어지기 때문에 당뇨병의 식이에도 도움이 된다.

02 통밀

* 통밀과 백밀

건강에 대한 관심이 높아지면서 백미, 백밀가루, 백설탕 등 흰색 음식을 멀리하고, 통곡류와 자연식에 대한 선호도가 높아지고 있다. 특히, 통밀을 이용한 통밀빵, 통밀국수, 통밀쿠키 등에 대한 소비자의 요구가 증가하고 있는 실정이다.

농촌진흥청은 밀기울층을 포함한 통밀가루에는 백밀가루에 비해 토코페롤tocopherol, 토코트리에놀tocotrienols, 베타카로틴β-carotin 등 건강기능성 성분이 다량 함유되어 있고 또 단백질, 식물성지방, 미네랄 등이 훨씬 많다고 하였다.

농촌진흥청에서는 우리나라 국민 1인당 밀 소비량은 연간 32~35kg으로 발표하였는데, 이는 우리나라 국민들이 하루 한 끼 정도는 밀가루 음식을 먹는다는 것을 의미한다. 이렇게 많은 소비에도 불구하고 국내에서 생산된 국산밀은 1인당 0.6kg 정도에 불과하고, 대부분을 수입밀에 의존하고 있다. 국산 밀은 가을밀이어서, 대부분 봄밀인 수입밀에 비해 병해충 발생이 낮고 살충·살균제를 처리하지 않은 친환경 작물일 뿐만 아니라, 수입밀에 비해 안전성이 확보되는 식품이다.

농촌진흥청에서 육성한 밀 32 품종의 통밀에 대한 비타민 E, tocopherol, tocotrienols 및 β-carotin 성분을 분석한 결과 α 및 β-tocopherol은 각각 0.3~11.13, 0.23~1.08 mg/100g 함유돼 있고, α 및 β-tocotrienol은 각각 0.24~0.48, 2.01~3.14 mg/100g 함유되어 있으며, 또한 항산화 효과가 있는 베타카로틴은 2.83~6.05mg/100g 함유되어 있는 것으로 발표하였다. 이에 비해 백밀가루의 α 및 β-tocopherol 함량은 각각 0.17~0.24, 0.12~0.18 mg/100g 이고, α 및 β-tocotrienol은 각각 0.10~0.15, 0.84~1.33 mg/100g 함유되어 있다고 하였다. 또한 통밀가루는 백밀가루에 비해 비타민 E 함량이 3~5배 높은 것으로 나타났다. 또한 통밀가루의 단백질 함량은 13~15%로 백밀가루에 비해 약 1.3배 정도 높고, 조지방 함량은 1.62~3.14%로 백밀가루에 비해 약 1.76배 정도 높은 것으로 나타났다. 표 4-03 이밖에도 통밀에는 칼륨$_K$ 296.6~381.9, 인$_P$ 269.2~416.5, 철$_{Fe}$ 2.89~5.21 mg/100g 외에 구리$_{Cu}$, 아연$_{Zn}$ 등의 미네랄이 다량 함유되어 있다.

농촌진흥청에서는 '통밀식품이 백밀식품에 비해 건강기능성 성분의 함량이 높다는 것을 알면서도 가공적성이 떨어져 소비자 선호도가 낮은 편'이라고 하였다. 또 '밀 품종 간에도 많은 차이가 있어, 통밀에 대한 다양한 연구와 함께 가공적성이 높은 통밀 품종 개발을 위해 더욱 노력할 계획'이라고 밝혔다.

표 4-03 **밀 32품종의 통밀과 백밀의 성분 (100g당)**

	단백질	조지방	α-tocopherol	β-tocopherol	α-tocotrienol	β-tocotrienol	β-carotin
	%	%	mg	mg	mg	mg	mg
통밀	13~15	1.62~3.14	0.3~11.13	0.23~1.08	0.24~0.48	2.01~3.14	2.83~6.5
백밀	10~12	0.92~1.78	0.17~0.24	0.12~0.18	0.10~0.15	0.84~1.33	?

농촌진흥청, 맥류사료작물과 김기종, 최인덕 2013

03 보리

보리는 식이섬유가 많아 밥을 하면 거칠고 단단하다. 보리의 저 가운데의 홈에는 많은 섬유질이 끼어 있다. 쌀과 외형도 조직도 아예 다른 작물이다. 보리를 단순하게 도정하여도 다른 작물의 통곡물과 거의 같다. 현미와 보리의 영양소를 비교하면 다음의 표 4-04, 05와 같다.

표 4-04 현미와 보리의 3대영양소와 비타민 함량 비교 (100g당)

	당질	단백질	지질	V. B₁	V. B₂	V. B₆	V. E	Niacin	엽산
	g	g	g	mg	mg	mg	mg	mg	μg
현미	75	6.4	2.7	0.34	0.10	0.62	1.7	2.4	20
보리	68	10.6	1.8	0.31	0.17	0.56	0.6	5.5	50

이화여대 식품영양학과 자료

표 4-05 현미와 보리의 무기질, 식이섬유 함량 및 회분량 비교 (100g당)

	아연	인	철분	칼륨	칼슘	식이섬유	회분
	mg	mg	mg	mg	mg	g	g
현미	2.06	267	3.6	188	1.0	3.3	3.3
보리	2.63	360	5.4	480	43.0	17.8	2.7

회분 : 식품을 전기로에서 가열하여 유기물을 제외한 남는 무기물

보리의 식감을 부드럽게 하려면 식이섬유를 더 많이 파괴해야 하기 때문에 도정으로는 부족하다. 그래서 홈을 쪼개 한 번 더 깎아낸 할맥이나 전체적으로 완전히 눌러 버린 압맥이 있다. 단순 도정으로는 보리에 있는 식이섬유가 많이 남아있다.

일반 도정 보리는 현미를 비롯한 다른 통곡물보다 비교할 수 없을 정도로 GI지수가 뚜렷하게 낮다. GI Glycemic index 지수는 혈당지수를 의미한다. 낮을수록 혈당이 덜 오르게 된다. 또 할맥이나 압맥도 현미에 비해 당지수는 별 차이가 없다. 그러므로 보리밥은 다른 어떤 것보다 당뇨식에 가장 이상적인 곡물이다.

현미는 백미와 비교할 수 없을 정도로 건강에 좋지만 가급적 보리, 귀리, 통밀 등의 맥류를 혼식하는 것이 더 좋다. 맥류는 현미에 비해 식이섬유, 칼륨, 칼슘, 베타글루칸 등을 많이 함유하고 있다. 곡물도 여러 가지 골고루 먹는 것이 인체를 더 건강하게 한다. 특히 보리는 쌀에 비해 살충제나 농약을 사용하지 않아도 되는 자연식품에 가깝다. 그러나 압맥이나 할맥보다 현미보리라고 일컫는 통보리가 낫고, 보리가 거칠어서 섭취가 불편하면 찰보리를 선택하면 된다. 찰보리는 밥이 잘 되고, 덜 거칠다.

베타글루칸은 겉보리나 쌀보리에 비해 많고 식이섬유도 충분하다. 다만 당뇨병을 앓고 있어 GI를 좀 더 강하게 조절하고 싶으면 통보리를 섭취하여야 한다.

04 통곡물과 건강

(1) 다이어트

그러나 다이어트에는 통곡물이나 정제곡물이나 큰 차이가 없으므로 주의하여야 한다. 통곡물은 식이섬유를 많이 함유하고 있어, 다이어트와 건강에 도움을 주기 때문에 정제된 곡물에 비해 칼로리가 많이 낮다고 생각하기 쉽다. 그러나 통밀 식빵이나 통밀 파스타 또는 잡곡밥이 일반 빵이나 흰 밥보다 칼로리만 보면 별 차이가 없다. 따라서 통곡물을 과식하면 다이어트 효과는 볼 수 없다.

그러나 통곡물은 식이섬유가 풍부하게 함유되어 있어 적은 식사량에도 포만감을 쉽게 느낄 수 있기 때문에, 도정한 곡물보다 섭취량을 줄이기 쉬워 다이어트에 도움이 되는 것은 틀림없다. 식이섬유는 현미를 비롯한 다양한 통곡물뿐 아니라, 시금치, 양배추, 무, 순무, 우엉곡물, 각종 채소와 버섯, 그리고 돌김, 다시마 등 각종 해조류 등에 많기 때문에 식이섬유는 다양한 음식에서 섭취할 수 있다. 그러나 육류와 생선에는 식이섬유가 거의 없으므로, 야채와 나물을 통해 공급받아야 한다.

식이섬유는 적게 먹어도 배부른 느낌을 준다. 섬유소는 수분을 흡수하면 부피가 몇 배로 불어나서, 쉽게 포만감을 느끼게 하므로 비교적 적게 먹어도 배부른 느낌이 들게 한다. 또한 식이섬유는 배변에 도움을 준다. 섬유소는 장내에 있는 발암물질이나 콜레스테롤 등의 각종 노폐물과 찌꺼기를 수분과 함께 흡수하여, 변을 부드럽게 하고 또 양을 많게 하여 대변을 쉽게 볼 수 있도록 해준다. 이뿐 아니라 섬유소는 대장의 연동운동을 자극하여 장운동을 촉진시켜서 대변을 빠르게 배출시킨다. 즉, 쾌변을 유도하는 것이다.

다이어트를 위해서는 칼로리 섭취를 줄여야 하는데, 본 식사를 하기 전에 채소요리를 먼저 먹고 본격적인 식사를 하면 좋다. 일반적으로 우리가 음식을 섭취하면 뇌에 전달되어 포만감을 느끼기까지 적어도 20분 정도의 시간이 걸리는데, 먼저 야채를 섭취하면 식이섬유의 작용과 더불어 식사시간도 그만큼 경과하게 되므로, 이후 주식을 적게 먹더라도 포만감을 쉽게 느끼게 된다. 즉, 주식만으로 배를 채웠을 때보다 채소요리를 먹은 뒤 통곡밥 혹은 잡곡밥을 먹으면 대략 80칼로리 정도를 적게 섭취할 수 있다고 한다. 이렇게 하면 정제된 곡물을 먹었을 때 보다 체중감량에도 도움이 되고, 항산화 물질을 포함하여 생명력을 배양하는 여러 가지 영양분을 섭취할 수 있으므로 좋은 식사법이 될 수 있다.

(2) 당뇨병

미국의 Emily and Parker 박사는 2013.04.22 역학회보지 Annals of Epidemiology 온라인 판에 '통곡물 섭취와 2형 당뇨병 발생률의 상관관계 : 여성건강 이니셔티브 관찰연구'에서 7만여 명의 여성들을 대상으로 8년 동안 추적하여, 통곡물 섭취를 통해 2형 당뇨병 발생을 감소시켰다고 발표하였다. 제2형 당뇨병은 인슐린의 기능이 떨어져 혈당이 높아져서 생기는 당뇨병으로, 흔히 성인형 당뇨병 또는 인슐린 비의존성 당뇨병이라고도 한다. 즉, 제2형은 췌장에서 인슐린이 생산되지만 그 기능이 떨어져서 생기는 병인데, 40대 이후 또는 비만한 사람에게 많이 나타난다.

이 연구에서 통곡물 최대 섭취량그룹은 최소 섭취량그룹에 비해 제2형 당뇨병 발생률이 43% 낮게 나타났다고 발표하였다. 이것을 자세하게 세분하면 총 72,215명 중 3,465명에서 2형 당뇨병이 발생하였는데, 이 중 각각 통곡물 0.5회/일에서 782명,

0.5~1/일에서 649명, 1~1.5회/일에서 571명, 1.5.~2회/일에서 540명, 2회/일에서 477명, 2회 이상/일에서는 446명의 제2형 당뇨병이 발생했다고 보고하였다.

(3) 맺는 말

통곡물은 여러 차례 도정한 정제곡물과는 비교할 수 없을 정도로 건강에 유익하다. 면역기능의 일부를 담당하고 있는 대장환경을 건강하게 하고, 건강기능식품에 원료가 되는 각종 정밀한 영양소들을 풍부하게 함유하고 있으며, 또 아직 우리가 모르고 있는 역할들 그리고 연구를 통해 앞으로 알려질 유익한 효과를 기대하면 통곡물에 대해 아무리 강조해도 모자란다고 할 수 있다.

이와 같이 통곡물과 잡곡은 영양적으로 풍부할 뿐 아니라, 우리 몸 안에서 대사될 때 항산화 효과를 비롯한 다양한 작용을 통해 노화를 지연시키고 생명력을 배양하는 다양한 효과를 기대할 수 있고, 암이나 성인병 예방에도 도움이 될 수 있는 것이다.

CHAPTER 05 장내세균과 건강

인간은 지구상에 존재하는 수많은 미생물과 더불어 진화해왔다. 우리들을 둘러싸고 있는 환경에는 어느 곳에나 세균이 있고, 숨을 쉬거나 음식을 먹거나 뭘가 접촉할 때 거기에는 반드시 세균이 있다. 인간은 미생물과 함께 공생하면서 진화해왔고, 인체 내의 점막은 다양한 세균들이 거처하는 좋은 터전이 되었다. 세균은 피부나 동물의 호흡기·위장관·비뇨생식기 등의 점막에서 증식할 수 있는 능력을 가지고 있다. 인체에는 10,000여 종의 미생물들이, 수적으로는 100조 개 이상의 세균이 살고 있다. 세균은 피부·구강·인두·콧속·직장의 말단부 상피 등 발생학적으로 외배엽에서 유래한 체외조직을 비롯하여, 우리 몸속의 소화관점막이나 장점막, 질점막 등에 서식하면서 인간과 공생하거나 혹은 적대하면서 생존해왔다.

이와 같이 인간은 인체에 기생하고 있는 많은 다양한 세균들과 공생관계를 형성하면서 삶을 영위하고 있다. 숙주가 죽는다면 기생하고 있는 세균도 죽을 처지에 놓이게 된다. 세균들이 영양을 섭취하기 위해 장점막을 자극하여 점막세포의 증식을 촉진하고, 인체는 세균의 대사산물에서 유용한 것을 선택하여 이용하는 공생관계를 형성한다.

사람의 한쪽 손에는 6~7만 개의 세균이 있어 손 씻기만 잘해도 감기, 식중독, 콜레라, 이질, 유행성결막염 등 각종 감염성질환의 60%를 예방한다고 한다. 사람의 구강 속에도 1,000여 종의 세균이 많게는 1조 마리 살고 있다고 한다. 입 안에 상주하고 있는 세균은 독성이 약하고 입 안에 남은 음식물 찌꺼기를 분해하여 에너지를 얻어 살아간다. 구강 내의 세균은 이로운 역할을 하는 세균이 많아 독성이 강한 병원균이 침입하여도 방어하는 역할을 하지만 폐렴구균, 포도상구균을 비롯한 유해균이 서식하기도 한다. 그러나 인체에 기생하는 세균의 대부분은 장내에 살고 있다. 타액 1㎖에 1,000마리의 세균이 있고, 소장의 점액 1㎖에 10만 마리가 있으며, 대장 점액의 1㎖에는 10억 마리 이상의 세균이 살고 있다.

장점막에 있는 건강한 세포들은 서로 단단히 연결되어 있어 장내의 독소들의 체내 유입을 방해하지만, 장내환경이 건강하지 못하면 장점막 세포들 사이에 틈새가 생겨 유해균이나 유해균들의 독소들이 쉽게 유입될 수 있다. 장내세균은 손을 통해 구강으로, 피부를 통해 혹은 직접 항문으로 들어간다. 위장에서는 위산에 의해 세균이 거의 사멸하지만 과식을 하면 일부 통과하게 되고, 만약 병원성 세균이라면 배탈이 나거나 식중독을 일으킨다. 세균이 내는 독소나 감염에 의해 구토, 설사, 복통 등을 일으키는 것이다. 소장에서는 대부분 비피더스·젖산균(유산균) 등의 유익균이 존재하는데, 이들은 음식물의 소화와 흡수를 돕는다. 그러나 대부분의 장내세균은 회맹부 이하 대장에 살고 있다. 대장점막의 끈적끈적한 점액성물질에 달라붙어 생존한다. 직장과 가까울수록 유해균이 증가하고 음식물 찌꺼기를 부패시켜 가스를 생성시킨다. 장내세균 중 유해균이 득세하면 이로 인해 피로나 면역기능저하, 아토피나 비염, 알레르기, 비만 등에 노출되기 쉽고 또 장 기능의 저하되어 설사와 변비, 복부팽만감 등의 증상이 나타난다.

장내세균은 4,000여 종에 이르고, 개체수로는 100조 마리가 넘는다. 장내세균의 크기는 0.5~5㎛로 머리카락 지름(100㎛)의 1/20~1/200에 불과하고, 장내세균의 총 무게를 합하면 1~2kg 대략 1.5kg에 이른다. 장내세균에는 유익균과 유해균 및 중립균이 있다. 유익균은 소화를 촉진하고 영양소를 생성하며 면역력을 증가시키고 유해균을 억제하는 역할을 한다. 유해균은 우리의 건강을 해치고, 또 그 역할이 확실하지는 않지만 유익균이나 유해균의 활동을 상황에 따라 돕는 중립균이 있다. 다시 말하면 유익균은 우리가 섭취한 음식물이 건강을 유지하고 질병을 예방하는데 도움을 주는 유익한 균이고, 유해균은 건강을 해치고 질병을 유발하는 해로운 균이고, 중립균은 유익균이 장을 지배하면 유익균의 활동을 돕고 혹은 유해균이 득세를 하면 유해균의 활동을 돕는 이중 첩자와 비슷한 역할을 한다. 유익균은 탄수화물과 식이섬유를 에너지로 사용하여 활발하게 증식하며, 이에 비해 유해균은 단백질과 지방에 의해 활발하게 증식하는 것으로 알려져 있다.

장내세균은 일정한 비율로 균형을 이루며 생존하고 있다. 그 구성은 사람마다 차이가 있지만, 대략 중립균이 60%, 유익균이 30% 및 유해균이 10% 정도로 서식하고 있다고 한다. 그러나 장내세균의 비율은 여러 가지 조건에 따라 변화하게 된다. 우리가 먹는 음식이나, 신체 상황에 따라 그 조성의 비율이 변하게 된다. 장내세균이 사는 공간과 우리가 섭취하는 음식의 양이 한정돼 있기 때문에 유익균과 유해균은 장내세균의 총량이 별로 변하지 않는 '제로섬zero-sum' 관계에 있다. 유익균은 주로 탄수화물과 식이섬유를 에너지로 이용하고, 유해균은 지방을 이용한다. 따라서 탄수화물과 식이섬유를 많이 먹으면 유익균이 증가하고 유해균이 줄어들지만, 육류 위주의 고단백·고지방식을 할수록 유해균의 조성의 비가 늘어난다. 다시 말하면 채식을 할수록 유익균이 늘어나고, 육식이나 인스턴트 음식을 많이 먹을수록 유해균이 늘어나는 것이다.

이 밖에도 장내환경을 저해하는 요인으로는 과도한 음주, 흡연, 스트레스, 부신피질호르몬, 항생제, 잘못된 식습관이나 과식·폭식 등을 들 수 있다. 장내 환경은 이러한 요인들을 제거할 때 건강한 장기능이 유지되어 건강한 신체를 유지할 수 있다. 스트레스는 교감신경을 활성화하여, 스트레스 호르몬인 부신피질 호르몬의 분비를 촉진한다. 이는 소화관의 운동과 소화액의 분비를 억제하여, 유해균이 증식하기 좋은 장내 환경으로 변하여 장내 유해균이 늘어나게 된다. 모든 항생제는 거의 모든 유익균과 유해균을 동시에 죽이는데, 일부의 유해균은 오히려 잘 증식하게 하여 항생제를 남용하면 장기능이 떨어지고 장염에 걸리기 쉽게 된다. 다시 말하면 항생제의 남용은 유익균과 유해균을 포함한 거의 모든 장내세균을 죽이게 된다. 그러나 일부 살아남은 장내 유해균인 클로스트리움 디피실clostrium difficille과 같은 세균이 화식하여 이 세균이 생성한 독소에 의해 장염이 발생하고 고열의 모통의 항생의 혈변균과 유해균을 일으키는 것이다. 또한 변을 규칙적으로 보면 유해균이 감소하고, 반대로 변비가 심할수록 유해균이 생존하기 좋은 환경을 만들어 유해균을 증식시키게 된다. 유해균은 인체에 해로운 여러 가지 독소와 노폐물을 만드는데, 이런 물질은 다시 유해균을 잘 증식시켜 악순환이 반복되기 때문이다.

유익균으로는 락토바실러스Lactobacillus, 락토코커스Lactococcus, 엔테로코커스Enterococcus, 비피도박테리움Bifidobacterium 등의 유산균이 있다. 유해균으로는 티푸스균, 파라티푸스균, 이질균, 페스트균, 살모넬라균, 병원성대장균, 베이요넬라Veillonella, 클로스트리디움Clostridium, 대장균, 장구균腸球菌, 포도상구균Staphyococcus, 진균眞菌 등이 있다. 유해균 중 병원성이 강한 세균인 티푸스균, 파라티푸스균, 이질균, 페스트균, 살모넬라균, 병원성대장균 등은 인체 컨디션과 상관없이 질병을 일으킨다. 그러나 바실러스Bacillus균, 대장균, 베이요넬라, 클로스트리듐, 장구균, 포도상구균, 진균 등과 같은 유해균은 인체의 컨디션이 나빠지면 문제를 일으키는 기회감염균이라 불리는 유해균이다. 즉, 이들 유해균의 병원성은 인간인 숙주와 세균 간의 복잡한 조건에 따라서 질병의 유무가 결정되는 것이다. 이 외에도 많은 비율을 차지하지만 역할이 아직 확실하게 밝혀지지 않은 균으로 박테로이즈Bacteroids, 유박테리움Eubacterum를 비롯한 많은 장내세균이 있다. 인체에 기생하고 있는 수많은 미생물과 장내세균에 대해 알려진 것은 일부분이고, 아직 그 역할이 명백하게 밝혀지지 않는 것이 훨씬 더 많다.

대표적인 유익균은 다양한 형태로 존재하는 유산균lactic acid bacteria이다. 이들 유익균은 장의 연동운동을 활발하게 해주고, 유해균을 억제하여 정장整腸작용을 하고,

영양소의 소화 및 흡수를 돕고, 비타민 B_1, B_2, B_{12}, 엽산, vitamin K, 판토텐산, 비오틴 등의 비타민의 합성과 영양소를 생산하고, 혈중 콜레스테롤을 저하시키고, 내재면역력을 증가시켜 건강을 유지하고 질병을 예방하는 등 다양한 역할을 한다. 내재면역이란 몸속에 침입한 물질에 즉각적으로 반응하는 면역 반응이다. 장내세균이 장점막으로 들어오는 외부 물질에 대응하기 위해 면역계를 항상 자극하고 있어 내재면역력이 길러지는 것이다. 식약청에서는 장수하는 사람의 장내에 락토바실러스, 락토코커스, 엔테로코커스와 같은 유익균이 일반인보다 2~5배 더 많다고 발표하였다.

유해균이 평상시보다 늘어나면 건강에 문제가 생긴다. 장에 암모니아·유화수소·과산화지질 등과 같은 독소와 노폐물을 쌓이게 해, 각종 성인병과 암을 유발하고 노화를 촉진한다. 특히 면역세포인 림프구는 소장에 많이 모여 있는데, 유해균 때문에 소장에 독소가 쌓이면 림프구의 면역기능이 떨어진다. 대장에 유해균이 많은 사람일수록 독소가 많이 생성되고, 간장이 그 독소를 재처리해야 되는 부담을 갖게 된다. 또 이들 독소로 인해 신진대사에 교란을 초래하여 비정상적인 식욕왕성, 트림, 복부팽만감, 방귀 등이 나타난다. 이러한 유해균은 불규칙한 식습관, 육식 위주의 식사, 음주, 무리한 다이어트, 스트레스 등에 의해 증가하는 원인이 된다.

반면에 유익균이 증가할수록 면역력이 증가하고 과민반응을 감소시키며 건강체로 만든다. 카톨릭대 김윤근 교수는 대부분의 장내세균은 나노소포체를 분비하는데, 비만인의 경우 나노소포체의 크기가 작아서 흡수가 잘 되고, 염증반응을 쉽게 일으킨다고 하였다. 또 비만인들은 인종에 관계없이 비슷한 장내세균이 존재하고, 이들 장내세균은 독소를 가진 병원균이 많아 이들의 분변에도 일반인들에 비해 독소를 가진 병원균이 훨씬 더 많이 증가하였다고 하였다.

최근의 발표에 의하면 대장 내에 '푸소박테리움'이라는 유해균이 많으면 궤양성 대장염을 일으킨 뒤, 염증 부위에 있는 세포를 암세포로 변환시켜 대장암에 걸릴 위험이 높다고 하였다. 과거의 우리나라는 80년대 초에는 전체 암 발생 중 대장암이 5.8%였으나 근래에는 12%를 상회하고, 발생연령도 50대 이전에는 오히려 선진국보다 높은 실정이다. 이러한 급속한 대장암의 증가는 여러 가지 요인들이 있겠지만, 서구인들에 비해 육식과 지방식에 저항성이 낮은 우리 민족의 갑작스러운 식생활의 변화 즉, 수천 년 동안 해오던 식습관에서 고지방·고칼로리, 가공 음식들을 많이 섭취한 것이 중요한 원인일 것이라 생각된다.

또한 유해균인 '피르미쿠트나' '엔테로박터'는 섭취한 칼로리를 지방으로 전환하기 때문에 이들 세균이 비만을 일으킨다는 사실이 밝혀졌다. 이들 유해균이 장내에 활발하면 같은 열량을 섭취하더라도 비만을 발생시키는 것이다. 근래에 장내환경과 장내세균에 대한 연구가 활발해지면서 비만, 대사증후군, 지방간, 류마티스 관절염, 자가면역성질환, 궤양성대장염, 대장암 등이 장내세균총의 분포와 관련이 있음이 확인되고 있다. 그러므로 장에 유익한 세균을 증식시키는 식생활습관이 질병예방과 건강에 상당한 연관성이 있는 것이다. 향후 장내세균에 대한 연구가 심화될수록 더 많은 유익한 연구결과가 나올 것으로 생각된다.

최근 효소음식들이 각광을 받고 있는 것도 이러한 유익균을 증식시키기 위한 것이다. 잘 삭힌 김치, 요구르트, 청국장, 된장, 생 막걸리, 고추장, 치즈 등의 발효음식이 건강에 좋다. 세계적인 장수지역에는 그 지역 고유한 발효음식이 반드시 존재하는 것도 이와 유관할 것이다. 또한 미역이나 다시마 등은 소화효소로 분해되지 않지만 장내 유익균이 이들을 분해하고 에너지를 얻어 유익균의 증식에 활용하고 있다. 따라서 미역이나 다시마 등의 해조류의 섭취도 늘려주는 것이 좋다. 이와 같이 우리가 섭취하는 음식물에 따라 장내환경이 변화되고 건강에 많은 영향을 미치게 된다. 따라서 좋은 식습관이 건강한 신체를 만든다는 사실을 명심하고, 이와 함께 규칙적인 운동과 충분한 수면을 취하는 것이 건강을 담보해주는 바람직한 생활습관이다.

CHAPTER 06 사상체질(四象體質)과 음식

　19세기 말 이제마는 우주의 구성요소와 모든 사물의 생성변화를 '사상四象'이라는 기본단위로 귀납시켜 해석하였다. 즉, 사상구조四象構造로 우주현상, 사회현상, 인체현상 등을 설명하고 있다. 사상의학은 철학적인 배경 위에 탄생했다고 할 수 있다. 사상의학을 제창한 이제마는 '동의수세보원東醫壽世保元'을 저술하기 전에, 철학서라 할 수 있는 그의 저서 '격치고格致藁'에 사상의학의 원리론原理論을 형성하는 철학적 기초가 기술되어 있다.

　이제마는 기존 한의학의 생명관인 '건강과 수명은 자연의 변화에 순응하고 적응하는 자연과의 조화에 좌우된다.'는 사상에서 한발 더 나아가, '인간 스스로 심신心身 양면을 다스려 나가는 주체적이고 자율적인 존재'로 인식하였다. 따라서 한 개인의 정신적·육체적·사회적 건강은 전적으로 본인의 수양修養 여부에 달려있고, 그 수양의 기본은 희로애락喜怒哀樂 성정性情의 중절中節, 치우치지 않고 균형을 이루는 것을 이루는 것이라고 하였다. 이러한 마음의 안정이 질병의 예방과 치료의 원칙이 된다고 하였다.

01 성정(性情)과 항심(恒心)

　이제마는 사상체질에 따라 성정性情, 성질과 정서이 달라, 이에 따라 장점과 재능이 나타나게 되고, 또 체질에 따라 항심恒心, 늘 가지고 있는 마음이 다르므로, 이러한 특성에 따라

스스로의 마음을 살피고 경계하면 건강을 유지한다고 하였다.

(1) 성정(性情)

성정性情 중 성기性氣, 성질는 태양인의 진進, 나아감, 소양인의 거擧, 움직임, 태음인의 정靜, 움직이지 않음, 소음인의 처處, 머무름의 4가지의 성질로 파악하였다. 또 이들 성기性氣에 따른 4가지 정기情氣, 정서를 나타내게 되는데, 태양인은 욕위웅欲爲雄, 남성적, 소양인은 욕외승欲外勝, 외향적, 태음인은 욕내수欲內守, 내향적, 소음인은 욕위자欲爲雌, 여성적의 정서를 나타내게 된다고 하였다. 이에 따라 태양인은 소통疏通과 교우交友에 능하고, 소양인은 강무剛武와 사무事務, 태음인은 성취成就와 거처居處, 소음인은 단중端重과 당여黨與에 능하다고 하였다.

1) 태양인

태양인은 항상 나아가려進, 나아감하고 물러서려 하지 않으며, 남성적인 기질과 언행에 위엄과 용맹 그리고 과단성이 있어, 단체나 집단을 이끌고 통솔하는 지도자의 속성을 나타내는 성정을 가지고 있다.

태양인은 생소한 사람과 소통하고 교우하는 데 능하다. 소음인의 경우처럼 성질이 싹싹하고 상냥해서 사교성이 있는 것이 아니라, 상대방을 어려워하거나 꺼려하지 않고 인간관계에 적극성이 있어서 남과 쉽게 소통하면서 교우한다는 의미이다. 그러나 떳떳함을 벗어나거나 혹은 자기 생각에 거슬리면 폭발하는 노정怒情, 성내는 감정이 있어 자칫 괴팍한 사람으로 인식되거나 또는 개인 간이나 단체에서 아무도 말리지 못하는 독재자의 길을 가기도 한다. 다시 말하면 적극적이고 독선적인 성격을 나타낸다.

2) 소양인

소양인은 항상 거擧, 움직임 또는 행함하려 하고 가만있지 않으려 하며, 항상 밖으로만 향해 있고 안을 지키려 하지 않는다. 소양인의 성질은 굳세고 날랜 장점이 있다. 강하고 날렵한 성격이면서 재간이 있어, 일을 벌이고 추진하는데 능하다. 강인함도 있고 적극성도 있어서, 어떤 일을 착수하는데 어려워하지 않는다. 조건을 따지거나 주저주저 하는 성격이 아니고 시작이 반이라는 태도로 쉽게 일을 꾸민다. 행동거지가 활발하고 몸가짐이 날래고 민첩하여 답답해 보이지 않고 시원시원하다.

소양인은 사무 처리에 밝고 임기응변에 능하여 흔히 재주가 많다는 소리를 듣기는 하지만, 끈기가 없고 언행이 가볍고 변덕스러워 경솔한 경향이 있다. 또 항상 일을 벌이려고만 하고 거두어 정리하지 않는다. 소양인은 한군데 가만히 머물지 못하고 바깥의 일을 중하게 여기고, 그 마음에는 애심哀心, 슬픔, 불쌍히 여기는 마음이 있어 남을 돕거나 봉사에 열심인 경우가 많다. 밖에서 칭찬받고 공을 세우는 것을 좋아하고, 안에서 충실하게 일하는 것에는 관심이 적다. 다른 사람을 돕는 일에는 신바람을 내지만, 같은 일을 해도 집안일은 등한히 하는 편이다.

3) 태음인

태음인은 항상 고요하려 하고 움직이려 하지 않으며, 항상 안으로 지키고자 하고 밖으로 향해 나아가려 하지 않는 성정을 가지고 있다. 태음인은 꾸준하고 침착하여 재주와 상관없이 끈기와 인내로 일을 성취하는데 장점이 있다. 즉, 묵직하고 느릿한 성격을 나타낸다. 거처居處에 능하기 때문에 한곳에 자리 잡으면 뿌리를 내리고 쉽게 잘 정착하고 행정적인 일을 잘 한다. 끈기가 있어 어려움이 있어도 쉽게 포기하지 않고 진중하게 일을 성취하는데, 마무리를 짓지 못하면 견디기 힘들어한다.

태음인은 거처를 중하게 여기는 까닭에 항상 안을 주장삼아 거처를 마련하고, 일을 성취하는 것과 재물을 쌓는 것에 낙심樂心, 즐기는 마음이 있다. 태음인의 성격은 고요히 있으려 하고 움직이려 하지 않는다. 변화를 싫어하고 보수적이다. 거처에서 이루려할 뿐 밖의 일에는 관심이 적다. 소양인처럼 실속 없이 허명虛名을 얻는 일에 전력을 쏟는 경우는 거의 없다.

4) 소음인

소음인은 자기가 속한 영역을 잘 벗어나려 하지 않고, 여성적이고 온화한 성정을 가지고 있다. 즉, 유순하고 치밀한 성격이다. 소음인은 평탄하여 사람들을 달래며 따르도록 하고, 생각이 치밀하고 침착하다. 그 성질은 단정하고 신중한 데 장점이 있지만 적극성이 적고 추진력이 약하다. 잠시 감정이 휩싸이기도 하지만 이성적으로 판단하여 행동하는 유형이어서 계속 감정적으로 치닫지는 않는다. 그러나 시기심이 많고 감정이 상하면 오래간다. 매사에 소극적이고 일을 도모하려 하지 않아 주어진 일에는 세밀하게 잘 수행하지만, 능력을 발휘할 기회를 스스로 포기하는 경향이 있다.

소음인은 당여黨與에 능해 소속되어 있는 무리 가족, 동아리, 집단에 잘 동화되어 인화人和에 힘쓰고 교우관계는 좁고 깊은 편이다. 마음 씀씀이가 세심하고 부드러워 사람들을 주위에 모으는데 유리하고, 어떤 일을 하더라도 미리 작은 구석까지 살펴 계획을 한다. 소음인은 이러한 당여에 능하고, 택교擇交, 사람을 가리어 사귐하는 희심喜心, 기뻐하는·즐거워 하는 마음이 있다.

5) 성정의 체질 간 동질성과 상대성

① 체질 간 동질성

태양인과 소양인은 진취적인 성격이어서 무리 속에서 두각을 나타내는 형이다. 이들 양인陽人은 앞장서서 적극적으로 추진하는 가운데 개개인의 임무는 그에 따라 저절로 이루어지는 것으로 여긴다. 그러나 너무 적극성만 앞세워 치밀하지 못하여 일을 그

르치거나 밖으로만 분주해서 안을 돌보지 못해 문제가 생길 수 있다.

태음인과 소음인은 남이야 잘하든 말든 우선 자기 할 일을 우선한다. 남과의 관계는 그 뒤의 일이다. 이들 음인陰人은 개개인이 자기 일을 충실히 하면 집단의 목표는 저절로 추진되는 것으로 여긴다. 무슨 곤란한 일에 부딪쳐도 스스로 해결하려고 하여 책임감 있는 태도를 갖는 장점은 있지만, 남의 간섭을 싫어해서 남의 도움을 받아 쉽게 해결할 수 있는 일도 혼자 끙끙 앓다가 일을 그르치는 단점도 있다.

이러한 체질 간 동질성은 조화가 이루어져야 집단의 목표를 성취할 수 있다. 여러 성향과 장점을 가진 사람들이 상대방의 장점을 인정하고 배려하면서 조금씩 양보하여야 갈등과 충돌을 막고 집단의 성취를 이룰 수 있다.

② 체질 간 상대성

사상인의 성정은 서로 체질 간의 상대성이 있다.

성기性氣, 성질적 특징은 태양인과 태음인이 상대적이고, 소양인과 소음인이 상대적이다. 태양인은 동적이고 외부로 향하고, 태음인은 정적이고 내부로 향하는 성질을 갖는다. 또한 소양인은 외향적이고 많은 일을 벌이면서 마무리가 미흡한 데 비해, 소음인은 내향적이고 주어진 일에 충실하고 마무리가 확실한 경향이 있다.

정기情氣, 정서적 특징은 태양인과 소음인이 상대적이고, 소양인과 태음인이 상대적이다. 태양인은 적극적·남성적·진취적이고, 소음인은 소극적·여성적·거처적인 정서를 갖는다. 또한 소양인은 외향적·동적이고, 태음인은 내향적·정적인 정서를 갖고 있다.

(2) 항심(恒心)과 심욕(心慾)

1) 태양인(太陽人)

태양인의 항심恒心, 늘 가지고 있는 마음은 급박지심急迫之心, 성급함이고, 이것이 영정寧靜, 안녕하고 고요함하면 기혈이 곧 조화하게 된다. 그러므로 태양인은 일보 후퇴하여 성급함을 경계하면 건강에 이르고, 항상 노정怒情, 성내는 감정과 애성哀性, 슬픈 감성을 경계하여야 한다고 하였다.

태양인의 심욕心慾, 마음의 욕심은 방종지심放縱之心이 있다. 항상 나아가려고만 하고 되돌아 볼 줄 모르는 성정으로 강함만 있고 부드러움이 없는 상태가 심해지면 방종한 마음이 생겨 제멋대로 하려고 한다. 이런 상태가 되면 주위에서는 누구도 간섭하기를 꺼리는 사람이 되기 쉽다.

이와 같이 태양인은 과단성 있는 지도자형이지만 곧장 독재자형이 되기 쉽다. 남성적인 성격으로 적극성·진취성·과단성이 있으나, 독선적이고 계획성이 적고 치밀하지 못한 단점이 있다. 행동에 거침이 없고 후회할 줄 모른다. 남과의 교류에 능하지만 일이 마음먹은 대로 되지 않으면 남을 탓하기도 하고 화를 잘 낸다.

2) 소양인(少陽人)

소양인의 항심은 구심懼心, 두려움이고, 이것을 극복하여 마음을 편안하게 하면 일상생활이 편안해지고, 선천적으로 타고난 자질을 깊이 간직하고 발휘하게 된다. 무슨 일이든 쉽게 시작하지만 일만 벌이고 마무리가 서툴러 문제가 생기면 두려움이 점점 커지게 된다. 이러한 두려움을 극복하지 못하면 공포심에 짓눌려 건망증에 시달리게 된다. 그러므로 소양인은 항상 안을 살피면서 두려움을 평안하게 하면 장수하게 되고, 항상 지나친 애정哀情, 슬픈 감정과 노정怒性, 성내는 감성을 경계해야 한다.

소양인의 심욕心慾은 편사지심偏私之心, 사사로운 정에 치우치는 마음이 있다. 안의 일보다는 밖의 일을 성취하려 하고, 공사의 구분을 절도 있게 처리하지 못하며, 기분이나 감정에 따라 일을 하는 경향이 있다. 자주 제멋대로이고, 기분에 좌우되며, 남이 보기에 일을 하는데 원칙이 없어 함께 믿고 일하기 힘들어한다.

그러나 소양인은 적극성과 민첩성이 있고 사무에 능하고 매사에 활동적이고 열성적이다. 솔직담백하고 의협심이나 봉사정신이 강하다. 행동이 경솔하지만 다정다감하고 인정이 많고 이해타산에 관심이 적다. 그러나 성미가 급하고 바깥일에 분주하여 자신이나 가정에 소홀하기 쉽다. 시작은 잘하나 마무리가 부족하고, 끈기가 부족해서 싫증을 잘 내고 체념을 쉽게 한다.

3) 태음인(太陰人)

태음인의 항심은 겁심怯心, 조심성 혹은 겁내는 마음이고, 이것을 편안하고 고요하게 하면 거처함에 있어 편안하고, 선천적으로 타고난 자질을 깊이 간직하고 발휘하게 된다. 태음인은 겁심이 가라앉으면 사회적인 일과 가정적인 거처가 안정되고 타인이 보기에도 믿음직한 사람이 된다. 그러나 겁심이 많아지면 조심이 지나쳐서 아무것도 못하게 된다. 겁심이 마음을 속박하여 어떠한 변화도 싫어하고, 현재의 자신과 거처에만 몰입하고 정충怔忡, 가슴 울렁거림이 생긴다. 그러므로 태음인은 항상 밖을 살피면서, 겁내는 마음을 평안하게 하면 장수하게 되고, 항상 지나친 낙정樂情, 즐김이나 쾌락의 감정과 희성喜性, 즐거움을 추구하는 감성을 경계해야 한다.

태음인의 심욕心慾은 물욕지심物慾之心이 있다. 내부를 지키려는 마음으로 물욕에 얽매이기 쉽다. 자기 것에 대한 애착이 지나쳐서 탐욕에 빠지기 쉽다. 그러나 지나친 욕심에 사로잡혀 능력 이상의 계획이나 목표로 인해 좌절을 겪기도 한다. 이러한 좌절에 직면하면 평소 대범한 모습과는 사뭇 다르게 심한 스트레스와 겁심怯心, 조심성·무서움·회피에 시달리기도 한다.

그러나 태음인은 얼굴 모습이나 언행이 점잖고 위풍이 있고, 매사 신중하여 믿음직스럽다. 보수적이고 변화를 싫어하고 예의가 바르다. 또 꾸준한 노력과 인내심은 사업을 잘 성취시킨다. 그러나 내면에는 의심과 욕심이 많고, 둔하고 게으른 단점이 노출되기도 한다. 영웅과 열사가 태음인에게 많고, 또 반대로 우둔하고 게으르고 식견이 좁은 자 역시 태음인에 많은 것도 태음인의 단점을 지적한 것으로 생각된다.

4) 소음인(少陰人)

소음인의 항심은 불안정지심 不安定之心이고, 불안정한 마음을 편안하게 하면 생기가 소생하여 활발해진다. 세심한 성격이지만 사소한 일에도 조바심을 내고 불안해하며 걱정을 한다. 먹은 것이 소화되지 않고 흔히 억눌린 듯 가슴이 답답해진다. 그러므로 소음인은 적극적으로 행동으로 옮겨 불안한 마음을 편안히 하면 건강 장수하고, 항상 지나친 희정喜情, 즐거움을 추구하는 감정과 낙성樂性, 쾌락을 추구하는 감성을 경계하여야 한다.

소음인의 심욕心慾은 투일지심偸逸之心, 도모하지 않고 피함이 있다. 내성적이고 소극적인 성격이 지나치게 되면 안일에 빠져버리기 쉽다. 계속 나아가면 크게 성취할 수 있는 경우에도 소극적으로 적게 거두고 만다. 일에 소극적이고 모험도 꺼려 물러나기만 한다. 결국 아무 것도 하지 않는 것과 같은 안일한 마음이 소음인의 심욕이다.

그러나 소음인은 용모와 말솜씨, 몸가짐이 자연스럽고 맵시 있으며 잔재주가 있다. 또한 성격이 유순하고 침착하며 사교적이다. 판단이 빠르고 치밀하며 조직적이다. 그러나 내성적이고 수줍음이 많아 자기 의사를 잘 표현하지 않고 소극적이며 추진력이 약하다. 개인주의나 이기주의가 강해 간섭을 싫어하고 이해타산에 얽매이기 쉽다. 또한 질투심이나 시기심이 많아 한번 감정이 상하면 오래도록 풀리지 않는 경향이 있다.

결론적으로 체질별 심성-성정·항심·심욕-에 대해, 이제마는 사상체질에 따른 심성을 살펴 평안한 성정性情을 유지하고 매욕소노每欲小勞, 심욕을 심감하면 장수하지 않을 수 없다고 하였다.

사상인의 심성의 특징은 상기한 내용과 같다. 그러나 사상인의 심성이 획일적으로 경계가 명확한 것은 아니다. 후천적인 교육이나 경험에 의해 보완되어 이상적인 마음의 밭을 가꾸면 건강과 일 모두 성취할 수 있는 것이다. 또한 각 체질의 심성은 그 체질에만 있고 다른 체질에 없는 것이 아니다. 심성의 경향성을 의미하는 것으로, 모든 사람에게 나타날 수 있는 마음의 사단 四端, 네 가지 극단적인 측면이다. 다시 말하면 체질에 따라서 주가 되는 성격적인 특성을 보인다는 것을 말한다.

표 4-06 사상체질의 체형, 성정, 항심, 완실무병

		太陽人	少陽人	太陰人	少陰人
體形氣像		腦傾之起勢盛壯 腰圍之立勢孤弱	胸襟之包勢盛壯 膀胱之坐勢孤弱	腰圍之立勢盛壯 腦傾之氣勢孤弱	膀胱之坐勢盛壯 胸襟之包勢孤弱
性情		哀性遠散 怒情急	怒性宏抱 哀情促急	喜性廣張 樂情促急	樂性深確 喜情促急
臟腑大小		肺大肝小	脾大腎小	肝大肺小	腎大脾小
性情	性氣	恒欲進而不欲退	恒欲擧而不欲措	恒欲靜而不浴動	恒欲處而不欲出
	情氣	恒欲爲雄而不欲爲雌	恒欲外勝而不欲內守	恒欲內守而不欲外勝	恒欲爲雌而不欲爲雄
⇒	長點과 才幹	疏通과 交遇	剛武와 事務	成就와 居處	端重과 黨與
恒心		急迫之心	懼心 (懼心至於恐心)	怯心 (怯心至於迫心)	不安定之心
大病 (준건강 증상)		8~9일 大便不通	健忘	怔忡	咽喉證
完實無病		小便旺多	大便善通	汗液通暢	飮食善化
特異病症		胃脘乾枯 散豁如風 噎膈, 解㑊	陽熱必盛 胸膈如烈 火, 健忘, 大便不通	小腸中焦 窒塞如霧, 怔忡, 痢病, 目睛內疼	泄瀉不止 臍下如氷 冷, 咽喉病, 目睛內疼
빈도 (10,000명)		3, 4~10여 명	3,000명	5,000명	2,000명
脈狀			長而堅(實)	緩而弱	浮數 或微弱

02 사상체질의 체형과 특성

사상체질에 의하면 희로애락의 성정의 편차와 함께 장부의 기능과 외형에도 차이가 있다. 즉, 외형의 차이가 사상체질을 변별하는 지표가 될 수도 있는 것이다. 태양인과 소양인은 상체가 성장盛壯하고 하체가 약하고, 태음인과 소양인은 하체가 성장盛壯하고 가슴 위로는 약한 외로운 체형이다. 체형과 용모, 행동, 언어의 차이점을 요약하면 다음과 같다.

(1) 태양인

태양인은 애성원산哀性遠散, 슬픈 감정을 멀리 확산하고 노정촉급怒情促急, 성내는 감정을 성급하게 냄하며, 장부臟腑의 기능은 폐대간소肺大肝小한 체질이다.

체형은 체격에 비해 머리가 두드러지게 크고 이마가 돌출한 두상頭狀을 나타내고, 또 허리 주위가 약하고 하체가 상체에 비해 약한 체형을 나타낸다. 즉, 머리가 크고 목덜미가 굵고 실하며, 허리 아랫부분이 약해 엉덩이가 작고 다리가 위축되어 서 있는 자세가 안정되어 보이지 않는다.

태양인의 용모는 비교적 뚜렷하고 큰 편이지만 살이 비후肥厚하지는 않다. 태양인 여자는 몸집이 건장하며, 횡격막 주위의 갈빗대가 협소하고 옆구리와 허리가 빈약하며 자궁이 약해 생식능력이 떨어져 자손이 귀한 편이다. 또 전체적인 몸매의 선이 굵고 억세게 보여 요즈음의 미인형과는 거리가 있다.

태양인의 행동은 위엄과 용맹에 여유가 있어 리더leader, 지도자의 느낌을 주는 행동을 한다.

(2) 소양인

소양인은 노성굉포怒性宏抱, 성내는 감정을 가슴 가득 품음하고 애정촉급哀情促急, 슬픈 감정을 성급하게 냄하며, 장부의 기능은 비대신소脾大腎小한 체질이다.

소양인의 체형은 상체가 충실하고 하체는 약한 흉실족경胸實足輕, 가슴은 실하고 다리는 가벼움한 몸매를 가지고 있다. 즉, 흉부가 많이 발달하여 전후도 두껍고 좌우도 넓으며, 이에 비해 엉덩이는 빈약한 체형이다. 그러나 다리는 가벼워서 걸음걸이가 날래다.

소양인의 용모는 표예剽銳, 사납고 날카로움한 경우가 많으나 혹 체격이 작고 정아靜雅, 맑고 우아함하여 소음인과 흡사한 경우도 있어, 성정이나 항심 또는 생리적인 부분이나 병증을 살펴보아야 감별이 가능한 경우도 있다.

소양인은 음성은 가늘고 맑으며, 말하는 것이나 행동이 민첩해서 가볍게 보이거나 경솔하게 보일 수도 있다.

(3) 태음인

태음인은 희성확장喜性擴張, 기쁨을 널리 확장하고 낙정촉급樂情促急, 즐거운 감정을 성급하게 추구하며, 장부의 기능은 간대폐소肝大肺小한 체질이다.

체형은 허리둘레와 복부가 발달하여 커서 서 있는 자세가 굳건하게 보인다. 그러나 목덜미의 기세가 약하다. 키가 큰 것이 보통이고 작은 사람은 드물다. 태음인은 살찐 사람이 많고 체격도 건실한 편이다. 만약 수척하더라도 골격은 견실한 편이다. 일반적으로 태음인은 체형이 장대長大한 경우가 많은데, 혹 작고 왜소한 경우도 있다. 젊은 여성의 경우 허리관리를 잘하면 키 크고 육감적인 미인들 중에 태음인의 여성이 많다. 그러나 복부비만의 경향이 있고, 식탐을 경계하지 않으면 투박하고 뚱뚱하게 보이기 쉬운 체질이다.

태음인의 용모는 약간 각지고 넓적한 경우가 많지만 소음인의 외모와 비슷하게 단아端雅한 경우도 있어 용모만으로 감별하는 것은 무리가 있다.

태음인은 얼굴 모습과 말과 행동에 위의威儀, 위엄 있는 거동가 있고 잘 가다듬으며 공명정대하다. 말은 없는 편이고 정중하며, 음성은 탁하고 큰 편이다.

(4) 소음인

소음인은 낙성심확樂性深確, 즐거움을 깊이 굳힘하고 희정촉급喜情促急, 기쁨을 성급하게 추구하며, 장부의 기능은 신대비소腎大脾小한 체질이다.

체형은 하초 즉, 허리 이하 방광은 발달하고 상초 즉, 어깨와 흉부가 좁고 빈약한 체형이다. 허리가 잘록하고 엉덩이가 커서 앉은 자세가 안정적이지만 흉부가 좁고 약하게 보인다. 상체보다 하체가 발달하여 걸음을 걸을 때에 어깨가 앞으로 수그린 모습을 하는 경우가 많다. 전체적으로는 작고 마르고 약한 체형이 일반적이지만, 가끔 키가 큰 경우도 있다. 소음인 여성의 경우 가냘프고 살집이 적어 단아한 모습이거나 혹은 예쁘더라도 관능적인 모습과는 거리가 있다.

소음인의 용모는 단정하고 얌전한 얼굴형이며, 아담한 모습이다. 그러나 소양인이나 태음인의 경우에도 소음인의 외모와 비슷한 경우도 가끔 있다.

소음인은 성품이 까다롭지 않고 자연스러우며 정밀한 작업도 꼼꼼하게 잘하는 편이다. 말은 소통을 한 뒤부터 많이 하고, 음성은 반청반탁半淸半濁하여 맑지도 탁하지도 않은 편이다.

(5) 사상인 모형도

아래 그림은 사상인의 특징을 알기 쉽게 정리한 표 4-07에 근거하여 사상인모형도를 예시한 그림이다.

표 4-07 **사상인의 두상 · 얼굴 · 체형**

체질	태양인	소양인	태음인	소음인
두상 얼굴	두상 전후가 발달하고 큰 편. 얼굴은 약간 갸름하며 살이 없는 편. 이마 넓고, 눈매 매섭고 눈빛 왕성. 이목구비가 뚜렷하고, 광대뼈 발달. → 위엄있고 강한 인상	두상 크고 역삼각형 머리(전후발달-이마 · 뒤 짱구). 눈빛강렬, 눈매 날카롭고, 눈꼬리 올라감. 턱 좁고 뾰족한 역삼각형. → 날카롭고 사나운(신경질적인) 혹은 야무진, 영리한 혹은 화려한 느낌	두상 크지 않고, 얼굴 넓적하고 사각형. 이마 좌우 넓고 상하 좁은편. 눈 편평. 코는 크고 넓은(콧망울 둥글고 콧대 높지 않고 좌우 넓다) 편. 사각 턱경향. → 전체적으로 중후한 인상	두상과 얼굴 작은편이고, 계란형 얼굴. 이목구비 작은 편. 코는 아담하게 작고 입은 큰 편. 하관(턱)은 빈약. → 용모 단정 · 얌전 · 다정한 혹은 청순한 느낌
체형	두부와 목덜미가 가장 발달, 허리 이하는(상체에 비해) 빈약	흉부가 발달하여 가슴이 넓고 혹은 전후 두텁고, 방광(하복부) 이하 빈약	체형이 장대하고 키가 큰 편이며, 복부가 발달하여 왕성	체형은 가늘고 날씬, 어깨 좁고, 흉부(가슴) 빈약. 상체 약하고 하체발달(하복부~엉덩이~다리 왕성)

03 완실무병(完實無病)

완실무병이란 평소 건강할 때 사상인四象人의 생리적 경향성에 따라, 표리기表裏氣, 겉과 속의 기운가 충분히 갖추어질 수 있는 건강의 조건을 말한다.

(1) 태양인

태양인은 '흡취지기吸聚之氣가 보명지주保命之主가 되므로, 소변왕다즉小便旺多卽 완실무병'이다. 태양인은 호흡을 비롯한 정신적인 성정과 항심, 인체의 생리기능과 병리상태가 외부로 발산하는 경향이 있다. 따라서 이러한 것을 내부로 수렴하고 갈무리하는 것이 생명을 건강하게 하는 요점이 되므로, 소변을 시원하게 보는 것이 건강의 조건이고 기준이 된다.

태양인은 호산지기呼散之氣, 밖으로 내보내는 기운가 넘쳐 흡취지기吸聚之氣, 안으로 받아들이는 기운가 이를 감당하기 어려워 위완胃脘 : 위·소화관점막이 건조해져 열격噎膈 : 식도암, 유문폐색, 췌장암이나 반위反胃 : 위암가 발생하기 쉽다. 소음인의 경우에도 만성위장질환에 의한 열격증噎膈症 : 식후에 토하고, 나중에 끈적끈적한 액체를 토하는 증상이 흔하다.

(2) 소양인

소양인은 '음청지기陰淸之氣가 보명지주保命之主가 되므로, 대변선통즉大便善通卽 완실무병'이다. 소양인은 진액이나 체액, 내분비기능 등이 고갈되기 쉬워 이러한 음청陰淸한 기운을 충실하게 유지하는 것이 생명을 건강하게 하는 요점이 되므로, 대변의 배출을 원활하게 하는 것이 건강의 조건이고 기준이 된다.

소양인의 대변불통은 양열지기陽熱之氣, 뜨거운 기운가 성盛하여 흉격胸膈, 가슴에 번열煩熱

증이 생기기 쉽다. 태음인은 대장기능이 과민하여 변비 혹은 설사가 생기기 쉬우나 병이라고까지 볼 수 없는 경우가 많은데, 소양인의 완고한 변비는 반드시 치료책을 강구하여야 한다.

(3) 태음인

태음인은 '호산지기呼散之氣가 보명지주保命之主가 되므로, 한액선창즉汗液善暢即 완실무병'이다. 태음인은 호흡을 비롯한 정신적인 성정과 항심, 음식 섭취, 인체의 생리기능, 병리상태 등 모든 것이 내부로 수렴하고 갈무리하여 축적되는 경향이 있어 각종 대사질환 또는 성인병에 걸리기 쉽다.

태음인은 태양인과 달리 흡취지기吸聚之氣, 안으로 받아들이는 기운가 넘치고 호산지기呼散之氣, 밖으로 내보내는 기운가 부족하다. 따라서 받아들인 기운이 체내에 축적되지 않도록 외부로 발산하고 내보내는 것이 생명을 건강하게 하는 요점이 되므로, 땀을 잘 내는 것이 건강의 조건이고 기준이 된다. 태음인의 피부에서 땀 배출이 안 되면 여러 가지 대사질환에 노출될 위험이 커지므로 서둘러 치료하여야 한다.

(4) 소음인

소음인은 '양난지기陽煖之氣가 보명지주保命之主가 되므로, 음식선화즉飮食善化即 완실무병'이다. 소음인은 소화기능이 약하고 기화능력이 떨어져 생명의 동력인 에너지가 부족하기 쉬운 체질이다. 따라서 몸의 따뜻한 기운을 유지하는 것이 생명을 건강하게 하는 요점이 되므로, 에너지원이 되는 음식물의 소화가 잘되는 것이 건강의 조건이고 기준이 된다.

소음인은 소양인과 반대로 위가 냉冷, 소화흡수력 허약하고 에너지의 납적지기納積之氣, 받아서 갈무리하는 기운가 부족하기 때문에 기운이 부족하기 쉽고, 만약 설사를 심하게 하면 음식물의 양열지기陽熱之氣, 따뜻한 기운를 흡수하지 못해 제하臍下가 얼음처럼 차게 된다. 또 소음인은 태음인과 달리 땀이 적은 체질인데, 식은땀이나 허한 땀을 많이 흘리면 원기가 부족하고 면역력이 떨어진 상태일 가능성이 많으므로 서둘러 치료하여야 한다.

표 4-08 **사상체질의 체형·용모, 언행 및 음식**

		太陽人	少陽人	太陰人	少陰人
體形容貌		腦顀盛壯, 腰圍孤弱, 頭大足小, 威猛如餘 (위압감)	胸腔足輕, 眼光炯明, 眼球突兀, 脣薄頤尖, 容貌剽銳 (날카로운, 사나운)	頭足俱小, 腦顀孤弱, 腹部腰圍盛壯, 體刑壯大, 地閣豊厚, 容貌重厚 (중후한)	肩部狹小, 膀胱盛壯, 胸襟孤弱, 口大頤薄, 容貌多情 (얌전한, 다정한)
行動		威猛如餘	如搖如輕	不動而靜	如依如重
言語			輕言(말이 가벼움)	鄭聲(정중한말) 不欲言(말적음)	多言(重言復言)
音聲			細亮(가늘고 맑음)	濁大	半淸半濁
汗(땀)			汗流而不疲	汗多而爽快	汗少而疲, 汗多亡陰
泄瀉			下多而大疲, 不通胸悶	下多而無關	下而不疲
嗜好食			生冷, 苦味	肉味厚味 過食	甘味, 好熟米
多頻度疾病		위·식도질환, 안질환, 하체부실, 자궁발육부진 등	급·만성 신장질환, 요통, 성기능장애, 정력감퇴 등	고혈압, 심장병, 당뇨병 등 각종 대사질환, 기관지염·천식 등 호흡기질환, 대장질환 등	소화불량, 위장병, 위하수, 복통, 추위타고 수족냉증, 무기력 등
몸에 이로운 음식	곡류	메밀, 냉면	보리, 팥, 녹두, 참깨	밀, 밀가루, 콩, 율무, 기장, 수수, 강냉이, 고구마, 땅콩, 들깨, 현미, 두부	찹쌀, 좁쌀, 차조, 감자
	육류	–	돼지고기, 오리고기	쇠고기, 우유, 치즈, 버터	닭·개·노루·염소·양·참새·꿩고기, 양젖, 벌꿀, 토끼, 뱀
	해물	새우, 조개류(굴, 전복, 소라), 게, 해삼, 붕어, 문어	생굴, 해삼, 멍게, 전복, 새우, 게, 가재, 복어, 잉어, 자라, 가물치, 가자미	명태, 조기, 명란, 간유, 민어, 청어, 대구, 뱀장어, 우렁이, 미역, 다시마, 김, 해조류	명태, 조기, 도미, 멸치, 미꾸라지, 꽁치, 고등어, 뱀장어, 메기
	채소	순채나물, 솔잎	배추, 오이, 가지, 상치, 우엉, 호박, 죽순, 씀바귀, 고들빼기, 질경이	무, 당근, 도라지, 더덕, 고사리, 연근, 마, 버섯, 토란, 콩나물	시금치, 양배추, 미나리, 쑥갓, 냉이, 파, 마늘, 생강, 고추, 겨자, 후추, 카레, 양파, 아욱, 부추
	과일	포도, 머루, 다래, 감, 앵두, 모과, 송화	수박, 참외, 딸기, 산딸기, 바나나, 파인애플, 블루베리	밤, 잣, 호두, 은행, 배, 살구, 매실, 자두	사과, 귤, 토마토, 복숭아, 대추
	차	모과차, 감잎차, 오가피차	구기자차, 각종 녹즙, 당근즙	들깨차, 율무차, 칡차, 오미자차, 녹차	인삼차, 꿀차, 쌍화차, 계피차, 생강차

몸에 덜 맞는 음식	신열한음식, 지방 질많은육식, 고량진미	신열한음식(고추, 생강, 마늘, 파, 후추, 겨자, 카레), 더운음식(닭·개· 노루·염소고기, 꿀)	기름진음식, 찬음식(돼지고기), 더운음식(닭, 개, 마늘, 생강, 후추, 꿀, 계란, 사과)	기름진음식, 가루음식, 중후한음식, 生冷음식 (돼지고기, 냉면, 참외, 라면, 보리, 빙과류)
상용 한약재	오가피, 모과, 다래, 솔잎	숙지황, 산수유, 복령, 지모, 택사, 목단피, 황백, 과루인, 강활, 방풍, 황련, 저령, 생지황, 영지	맥문동, 오미자, 산약, 길경, 우황, 황금, 상백피, 행인, 마황, 의이인, 웅담, 원지, 갈근, 녹용	인삼, 백출, 당귀, 천궁, 육계, 계피, 진피, 백작약, 도인, 행화, 부자, 목향, 정향, 향부자

04 체질과 음식

한의학에서는 약물과 마찬가지로 음식을 기미氣味의 성질에 따라 분류하고 있다. 음식의 기氣는 음식의 고유한 성질 즉, 온溫·열熱·평平·량凉·한寒의 5가지 중 어디에 속하는지 결정짓는다. 또 음식의 미味는 산酸·고苦·감甘·신辛·함鹹의 5가지 맛을 말한다. 이 중 미味는 체질과 관계없이 PART 01에 소개했듯이 오미조화五味調和의 관점에서 해석하고 식이를 한다. 즉, 한의학에서는 음식을 기미론적氣味論的 방법으로 그 성질을 규정하고 있다. 음식의 식이食餌적인 효능은 기氣보다 미味를 중심으로 오미五味를 조화하여 영양학적인 섭취를 유지하도록 하고, 음식의 약이藥餌적인 효능은 미味보다 기氣의 편향성을 이용하여 체내 음양陰陽의 조화로운 균형을 유지하게 하는 것이다.

사상의학四象醫學에서는 음식의 기氣에 따라, 체질에 따른 이로운 음식과 유익하지 않은 음식으로 나누고 있다. 태양인과 소양인은 열熱이 많은 체질이고, 태음인과 소음인은 한寒이 많은 체질이다. 각 체질의 병증病證은 한증寒證과 열증熱證의 2가지 모두 있지만, 체질과 관련된 음식은 음식의 성질을 나타내는 열熱과 한寒이라는 기氣의 편향성에 따라 이로운 음식과 몸에 덜 맞는 음식으로 분류한다. 표 4-07

체질에 따른 음식을 소개하면서 반드시 짚고 넘어가야 할 것이 있다. 체질에 그리

유익하지 않는 음식이라도 피해야 하는 음식이 아니다. 약식동원藥食同源, 약과 음식은 그 근원이 같음이라고 하지만 그 강약에는 차이가 있다. 음식은 약과 달리 허용한도가 훨씬 더 크다. 음식은 활동하는데 필요한 에너지와 몸의 구성물질을 공급하는 원료가 되므로, 골고루 먹는 것이 최우선이다. 편식하지 않고 골고루 먹으면 혹 음식에 따른 편차나 극성이 있더라도 서로 상쇄되기 때문에 아무런 문제가 되지 않는다. 사상체질에서 음식을 가려서 섭취하라고 하는 경우는 병을 앓고 있을 때 치료를 극대화하기 위한 특별한 때나, 혹은 굳이 몸에 덜 맞는 음식을 편식할 때에 교정하기 위한 방편으로 활용해야 한다.

(1) 태양인(太陽人)

태양인은 기氣가 청평소담淸平疎淡한 음식이 좋다. 즉, 음식의 성질이 맑고 담백하고 그 기운이 서늘하고 찬 음식이 좋다. 더운 음식보다는 생냉生冷한 음식이 좋고, 특히 지방질이 적은 해물류나 소채류蔬菜類, 무성귀와 나물가 좋다. 태양인에 유익하지 않은 음식은 맵고 더운 성질이 있는 신열辛熱한 음식이나 지방질이 많은 중후重厚한 음식이다.

(2) 소양인(少陽人)

소양인은 비위脾胃에 열熱이 많은 체질이므로, 신열辛熱, 맵고 더운한 음식을 좋아하지 않는다. 비교적 싱싱하고 찬 음식이나 소채류蔬菜類와 해물류가 적합하고, 또한 음허陰虛하여 진액이나 체액 호르몬 등의 각종 음액陰液 부족하기 쉬운 체질이므로, 기름지지 않은 담백한 고단백식으로 보음補陰하는 음식이 좋다. 소양인은 소화력이 왕성하여 음식을 즐기는 식도락에 빠지기 쉬운 체질이고, 과식이나 폭식보다는 미식가美食家의 경향이 있다. 소양인에 유익하지 않은 음식은 비교적 자극성과 방향성이 강한 음식과 신열辛熱한 음식을 경계하여야 한다.

(3) 태음인(太陰人)

태음인은 비교적 소화액의 분비가 많고 위장기능이 왕성하여, 식욕과 식성이 좋고 과식하기 쉬운 체질이다. 이로 인해 기름진 음식이나 육식, 칼로리가 높은 중후한 음식이나 고량진미를 좋아한다. 태음인은 호흡기와 순환기계통에 과부하가 걸려 심폐기능에 문제가 생기기 쉬운 체질이다. 식욕이 왕성하여 음식물을 과식 또는 폭식하기 쉽고, 비만이나 고지혈증, 고혈압, 뇌졸중과 같은 심장순환기계 또는 당뇨병 등의 대사질환에 걸리기 쉬운 체질이다. 따라서 태음인은 과식이나 폭식을 경계해야 하고, 자극성이 강한 음식이나 지방질이 많은 음식, 고열량의 음식을 되도록 피해 최대한 소식少食을 하여야 한다.

(4) 소음인(少陰人)

소음인은 비위가 약하여 소화 장애가 생기기 쉬운 냉성冷性 체질이므로, 비교적 소화되기 쉽고, 또 온열溫熱, 따뜻함한 음식이 적합하다. 음식을 조리할 때 적당한 식물성 기름과 자극성이나 방향성이 있는 조미료를 사용하여 식욕을 북돋아 주는 것이 좋다. 소음인은 음식을 급하게 먹거나 가루음식, 기름진 음식, 스트레스 등에 의해 쉽게 소화 장애를 일으킨다. 따라서 일정한 시간에 일정한 양의 부드러운 음식을 과식하지 않고, 되도록 천천히 먹어 항상 소화기를 보호하여야 한다. 소음인에 유익하지 않은 음식은 소화되기 어려운 중후한 음식이나 지방질이 많은 음식, 생냉生冷, 날음식 찬음식한 음식을 주의하여야 한다.

CHAPTER 07 기타

01 MSG(monosodium glutamate, L-글루타민산나트륨) 논란!

　MSG는 모든 음식을 감칠맛 나게 하는 조미료이다. 지난 2012.04.07. SBS의 행복한 밥상에서 'MSG의 실체'를 방영했다. 얼마 전의 시사매거진 2580에서 발표한 내용과 거의 동일한 내용이었다. 여기에서 MSG는 우리가 흔히 먹는 쇠고기, 다시마, 토마토, 당근, 시금치, 고등어, 달걀, 밀, 콩, 모유 등에도 풍부하게 들어있는 필수 아미노산의 일종이며 MSG는 화학조미료가 아니라 발효조미료라 하였다. 또한 MSG첨가 음식물을 먹으면 소화 장애를 호소하는 10명을 대상으로 위약실험과 비슷한 간이실험을 하였더니, 소화 장애가 없을 뿐 아니라 오히려 기분이 더 좋아지는 경우도 있다고 방영하였다.

　MSG는 사탕수수를 분쇄·압착한 후 끓인 원당이나 당밀이 원료이다. 이 원료에 미생물인 박테리아를 넣어 48시간 발효시켜 글루타민산을 만들고, 이어서 여기에 수산화나트륨을 넣어 글루타민산과 나트륨이 결합하는데 이것을 건조시킨 것이 MSG이다. 그림 4-05, 06 L-글루타민산은 프로타민 이외의 일반 단백질에 널리 분포하며, 특히 곡류의 단백질에는 다량으로 함유되어 있다. 측쇄에 카르복실기-COOH를 가진 산성 아미노산이다. 글루타민산나트륨은 우리 뇌의 대사를 활성화시켜 뇌의 건강성을 유지시켜주는 순기능이 있으나, 과다섭취에 대한 유무는 아직도 논쟁거리이다. 물론 미국을 비롯한 많은 식품선진국에서 몸에 해롭지 않다고 하였고, 우리나라의 식약청에서도 MSG를 평생 먹어도 안전하다는 발표를 하였다.

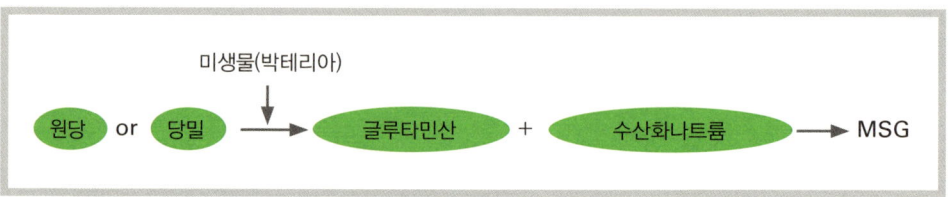

그림 4-05 **MSG(monosodium glutamate)의 생성과정**

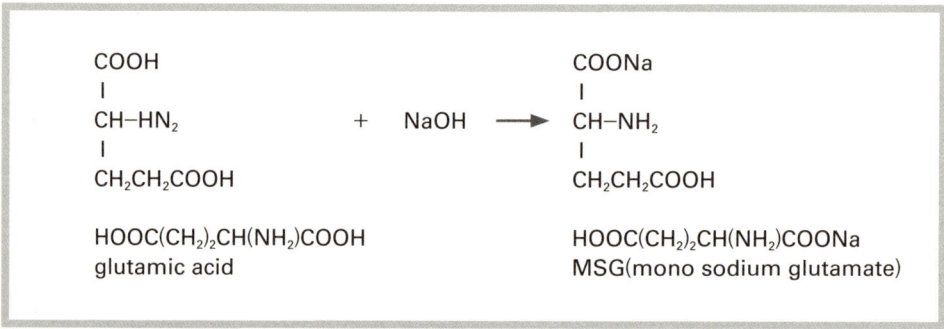

그림 4-06 **글루타민산(glutamic acid)과 MSG 구조식**

　　MSG가 많이 들어간 음식이 신체에 이상이 생기지 않는다고 방영하면서, 시중에서 논란되고 있는 가벼운 부작용은 심리적인 요소가 제일 크다고 하였다. 그러나 시중의 음식점 특히 찌개나 중국 음식점에서 듬뿍 넣는 MSG의 호불호는 다시 한 번 생각해 볼 문제이다. 우리나라 음식은 국물, 찌개가 많은데 소금은 물론이고 MSG에 익숙한 사람들에게 이 첨가제를 넣지 않으면 음식 맛이 무언가 허전해진다. 우리 국민의 대부분이 MSG에 길들여져 있고, 이에 따라 음식점에서는 MSG를 필요 이상으로 많이 넣는 경향이 있다. 입을 감미롭게 하는 감칠맛을 내는 MSG는 음식물을 더욱 맛나게 하고 혀를 즐겁게 할 수 있으나, 너무 지나치게 많이 사용하는 것을 반드시 짚어보아야 한다.

　　MSG에 젖어 감칠맛에 적응되면 고량진미나 기름진 육식이나 인스턴트 음식을 선호하게 되고, 이에 따라 음식 고유의 맛을 느끼게 하는데 지장을 초래하거나 담백한 맛을 싫어하기 쉽다. 외식을 한 후, 가끔 속이 느글거리는 경험을 할 때가 있는데 다량의 MSG가 원인이 아닌지 의심하기도 한다. MSG가 건강에 아무런 해가 없고 WHO 세계보건기구나 FDA 미국식품의약국에서 MSG는 안전한 식품이고 하루 섭취량을 제한하지도 않고 있다.

그러나 아직 그 유해성에 대한 논란이 완전히 없어진 것은 아니다. 물론 유해성이라기보다 사람에 따라 드물게 나타나는 특이반응이란 표현이 더 적절할지 모른다. 특이반응이든 부작용이든 우리나라에서 끊임없이 논란되고 있는 유해성의 공포에서 벗어나기 위해서 정부나 기업이 가지고 있는 MSG의 안정성에 관한 자료들을 제시·홍보하고, 만약 음식물에 너무 많은 양을 사용하고 있다면 MSG 사용량에 대한 기준이나 지침을 마련하는 것이 좋은 방안이 될 수도 있다. 기준이나 지침이 있다면 시중의 많은 부정적인 시각들을 불식시키고 국민들이 안심하고 사용할 수 있을 것으로 생각된다.

MSG의 유해성에 대한 논란을 100% 완전히 불식시킨 것은 아니고, 아마 2% 정도는 의심해 보는 것도 나쁘지 않을 것이다. 우선 느끼하고 감미로운 맛에 적응되면 한국음식 고유의 담백하고 소박한 맛을 멀리하게 되고, 서구의 기름진 음식이나 인스턴트 음식에 길들여지도록 유도하는 것이 아닌지 생각해 봐야 한다. 한 가지 분명한 것은 체질량지수 BMR 25 이하인 정상인에 비해 25 이상 그 지수가 높아지면 높아질수록 짙은 농도의 MSG 첨가음식을 선호한다는 사실이다. MSG는 50년대에 일본의 '아지나모도'에 이어 1963년 발효조미료인 '미원', 1964년에 '미풍'이라는 상호로 국민의 식탁에 등장하였고, 이후 대다수 우리국민들은 MSG에 길들여져 있다. 60대 이후의 노년층에서는 말할 것도 없고, 초등학생까지 MSG첨가 음식을 선호하고 있다. MSG를 전연 사용하지 않는 가정이 점점 늘어나고 있지만 인스턴트 음식을 비롯한 각종 가공

음식, 중국음식, 외식 등 가정식을 제외한 우리가 접하는 모든 음식들이 높은 농도의 MSG를 첨가하고 있다.

블라인드 테스트에서, 자기는 아니라고 믿는 많은 사람들이 1% 농도 MSG 첨가 음식물의 맛이 좋다고 하였고, 비만도가 높을수록 더 높은 농도를 선호하는 경향을 보였다. 이것은 비만이 심할수록 평소에 자극적인 음식을 많이 섭취하여, 이로 인해 미각이 둔화되어 더 높은 강도의 자극을 원하는 것으로 생각된다. 다시 말하면 자극적 음식에 노출될수록 미각이 둔화되어 음식 본연의 맛을 느끼지 못하고, 입맛이 더욱 강한 조미료를 원하는 것과 같다. 이런 점은 MSG가 인체 건강에 당장 아무런 문제를 일으키지 않는다고 하더라도, 장기적으로는 문제를 일으킬 수 있는 소지가 있는 것이다. MSG가 건강에 아무런 문제가 없고, 오히려 음식의 맛을 높여주고 기분도 좋아지게 하는 기호나 버릇에 지나지 않는다고 강변한다면 할 말이 없다.

그러나 건강을 담보하는 여러 가지 식습관 중에 소박하고 거친 음식에 길들여지고, 또 음식 본연의 맛을 즐길 줄 아는 것이 중요하다. 인체는 영양결핍도 문제를 일으키지만 영양과잉으로 인한 폐해는 더 많은 문제를 일으킨다. 즉, 현대인들이 앓고 있는 각종 대사질환은 음식에 대한 욕심 때문이라고 해도 과언이 아니다. 소박한 음식을 골고루 작게 먹는 식습관이 각종 대사질환 즉, 성인병을 예방하고 건강을 담보하는 중요한 요소이기 때문이다. 모든 음식에는 그늘이 있기 마련이다. 우리가 완전식품에 가깝다고 하는 우유를 비롯한 유제품도 제한적인 소수의 사람에게 알레르기를 유발하고 천식이나 아토피를 악화시키기도 하는데, 그 빈도가 다른 음식에 비해 오히려 높은 편이다. 그렇다고 사람들이 유제품을 나쁜 식품으로 여기는 것도 아니고, 대부분의 모든 사람에게 우유는 거의 완전식품에 가까운 좋은 음식이다. 이런 차원에서 MSG도 생각해 보아야 한다.

보통의 일반인에게 MSG가 건강에 그리 나쁜 영향을 끼치는 것은 아니고, 또한 음식을 맛있게 하고 혀를 즐겁게 해주는 조미료인 것은 틀림없다. 또 소금의 과잉섭취가 건강을 해치는 주범 중의 하나인데, MSG를 대체소금으로 이용하여 소금섭취를 줄일 수 있다면 가치 있는 훌륭한 식품첨가제가 될 수 있다. 거기에다 뇌기능을 활성화시킨다니 금상첨화이다. 그러나 어떤 특별한 상황-예를 들면, 신경과민에 시달리거나 특별한 질병-을 악화시키는 것은 아닌지, 많은 식품에서 나타날 수 있는 특이반응의 빈도가 MSG에서는 어느 정도인지 등에 대한 다양한 연구를 통해 그 정보를 제공한다면 사람들은 더 안심하고 적정량을 사용하게 하는 길잡이가 될 수도 있을 것이다.

다시 말하면 MSG가 인체에 필요한 필수 아미노산 중의 하나이므로, 어떤 경우에도 건강에 아무런 지장이 없을 뿐 아니라 무조건 유익하다고 할 수만은 없다. 가끔 임상에서 아토피환자가 MSG에 노출되면 그 상태가 더욱 악화한다는 얘기를 접하는 때도 있다. 이런 경우 환자 스스로 MSG를 멀리하여 가정식은 물론 외식할 때에는 극도로 경계하고 있었다. 물론 아토피환자 중에서도 극히 제한적이고 특별한 경우이다. 그러나 우리나라 거의 모든 국민들이 많은 양의 MSG를 섭취하고 있으므로, 과민반응과 유사한 다양한 경우에 대한 연구관찰이 필요할 것으로 생각되고 앞으로 해결해야 될 숙제이기도 하다.

결론적으로 가정은 물론이고 특히 외식업체에서 우리가 섭취하는 모든 음식에 너무 많은 양의 MSG의 사용을 경계해야 될 것으로 생각된다. 정부에서 적정량의 사용 지침을 제시하는 것도 좋은 방법이 될 것으로 생각된다. 지금보다 MSG의 사용을 줄여, 고기 맛·감칠 맛 또는 느끼한 맛에 너무 길들여지지 않도록 스스로 노력하는 것이 바람직하다.

또한 MSG의 사용으로 가볍거나 혹은 심각한 부작용이 있다면 여기에 노출되지 않아야 한다. 드물지만 머리가 아프다거나, 가슴이 뛴다거나, 신경이 예민해진다거나, 잠이 오지 않는다거나, 소화가 잘 안 되거나, 속이 느글거린다는 등의 가벼운 부작용부터 알레르기나 아토피를 악화시킨다는 등의 심한 부작용을 호소하는 경우도 있다. 물론 가벼운 부작용은 심리적인 경우도 있어 이에 대한 극복이 필요하기도 하지만, 심한 경우에는 스스로 MSG에 노출되지 않도록 주의하여야 한다. 이 경우에는 아무리 불편하더라도 전통적인 우리 음식에 조미료로 흔히 사용하는 멸치, 다시마, 굴, 새우, 버섯, 된장 등의 다양한 천연조미료를 사용하여야 한다.

02 안토시아닌과 카로티노이드

(1) 아름다운 꽃과 열매

식물의 꽃과 열매들은 각양각색의 색깔을 자랑하고 있다. 각각의 꽃들과 열매들은 자신을 한껏 뽐내며 자연을 아름답게 물들이고 있다. 식물의 꽃은 그 가운데에 동물의 암컷 생식기에 해당하는 암술이 있다. 동물이 생식기를 몸 아래쪽 깊숙한 곳에 숨겨두는 것과는 반대로, 식물의 꽃은 꽃잎 가운데에, 나무는 꼭대기 줄기의 우듬지에, 풀은 줄기 끝자락에 수줍음 없이 오히려 눈에 가장 잘 띄는 곳에 암술을 활짝 열어놓고 향기를 내뿜으며, 나비와 벌을 유혹하여 수분受粉을 하고 있다.

과일도 마찬가지이다. 예쁜 색깔의 탐스런 과일은 사람과 동물을 유인하여, 과실을 먹게 함으로써 씨앗을 퍼뜨리게 한다.

꽃과 열매의 아름다운 색은 그 속에 함유하고 있는 안토시아닌과 카로티노이드 색소 때문이다. 색의 3원소는 빨강, 파랑, 노랑이고 이것의 배합에 의해 수많은 색깔을 만들어낸다. 식물의 꽃과 열매의 색깔도 마찬가지이다. 빨강과 파랑은 안토시아닌에 의해, 노랑은 카로티노이드에 의해 결정된다. 우리가 산·알칼리실험에 사용되는 리트머스litmus 종이의 역할을 안토시아닌이 하는 것이다.

리트머스는 이끼 종류의 식물에서 짜낸 자줏빛 색소이다. 이끼식물 즉, 지의류地衣

類, lichen는 조류藻類, algae와 균류菌類, fungi와 함께 공생하면서 생존하고 있다. 지의류는 공해에 오염된 환경에서는 살지 못하므로 공해公害, pollution의 지표생물指標生物, indicator로 삼기도 한다. 이러한 리트머스는 염기를 만나면 푸른색이 되고, 산을 만나면 붉은색이 되기 때문에, 수용액의 산성 또는 염기성을 검사하는 지시약으로 쓰인다. 리트머스종이는 리트머스 수용액을 종이에 물들인 것이다. 산성용액에서는 붉은색을 띠고 알칼리성용액은 푸른색을 나타내어, 산·알칼리를 판단하는 데 쓰인다. 안토시아닌도 이와 같은 현상을 나타낸다.

(2) 안토시아닌(anthocyanin)

안토시아닌은 식물의 잎, 줄기, 뿌리, 열매 등 어느 조직에서나 있는 수용성물질이다. 그러나 주로 꽃과 과일에 많으며, 세포의 액포液胞, cell vacuole 속에 들어있다. 식물체에서 안토시아닌은 강렬한 자외선으로부터 보호하기 위하여 껍질과 중간층에서 자외선을 흡수하여 식물세포핵의 DNA를 보호하는 역할을 한다. 안토시아닌은 플라보노이드flavonoids계 물질로 냄새와 맛이 거의 없다. 수소 이온 농도에 따라 빨간색, 보라색, 파란색 등을 띠는데, 인체에 다양한 여러 가지 유익한 역할을 한다. 안토시아닌의 기능은 다음과 같다.

1) 항산화작용

① 활성산소(活性酸素, reactive oxygen species)

공기 중의 산소 분자는 삼중항 산소$_{triplet\ oxygen,\ 3O_2}$로, 2개의 홀전자를 가지고 있으면서도 비교적 안정된 상태이다. 그러나 대사 혹은 호흡 과정에서 생성된 활성산소는 불안정한 상태가 되어 인체에 많은 문제를 일으키게 된다. 활성산소는 세포에 손상을 입히는 모든 종류의 변형된 산소를 말한다. 대표적인 활성산소에는 과산화수소$_{hydrogen}$

peroxide : H$_2$O$_2$, 초과산화 이온superoxide ion : O$_2^-$, 수산화 라디칼hydroxyl radical : ·OH이 있다.

라디칼radical, 유리기, 遊離基은 쌍을 이루지 못한 전자를 포함하는 원자, 이온, 분자를 말한다. 일반적으로 전자는 쌍으로 존재하려는 경향 때문에 홀로 있으면 다른 분자들과 반응하려는 경향이 크다. 따라서 대부분의 경우 라디칼은 불안정하고 수명이 짧다. 그러나 라디칼이 단백질 같은 커다란 분자 속에 파묻혀서 다른 물질과 접촉하기가 곤란하면 오랫동안 존재하는 것도 가능하다. 또한 분자의 크기가 작더라도 라디칼을 안정시킬 수 있는 분자구조-예를 들어, 비타민 E-의 한 부분으로 있을 때는 오랫동안 수명을 연장할 수 있다.

유해 산소의 일종인 초과산화 이온$_{O_2^-}$ 역시 라디칼이다. 불안정하여 주변의 물질로부터 전자를 강제로 빼앗는 경향이 있다. 초과산화 이온 주변에 존재하는 DNA, 단백질로부터 전자를 빼앗으면 초과산화 이온은 안정된다. 이 과정에서 초과산화 이온은 전자를 받아들여 환원되고, 주변에 있는 물질들은 전자를 내어주어 산화된다. 만약에 초과산화 이온이 단백질, 탄수화물, 지방, 기타 필수 물질과 반응하기 전에 제3의 물질과 반응을 하여 안정이 된다면 초과산화 이온에 의한 피해를 줄일 수 있다. 이러한 물질을 일반적으로 항산화제antioxidant라고 부른다.

② 활성산소와 건강

활성산소는 환경오염, 화학물질, 자외선, 스트레스, 각종 염증성질환 또는 노화로 신체기능이 떨어지면 활성산소가 과다하게 생성된다. 활성산소가 우리 몸에 무조건 해로운 것은 아니다. 예를 들어, 체내에서 과산화수소의 분해 결과 생성되는 수산화 라디칼은 병원체 등을 무차별적으로 공격하는 긍정적인 역할을 하기도 한다. 그러나 활성산소는 우리 몸이 필요로 하는 분자들까지 무차별적으로 공격하는 것이 문제이다.

세포막의 불포화지방산을 과산화지질로 만들기도 하고, 세포 내의 단백질이나 효소, DNA 등 많은 세포의 구조가 손상되고 또 세포의 손상 범위에 따라 세포가 기능을 잃거나 변질된다. 세포막을 파괴해서 세포의 기능저하, 피부병, 눈병, 혈전형성, 뇌신경세포의 단백질과 결합하여 치매 등의 뇌기능 이상, 노화촉진 등 무수히 많다. 활성산소 중에서도 수산화 라디칼 ·OH은 초과산화이온 O_2^- 혹은 과산화수소 H_2O_2보다 더 큰 산화력을 지닌 물질이다. 산화력이 크다는 것은 다른 물질을 쉽게 변형시켜 질병을 유발하고 건강을 해치는 능력이 크다는 것과 같다. 수산화 라디칼은 저밀도지단백질 LDL, low density lipoprotein을 산화시켜서 동맥경화, 고혈압, 심장병을 유발하거나 악화시키는 역할을 한다. 이뿐 아니라 활성산소는 아미노산을 산화시켜 단백질의 기능 저하를 지져오고, 핵산을 손상시켜 핵산 염기의 변형과 유리·결합의 절단, 당의 산화분해 등을 일으켜 돌연변이나 암의 원인이 되기도 한다. 또한 생리 기능이 저하되어 각종 질병과 노화의 원인이 되기도 한다.

현대인의 질병 중 약 90%가 어떠한 형태이든지 활성산소와 관련이 있다. 암·동맥경화증·당뇨병·뇌졸중·심근경색증·간염·신장염·아토피·파킨슨병·자외선과 방사선에 의한 질병 등 많은 질병의 발생에 직·간접적으로 활성산소가 관련되어 있다. 따라서 활성산소의 제거가 건강과 장수에 지대한 영향을 끼치게 된다.

③ 활성산소의 제거

활성산소의 발생은 우리가 먹는 음식물을 에너지로 사용하기 위해 세포 내의 미토콘드리아에서 산화되어야 하는데, 이때 활성산소가 만들어진다. 또 면역세포가 세균이나 바이러스를 물리칠 때도 활성산소가 발생한다. 그러나 이렇게 산화과정에서 생성된 활성산소는 SOD superoxide dismutase, catalase, GPX glutathion perdxidase 등의 효소에 의해 대부분 정상화된다. 그림 4-07-1

우리 몸에서 O_2를 완전하게 제거하기 위해서는 O_2가 NADPH와 Xanthine oxidase라는 두 종류의 산화효소에 의해 전자 e^- 하나를 받아 O_2^-가 되고, O_2^-는 SOD에 의해 전자 e^- 하나를 받아 H_2O_2를 생성하며, H_2O_2는 catalse CAT와 GPX에 의해 두 개의 전자$_{e^-}$를 받아 H_2O을 생성시켜 H_2O_2를 제거한다.그림 4-07-1, 2 그런데 이 과정에서 활성산소$_{OH^-}$가 전자$_{e^-}$ 하나를 뺏어 H_2O_2가 H_2O로 이행하지 못하게 하면서 다양한 병리현상을 나타내는 것이다.

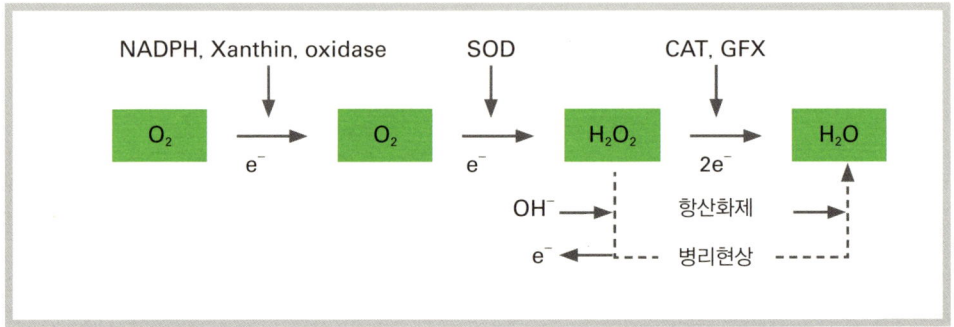

그림 4-07-1 **활성산소의 제거**

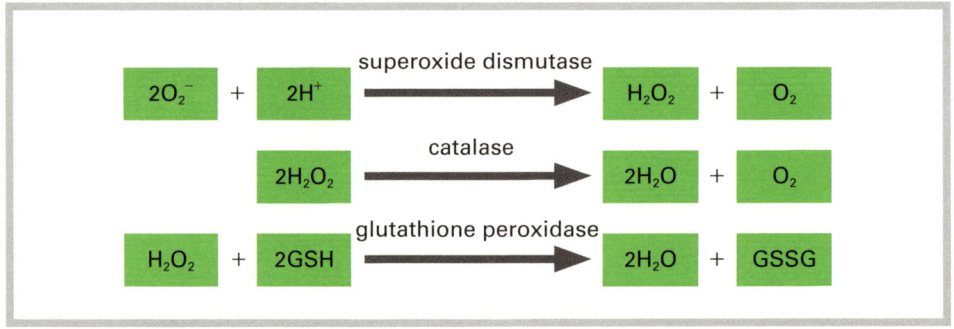

그림 4-07-2 **활성산소의 제거**

④ 각종 항산화제

항산화제는 활성산소 물질에게 전자를 주고 산소원자를 받아, 산화된 활성산소를 산화되기 전의 원래의 상태로 되돌려서 인체를 건강하게 하는 물질을 말한다.

체내에서 만들어지는 항산화 물질에는 그림 4-07-1,2의 SOD$_{superoxide}$ $_{dismutase}$, catalase, glutathione peroxidase 등의 효소가 있다. 대사 혹은 호흡 과정에서 생성된 과산화수소$_{H_2O_2}$는 분해되면서 더 강력한 산화력을 지닌 수산화 라디칼을 형성할 수 있다. 그러나 과산화수소가 분해효소인 카탈라아제catalase에 의해 활성산소인 수산화 라디칼이 형성되지 않게 된다. 또 다른 효소인 글루타티온 과산화효소GPX, glutathione peroxidase 역시 글루타티온glutathione 분자를 매개체로 하여 과산화수소를 분해한다. 그 효소의 활성화 자리active site에는 셀레늄Se이 포함되어 있다. 셀레늄의 섭취로 몸속에서 과산화수소의 분해를 돕는 효소가 많이 생성된다면 그만큼 활성산소의 농도를 줄일 수 있다. 또한, 초과산화 이온을 산소와 과산화수소로 변환해 주는 효소SOD, Superoxide dismutase가 있다. 그들 효소에는 구리, 망간, 아연 등의 금속이온이 포함되어 있다.

활성산소는 외부의 자극이나, 스트레스, 염증성질화, 노화 등으로 신체기능이 떨어지면 체내에서 과도하게 생성된다. 활성산소 중에서도 수산화 라디칼은 반응성이 매우 강하고, 반감기가 나노초nano-second, 초/10억 정도로 매우 짧다. 효소에 의해 제거되는 초과산화 이온과는 달리, 수산화 라디칼은 짧은 수명과 효소의 작용에도 불구하고 거의 모든 종류의 분자들을 손상시킨다.

이와 같이 유해한 활성산소를 제거하여, 우리 몸을 질병을 방지하고 노화를 지연시키며 건강을 유지하여야 한다. 그러므로 항산화물질을 많이 함유하고 있는 음식을 섭취하여 수산화 라디칼의 피해를 줄여야 한다. 항산화제가 포함된 음식의 섭취는 몸속의 활성산소와 항산화 물질을 반응하여 체내의 분자들을 손상시키기 전에 활성산소를 제거하여 건강을 유지하게 하는 것이다.

활성산소는 그림 4-07에서와 같이 비효소적 항산화제에 의해 물H_2O로 제거될 수 있다. 이러한 항산화제에는 비타민 E, C와 플라보노이드flavonoids 계열의 여러 가지 물질, 셀레늄, 미네랄 중의 셀레늄, 벌집의 구성성분인 프로폴리스, 토코페롤 등을 포함하여 다양한 음식물에 함유되어 있다. 비타민 중에서는 비타민 E가 항산화효과가 강력하고 특히, 세포막의 항산화작용이 강하다.

그러나 항산화작용이 아무리 뛰어나도 인체의 모든 세포를 보호하는 것이 아니고,

항산화작용을 하는 물질마다 특정 조직의 세포를 보호하는 성질이 있다. 그렇다고 항산화제를 만병통치약처럼 생각하여 비타민 보충제처럼 복용하는 것은 생각해 볼 문제이다. 암을 예방하려고 β-carotin 베타카로틴·비타민 A 전구물질, 항산화제의 일종을 규칙적으로 보충하여 섭취한 사람들의 폐암 발병률이 일반인들 보다 오히려 높았다는 결과는 항산화제의 역할에 대해 아직도 모르는 문제가 많다는 것을 시사하는 것이다. 또 항산화물질에 따라 특정한 조직에 있는 세포를 특이적으로 보호하지만 특정 조직에 있는 세포에는 별 도움이 안 될 수도 있고, 또는 특정세포와 암세포를 동시에 보호하여 오히려 암을 악화할 수도 있는 것이다. 앞서의 β-carotin이 항산화작용을 하였더라도 폐세포에는 아무 역할을 못했거나, 오히려 자극이 되었을지도 모른다.

이와 같이 항산화작용이 아무리 뛰어나도 인체의 모든 세포를 보호하는 것이 아니고, 항산화작용을 하는 물질마다 특정 조직의 세포를 보호하는 성질이 있다. 다시 말하면 체내의 활성산소를 제거하고 건강을 유지하려면 항산화물질을 함유하고 있는 음식을 다양하게 섭취하여야 한다. 강력한 항산화역할을 하는 한 가지 음식보다, 다양한 음식을 섭취하는 것이 건강에 훨씬 더 좋다는 것을 유념하여야 한다.

이상에서, 항산화제는 활성산소를 제거하여 세포의 산화를 막아 건강을 유지하고 노화를 방지하는 역할을 한다. 붉은색 과일인 토마토·수박·감·석류 등에 들어있는 라이코펜 lycopene은 베타카로틴, 루테인 lutein과 함께 대표적인 카로티노이드 계열인데 강력한 항산화작용을 한다. 또한 포도·땅콩·오디·라스베리·크랜베리에 들어있는 레스베라트롤 resveratrol은 항산화작용과 함께 항암, 신경세포를 만드는 신경효소의 활동을 증진시킨다. 검은 색깔을 띤 과일 각종 베리류·체리·까마중·야생딸기·가지·오렌지·자색고구마 등에 함유된 안토시아닌 anthocyanin은 강력한 항산화작용을 한다. 이러한 과일에 있는 플라보노이드는 비타민 E 못지않은 항산화작용을 하는 것으로 알려져 있다. 특히 안토시아닌은 항산화물질 중에서도 아주 강력한 효과를 내는 것으로 인정하고 있다.

2) 심장순환계 개선

안토시아닌은 동맥에 혈전이 생기는 것을 막고, 콜레스테롤을 억제하는 효과도 있어 심장 질환, 혈관 질환, 뇌졸중 등의 혈액과 관련한 질환의 예방과 치료에 도움을 준다.

3) 시력 개선 및 기타

안토시아닌은 사람의 안구 망막에 있는 로돕신이라는 색소의 재합성을 촉진하는 역할을 한다. 로돕신은 광자극에 의한 분해와 재합성으로, 시각영역의 정보를 두뇌에 전달하는 핵심물질이다. 로돕신이 부족하면 눈 피로, 시력 저하, 백내장 등이 유발될 수 있다.

이 밖에도 실험적 연구에서 제2형(인슐린 비의존성) 당뇨병의 혈당을 조절하는 데 도움이 되고, 쥐의 피부암을 실험에서 암세포의 성장이 억제되고, 항염 작용 등이 보고되어 있다.

4) 급원식품

안토시아닌이 많이 함유된 식물은 아로니아, 블루베리, 라즈베리, 아사이베리, 킹스베리, 가지, 체리, 흑미黑米, 포도, 적양배추, 검정콩, 옥수수 씨눈, 자색고구마, 오디, 복분자 등이 있다. 가을 단풍이 붉은 것도 바로 안토시아닌 때문이다.

안토시아닌은 검붉은 색이 짙을수록 함량이 높고, 껍질에 가장 많이 그리고 껍질에 가까운 속 부분에 주로 함유되어 있어, 껍질째 먹는 것이 좋다. 또 수용성 색소이기 때문에 물에 오래 담가두면 물에 용해되어 손실이 커서, 씻어서 바로 먹는 것이 좋다.

(3) 카로티노이드(carotinoid, carotenoid)

식물의 꽃과 열매의 노란색을 결정하는 것은 카로티노이드 성분 때문이다.

카로티노이드는 자연계에 500여 종이 있는데, 식물에 1종만이 존재하는 경우는 드물고 대개 여러 가지가 함께 들어있으며, 레티놀로 전환 가능한 provitamin A는 50여 종이 있다. 카로티노이드는 모든 카로틴을 대표하는 명칭으로 사용하는데, 공기 속에서는 산화되기 쉬운 불안정한 물질이다. 물에는 불용성으로 오렌지, 빨강 또는 보라색 결정이다. 카로티노이드는 식물체에서 합성되어 주로 꽃·열매·잎에 축적되고, 잎에서는 광합성에서 빛의 흡수를 돕고 있다. 그러나 카로티노이드의 식물생리학적 역할과 광합성과의 관계도 아직도 분명하지 않다.

1) 분류

카로티노이드는 분자 내에 산소를 함유하지 않는 카로틴류 carotin와 산소를 함유하는 잔토필류 xanthophyll로 분류한다.

카로틴류는 산소에 불안정하여 산화되면 무색으로 된다. 그 종류에는 α-카로틴, β-카로틴, γ-카로틴, 라이코펜 lycopene 등 많은 종류가 있다. 잔토필류는 식물의 잎사귀, 꽃, 과실 등의 엽록소에 카로틴과 같이 존재하는 색소로 물에 불용성이고, 등황색이나 적색의 색조를 나타낸다. 잔토필류에는 루테인 lutein, 지아잔틴 zeaxanthin 등 많은 종류가 있다.

카로티노이드 중 섭취하였을 때 가장 강한 비타민의 효력을 보이는 것은 β-카로틴인데, 비타민 A의 1/6 그리고 다른 카로티노이드의 provitamin A의 2배 정도의 효력을 나타낸다. 카로티노이드는 장점막에서 흡수되면 곧 비타민 A로 변하여 간으로 운반된다.

2) 기능

카로티노이드 carotinoid는 동맥경화증을 예방하고 항산화 작용을 하는 것으로 알려져 있다.

β-카로틴은 안토시아닌에 비해 항산화활성은 약하지만, 상피세포 분화를 촉진하여 새살이 돋아나게 하는 효능이 있다. 이밖에도 노화 지연, 항암 효과, 당뇨병 합병증 예방, 폐 기능을 증진하는 것으로 알려져 있다. 라이코펜은 전립선암과 심장병 예방에 도움을 준다.

잔토필류는 노인성 시력감퇴를 줄이는 역할을 하며, 밝은 광선에 의한 망막조직의 손상을 막아 준다. 특히, 루테인과 지아잔틴은 눈의 황반에서 항산화작용을 하여 안질환 발생을 감소시키는 효과가 있어, 백내장을 예방하고 황반색소의 밀도를 유지시키고 황반변성을 억제하며, 시각 퇴화속도 지연 등의 역할을 한다. 피부의 보습작용, 탄력, 표면지질수치를 향상시킨다는 보고도 있다. 크립토산틴 역시 항산화작용이 있고, 관절을 보호하는 역할을 한다.

3) 급원식품

표 4-09 **안토시아닌과 카로티노이드의 급원식품**

	종류	식품
플라보노이드 (flavonoid)	anthocyanin	아로니아, 블루베리 등 각종 베리류, 체리, 가지, 흑미, 포도, 검정콩, 자색고구마, 오디, 복분자 등
카로티노이드 (carotinoid)	β-carotin	당근, 호박, 파슬리, 포도, 상추, 블루베리, 고추, 시금치, 부추, 키위, 고구마, 브로콜리, 녹황색 채소 등
	lycopene	토마토, 고추, 자몽, 수박 등
	lutein	시금치, 아욱, 양배추, 상추, 케일, 키위, 브로콜리, 녹색채소류 등
	zeaxanthine	옥수수, 시금치, 늙은 호박 등
	cryptoxanthin	감귤, 피망, 감자, 토마토, 고추, 가지 등

β-카로틴은 이외에도 복숭아, 포도, 계란, 양배추, 바나나, 클로렐라, 쑥, 쑥갓, 청경채, 망고, 파파야, 케일, 살구, 미역, 파래, 다시마, 감, 수박, 토마토 등에 함유되어 있다.

03 채소와 과일

(1) 채소(vegetables, 菜蔬)

채소는 밭에서 기르는 농작물로 주로 그 잎이나 줄기, 열매를 먹는다. 채소는 야채, 나물이라고도 하고 북한에서는 남새라고 한다. 우리나라에서 재배되고 있는 채소는 60여 가지가 있고, 그 대부분이 외국에서 들어왔다. 중국을 통해 마늘, 순무, 무, 배추 등이 들어왔고, 조선 중·후기 서양인을 통해 고추, 샐러리, 결구상추, 꽃양배추, 피망 등이 유입되었다. 그러나 산야에서 채집한 산나물, 즉 산채山菜는 채소에 포함되지 않는다.

1) 분류

채소는 종류가 많아 이용부분, 식물의 자연분류법 또는 생태적 특성에 따라 분류한다.

① 이용부분

* 경엽채류(莖葉菜類)

잎을 이용하는 것으로 배추·양배추·상추·시금치 등이 있고, 잎이 저장기관으로 변형된 것으로는 양파·마늘 등이 있으며, 꽃양배추와 같이 꽃망울을 이용하는 것이 있고, 아스파라거스·죽순과 같이 어린 줄기를 이용하는 것이 있다.

* 근채류(根菜類)

곧은 뿌리에 해당하는 것으로 무·순무·당근·우엉 등이 있고, 뿌리의 일부가 비대한 덩이뿌리塊根를 이용하는 것으로 고구마·마 등이 있으며, 땅속줄기가 발달한 것으로는 연근·감자·생강 등이 있다.

* **과채류(果菜類)**

생식기관인 열매를 식용하는 채소이다. 과채류에는 오이·호박·참외 등의 박과 채소, 고추·토마토·가지 등의 가지과 채소, 완두·강낭콩 등의 콩과 채소와 이밖에 딸기·옥수수 등이 있다.

② 자연분류법

같은 과(科)에 속하는 채소는 꽃·열매·종자 등의 모양과 성질이 비슷하고, 특히 병과 해충에도 공통적인 것이 많다. 따라서 자연분류법은 채종재배와 병충해 방제의 기초지식으로서 필요하다. 우리가 식용으로 하는 중요한 채소가 많이 들어 있는 과(科)로서는 마늘·파·양파 등의 백합과, 근대·시금치·비트 등의 명아주과, 겨자잎·브로콜리·양배추 등의 겨자과, 완두·콩 등의 콩과, 미나리·당근·파슬리·샐러리 등의 미나리과, 고추·가지·토마토 등의 가지과, 호박·수박·오이·참외·멜론·박 등의 박과, 쑥갓·우엉·상추·치커리 등의 국화과 등이 있다.

③ 생태적 특성

서늘한 기후에서 잘 자라는 호냉성 채소와 따뜻한 기후에서 잘 자라는 호온성 채소로 나눈다. 호냉성 채소는 경엽채류와 대부분의 근채류 채소가 여기에 속하고, 호온성 채소는 고구마·마·토란·생강 등이 있다.

2) 채소의 효능과 이용

① 효능

채소류와 과실류는 영양적 가치뿐만 아니라 생리활성물질을 많이 함유하고 있으며 독특한 향미물질을 함유하고 있어 기호성 식품으로도 중요하다. 채소는 특징은 감자·고구마 등과 같이 녹말 함량이 많은 것도 있지만 대부분 수분이 80%(75~95%) 이상이고, 탄수화물·단백질·지방함량이 낮으며 소화성이 낮은 성분이 많다. 그러나 독특한 맛과 향기가 있어 식욕을 증진시키며 풍부하게 함유하고 있는 식이섬유는 소화를 돕고 정장작용을 하는 효과가 있다.

채소에는 비타민 A, B, C 등 각종 비타민과 칼슘, 철, 칼륨 등 무기염류의 중요한 공급원이 되고, 또 알칼리성 식품으로 신체의 발육과 건강의 유지에 없어서는 안 되는 식품이다. 곡물이나 생선, 고기류가 산성식품인 데 비해, 채소는 대부분이 알칼리성 식품이므로 혈액의 산성화를 막기 위해서도 충분한 양의 채소를 먹어야 한다.

② 이용

채소는 일반적으로 수분이 많으며 저장이 곤란한 것이 많다. 과채류는 주스, 농축액 등으로 쉽게 가공할 수 있는 특징을 가지고 있다. 그러나 과실과 채소류는 수확 전과 마찬가지로 수확 후에도 호흡과 증산작용, 효소작용으로 조직 내에 있는 유기화합물(주로 당류)이 대사, 분해하여 변질되기 쉽다. 따라서 채소와 과일을 적절하게 저장하지 못하면 성분이 분해되고 맛과 조직특성도 변하게 되므로 특별히 신경을 써야 한다.

채소와 과실은 우선 그 종류와 품종에 따라 수확 시기나 저장조건이 다르다. 채소와 과실의 기본 조직은 영양분을 저장하는 유조직세포 parenchyma cell와 중간 박층막, 기타 세포조직 등이다. 채소의 가공은 수확 후 저장을 위하여 전처리(이물제거, 분류, 정선, 세척, 묶기)하여 가공된다. 채소의 가공은 일반적으로 이용성, 신선도, 수분, 영양성분, 관능적 가치(맛, 색, 향기, 조직 등) 등에 의해서 결정된다.

채소류는 운반이 어려울 뿐만 아니라 수분으로 인해 보존성도 낮고 조직은 쉽게 연화 또는 변질되는 특성을 가지고 있다. 채소의 수확 후에도 화학적, 생화학적 변화가 계속해서 일어나므로 온도, 습도, 공기와의 접촉 정도 등을 조절하여야 한다. 보통 채소의 수확 시기는 향미, 색깔, 영양가 등을 고려할 때 일반적으로 숙성시작 전이 최적이며 저장과 유통 중에 숙성되는 것이 섭취와 가공적성에 좋다. 형태학적으로 잎을 먹는 엽채류, 뿌리를 먹는 근채류, 열매를 먹는 과채류 등으로 구분하여 가공목적에 따라 적당한 재료를 선택한다. 과채류의 가공 제품으로 중요한 것은 통조림 제품, 건조 제품, 발효 제품 등을 들 수 있는데, 그중 가장 많이 생산되는 것은 통조림 제품이다.

(2) 과일

나무에서 나는 사람이 먹을 수 있는 열매가 과일이고, 대개 수분이 많고 단맛 또는 신맛이 난다. 사과, 배, 포도, 귤, 감, 바나나, 밤, 포도, 잣 등이 있다. 주로 과육과 과즙이 많고 향기가 높으며 단맛이 있는 식물의 열매이다.

식물학에서는 씨방 또는 이와 연관된 기관이 함께 발달한 것을 말한다. 농학에서는 식물학에서보다 훨씬 좁은 의미로, '식용할 열매를 생산하기 위하여 가꾸는 나무의 열매'를 과실이라고 한다. 그러므로 식용하지 않는 열매와 사람이 재배하지 않은 자생하는 머루·다래·개암 등 야생의 열매도 과실에서 제외시킨다. 과실은 나무의 열매에 한하므로 참외·수박·딸기와 같은 것은 용도에 있어서는 과실과 똑같지만 과실과 구별하여 열매채소로 다룬다.

일상에서 사용되는 '과일'이라는 낱말은 농학에서의 '과실'이라는 용어보다 넓은 의미로 쓰인다. 즉, 과일은 농학에서의 과실과 열매채소 모두를 포함하며, 야생의 머루·다래·복분자산딸기 등도 포함되는 용어이다.

1) 분류

과육이 발달된 형태에 따라 다음과 같은 몇 가지로 분류할 수 있다.

① 인과류(仁果類)

꽃턱이 발달하여 과육부果肉部를 형성한 것으로, 사과·배·비파 등이 이에 속한다.

② 준인과류(準仁果類)

씨방이 발달하여 과육이 된 것으로, 감·감귤류가 이에 속한다.

③ 핵과류(核果類)

내과피 內果皮가 단단한 핵을 이루고 그 속에 씨가 들어 있으며, 중과피가 과육을 이루고 있는 것으로, 복숭아·매실·살구 등이 이에 속한다.

④ 장과류(漿果類)

꽃받침이 두꺼운 주머니 모양이고 육질이 부드러우며 즙이 많은 과일로, 포도 등이 이에 속한다.

⑤ 견과류(堅果類)

외피가 단단하고 식용부위는 곡류나 두류처럼 떡잎으로 된 것으로 밤·호두·잣 등이 이에 속한다.

2) 성분과 맛

과일 속에는 수분이 85~90%로 가장 많고, 당분과 섬유질의 탄수화물 10~12%을 함유하고 있으며 이외에 소량의 단백질 1~0.5%, 지방 0.3%, 무기질 0.4%가 함유되어 있다. 그밖에도 많은 양의 비타민 C를 비롯한 비타민을 함유하고 있다. 과일의 맛은 단맛과 신맛이 주된 맛이고, 그밖에 식감 食感으로서 식이섬유인 펙틴이 들어 있다. 이 단맛과 신맛의 균형은 완숙되었을 때가 최고이며, 미숙 상태일 때는 단맛이 적고 신맛이 많아 맛이 떨어진다. 종류에 따라서는 탄닌 함량이 높아 떫은맛이 난다. 과일이 익으면 단맛이 나는 것은 당분이 많아지는 원인도 있지만, 산의 양이 줄어드는 데도 크게 관계된다.

과일의 단맛은 과당, 포도당, 수크로오스 등이 약 10% 함유되어 있기 때문이다. 특히 포도의 경우는 성숙하면 약 20%에 달하여 매우 달다. 과일의 신맛은 말산malic acid, 시트르산citric acid, 타르타르산tartaric acid 등의 유기산에 의한 것이다. 감귤류는 시트르산, 포도는 타르타르산, 사과는 말산이 신맛을 낸다.

시트르산은 TCA회로를 구성하는 한 요소로 인체의 물질대사에서 중요한 구실을 한다. 시트르산은 체내의 칼슘흡수를 촉진시키고, 또 혈액응고에는 칼슘이온이 필요한데 시트르산은 칼슘이온을 포착하므로 혈액응고저지제로 사용된다. 당류를 기질로 하여 미생물을 배양했을 때, 배양액 속에 시트르산이 축적되는 현상을 볼 수 있는데 이것을 시트르산 발효라 한다. 여러 배양방법이 연구되어 지금은 세계에서 생산되는 시트르산 총량의 90%가 이 발효법에 의해서 만들어진다. 시트르산발효를 일으키는 미생물로는 보통 검정곰팡이가 사용되는데, 산성 pH 2~3에서 약 30℃, 7~10일간 발효시키면 시트르산을 얻을 수 있다.

말산은 TCA회로를 구성하는 유기산의 하나로 그 역할을 수행하며, 타르타르산은 청량음료로서 시럽·주스 등에 널리 사용되고, 시원한 청량감과 갈증을 해소시킨다. 타르타르산은 포도, 바나나, 타마린드와 같은 많은 식물에서 존재하며, 포도주에서 발견되는 주요한 산의 일종이다. 신맛을 가하기 위해 식품에 첨가되기도 하며, 산화방지제로 사용되기도 한다.

과일에는 안토시아닌, 카로티노이드, 플라보노이드, 엽록소 등의 천연 색소들이 들어있는데, 주된 것은 역시 안토시아닌anthocyanin이다. 안토시아닌의 역할은 전항에서 소개하였다. 과일의 향기 성분은 수십 종이 있으며, 이들이 조화를 이루어 각종 과일의 독특한 향기를 낸다. 향기 성분으로는 여러 종류의 에스테르·알코올·알데히드 등이 있다.

과일은 온도에 따라 맛에 차이가 많이 생긴다. 시원한 사과를 먹으면 상쾌한 신맛을 느끼고 맛이 있는데 반하여 햇볕을 쬐거나 방에 두어 따뜻하게 된 과일을 먹으면 단맛은 많으나 상쾌한 맛이 없다. 온도에 의하여 신맛은 변하지 않으나 단맛은 온도가 저하됨에 따라 단맛의 정도가 떨어지므로, 과일은 시원하게 하는 데 따라서 단맛이 줄어들고 신맛이 강하게 느껴지며 상쾌한 맛이 나게 된다. 과일의 맛을 돋우는 가장 적당한 온도는 10℃ 전후이다

3) 견과류

견과류는 하루 한 줌 안 되게 먹자. 견과류는 건강에 매우 유익한 식품이다.

견과류는 불포화 지방산 즉 고밀도 콜레스테롤 HDL-cholesterol이 많이 함유되어 있어, 혈관과 심장건강에 도움이 되는 건강식품이다. 육류에 많은 포화 지방산인 저밀도 콜레스테롤 LDL-cholesterol은 혈관벽에 침착하여 혈관 내경을 좁히고 혈관벽의 탄력성을 줄여 동맥경화와 고혈압의 주범인데 반해, 고밀도 콜레스테롤 HDL-cholesterol은 혈관벽에 쌓여있는 저밀도 콜레스테롤을 용해하여 혈관벽을 청소하는 역할을 함으로서 혈관벽의 탄력성을 유지하고 혈관의 노화를 방지하며 혈액순환을 돕는 역할을 한다. 따라서 고밀도 콜레스테롤을 풍부하게 함유하고 있는 견과류의 섭취는 당연히 건강에 도움 되지만 반드시 섭취량을 고려하여야 한다. 견과류의 큰 단점은 높은 칼로리이다.

견과류 30g의 열량은 160~170kcal이다. 따라서 견과류의 섭취는 비만한 사람은 하루 대략 10g, 準비만한 사람은 하루 15g, 그리고 보통의 경우에는 하루 25~30g 정도를 섭취하도록 권장한다. 그러나 견과류를 섭취하는 양만큼 음식물의 에너지 섭취량을 줄여야 한다. 표준체중을 유지하는 사람의 하루 적절한 견과류 섭취량은 약 30g 정도다. 단일 종류든 다양한 종류의 견과를 함께 섭취하든 매일 30g씩 주 4회 이상 섭취하는 것이 좋다. 견과류의 섭취량을 제한하는 것은 높은 열량과 1일 권장섭취량 13~17g 때문이다. 견과류 30g에는 약 15g의 불포화지방이 함유되어 있고, 약 170kcal의 열량을 가지고 있으며, 이 양을 초과하면 체내 지방축적의 원료가 된다.

견과류에 대한 연구는 다양하지만 주로 심혈관계에 긍정적인 역할을 하는 다양한 연구 발표가 있다. 적절한 식이를 하면서 견과류를 하루 25~30g을 섭취하면 세로토닌 분비가 증가하여 식욕을 억제하는 효과가 있어 체중감소와 복부비만을 줄이는 효과가 있고, 협심증의 발생을 감소시키고 심장마비나 심장질환에 걸릴 가능성을 감소시키는 효과가 있다. 또한 견과류를 꾸준히 섭취하면 각질층의 기능을 향상시키고 모공의 건강상태를 유지해주며, 이밖에도 항산화기능과 함께 당뇨병에 걸릴 위험을 감소시키는 효과가 있다고 보고하고 있다.

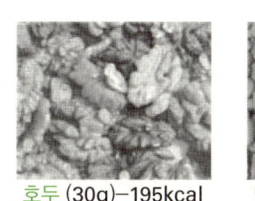 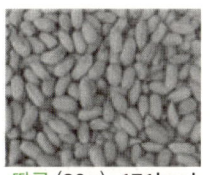 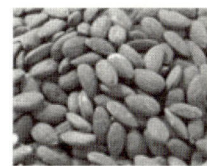 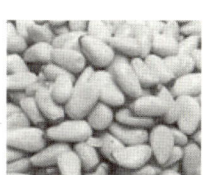

호두 (30g)-195kcal   땅콩 (30g)-171kcal   아몬드 (30g)-179kcal   잣 (30g)-199kcal

그림 4-08 **견과류(kcal/30g)**

* 초콜릿

우울할 때 먹으면 기분이 좋아지는 초콜릿은 100g에 550kcal의 열량을 가지고 있다. 초콜릿 100g에 들어있는 영양분은 탄수화물 61.4g, 지방 31.8g, 단백질 4.4g, 무기질칼륨 620mg, 인 140mg, 나트륨 3mg, 칼륨 34mg 및 소량의 철과 아연, 수분 1.4%를 함유하고 있다.

초콜릿의 종류에는 다크초콜릿과 밀크초콜릿, 화이트초콜릿 등이 있다. 다크초콜릿은 카카오매스, 카카오버터, 설탕, 미량의 레시틴, 향료를 첨가하여 제조한다. 그러나 대부분의 초콜릿은 카카오버터 대신에 식물성 대용유지인 경화유가 들어간다. 밀크초콜릿은 다크초콜릿에 전지분유를 첨가하여 제조한 것을 말하고, 화이트초콜릿은 다크초콜릿에 카카오매스를 제거한 것으로 폴리페놀을 함유하지 않아 항산화기능이 거의 없다.

초콜릿은 카카오가 주원료이며, 초콜릿에 함유된 성분에는 페닐에틸아민, 다량의 폴리페놀, 테오브로민이라는 화학물질을 함유하고 있다.

'페닐에틸아민'은 사람이 무엇에 열중하거나 사랑에 빠졌을 때 분비되는 화학물질로서 행복이나 황홀한 느낌을 유도하는 물질이다. 초콜릿이 사랑의 묘약이라는 항간의 얘기도 초콜릿에 함유된 페닐에틸아민 성분 때문이다.

'폴리페놀'은 동맥경화·암·노화 등의 원인이 되는 활성산소를 억제하는 대표적인 항산화물질 중의 하나이다. 초콜릿에는 같은 양의 적포도주의 2배, 녹차의 3배, 홍차의 5배를 함유하고 있다. 폴리페놀은 체내의 산화질소량을 증가시켜 혈관이 완화되고, 피를 맑게 하며, 혈관의 염증반응과 혈전형성을 억제하고, 혈압을 낮추어 협심증이나 심근경색 등의 심혈관계 질환을 예방하는 할을 한다.

초콜릿에는 폴리페놀뿐 아니라 항산화성분인 '플라보노이드'을 함유하고 있어, 혈전과 장암의 발생 위험을 낮추고 조산아 출산을 예방한다. 그러나 초콜릿을 가공하면 항산화성분이 크게 감소한다고 한다.

'테오브로민'은 카페인과 비슷한 중추신경을 자극하는 알칼로이드인데, 카페인에 비해 그 강도는 훨씬 약하고, 이뇨, 근육이완, 심장박동 촉진, 혈관을 확장시키고 대뇌피질을 자극하여 사고력을 높인다고 하였다. 또한 초콜릿을 하루 30g을 섭취했을 때, 뇌세포를 보호하여 노인성치매를 예방하는 효과도 있다고 보고하였다. 또 미량의 카페인도 함유하고 있어, 중추신경자극에 극도로 민감한 사람은 각성, 심장박동, 혈압을 상승시키기도 한다. 실험적으로도 다크초콜릿을 꾸준히 섭취하면 제한적이지만 혈압을 낮추는 효과가 있어, 심장순환기에 도움이 된다고 보고하고 있다.

다크초콜릿 중에서도 코코아 함량이 50% 이상 함유된 것을 먹어야 항산화효과와 혈압과 순환기계질환에 효과가 있다.

그러나 초콜릿은 실험관찰에서도 하루 최대 100g으로 제한 섭취하여 그 효과를 관찰하는데, 초콜릿 100g은 라면이나 비빔밥 자장면 짬뽕과 거의 같은 550kcal를 공급하게 된다. 따라서 포화지방과 당분을 많이 함유하고 있는 초콜릿의 달콤한 맛에 빠져 중독되면 지방간 고지혈증 등의 성인병에 노출되기 쉬우므로 주의하여야 한다. 또한 비만, 당뇨병, 역류성 식도염, 여드름, 아토피, 신장질환 등을 앓고 있는 사람은 초콜릿이 이들 질병을 더욱 악화시키는 경우가 많으므로 삼가야한다.

04 해조류(海藻類)

바다에서 나는 조류藻類를 통틀어서 해조류라고 한다. 해조류는 엽록소를 가지고 있어 동화작용을 하면서 자가 영양을 하고, 육상식물과 달리 뿌리·줄기·잎의 구분이 없다. 육상식물은 뿌리를 통해 양분을 흡수하지만 해조류는 뿌리, 줄기, 잎의 구별 없이 포자에 의해 번식한다. 해조류는 육상식물처럼 물관이나 체관이 없고 뿌리처럼 보이는 것도 단지 자신을 고정하기 위한 역할만 한다. 해조류가 양분을 섭취하는 것은 피부를 통해서 한다. 바닷물은 담수에 비해 미네랄이 풍부하고 영양분이 많아 해조류의 생육에 필수적이다. 그러나 바다에는 유해한 자외선이 산란散亂을 하므로, 해조류에는 스스로를 방어하기 위한 항산화물질을 풍부하게 지니고 있다.

해조류를 식용으로 하는 나라는 세계 여러 나라에서 흔히 볼 수 있으나 여러 종류를 많이 먹는 지역은 우리나라를 비롯한 극동 및 동남아지역과 호주, 뉴질랜드, 하와이제도와 같은 태평양 연안국에 국한되고 있다. 특히 우리나라는 세계에서 가장 많은 50여 종의 해조류를 식용으로 이용하고 있는데 이 중 김, 미역, 다시마가 대부분을 차지한다. 이 외에도 파래, 톳, 모자반, 청각과 한천의 원료로 쓰이는 우뭇가사리를 식용으로 하고 있다. 한국인의 해조류 소비량은 1995년에 1인당 11.6kg이었으나 2000년 이후 5kg으로 감소하였고, 근래에 들어 소비량이 증가하는 추세이다. 과거 서양에서는 해조류를 바다의 잡초쯤으로 여겼다. 그러나 다이어트, 비만, 고혈압, 동맥경화, 항암, 중금속의 체외 배설, 신진대사의 증진, 항산화효과 등 다양한 효능이 입증되고 있다. 이에 따라 나날이 증가하고 있는 성인병의 예방과 치료에 필요한 건강음식으로 인식되면서, 서구에서도 해조류를 재조명하고 있으며 점차 세계적인 '웰빙' 음식으로 각광받고 있다.

(1) 분류

해조류는 바다 깊이에 따라 분포되어 생육하고 있는 녹조류, 갈조류, 홍조류로 분류된다.

녹조류green algae는 연안에 해당하는 해저 수심 20m까지에 분포한다. 바다의 가장 얕은 곳에서 광합성을 많이 하는 조류藻類이고, 녹색을 띠는 색소단백질은 phyloxanthin phylosine이다. 녹조류에는 파래, 청각, 청태 등이 있다.

갈조류brown algae는 해저 수심 20~40m에 분포한다. 갈조류의 갈색・녹갈색을 띠는 색소단백질은 fucoxanthin, phycofein이다. 따뜻한 바다보다는 찬 바다에서 생육이 왕성하며 알긴산alginic acid과 maninit을 많이 함유하고 있다. 갈조류에는 톳, 미역, 다시마, 감태, 대황, 모자반, 곰피, 큰실말 등이 있다.

홍조류red algae는 수심 40m 이상에 분포한다. 홍조류는 따뜻한 깊은 바다에서 생육하지만, 담수에서도 서식한다. 홍조류에는 김, 우뭇가사리, 돌가사리, 꼬시래기, 진두말, 갈래곰보 등이 있다.

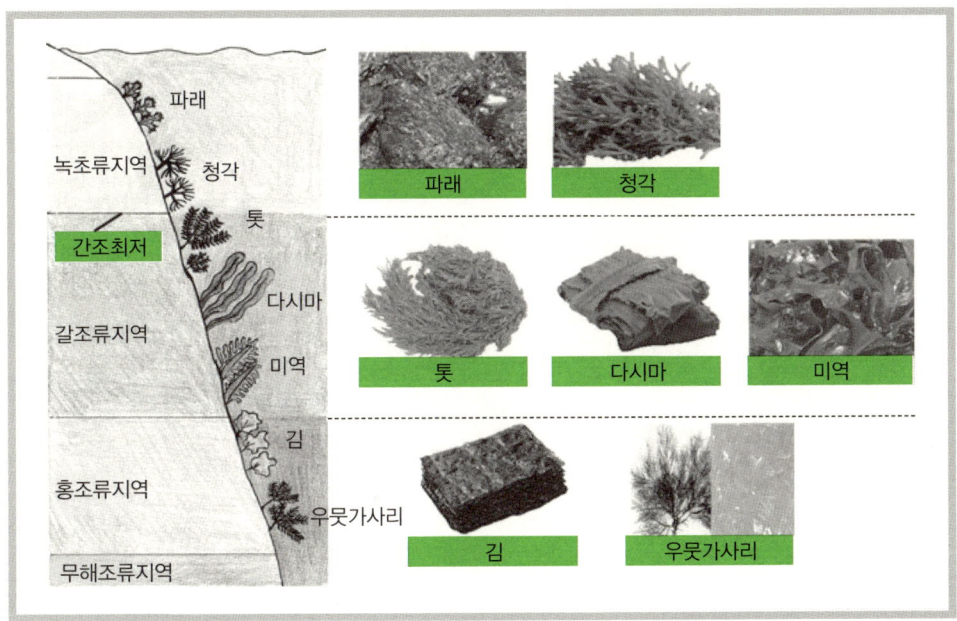

그림 4-09 **해조류의 분포**

(2) 성분

해조류는 60~95%가 수분이고, 나머지 성분 중에는 탄수화물이 가장 많다. 건조한 해조류를 기준으로 당질이 50% 이상이다. 그 외에 회분이 많고, 단백질은 대체로 15% 이하인데 이용률도 낮아 소화율이 40% 이하이다. 해조류의 단백질은 품질이 낮지만 홍조류가 비교적 좋고, 가열한 김의 경우에 소화율이 79%로 높아진다. 지질 함량은 아주 낮아 녹조류와 홍조류는 대개 1% 이하이다.

1) 다당류

해조류에서 수분을 제외하면 다당류가 대부분을 차지한다. 해조 다당류는 바깥층의 미세한 섬유상의 결정구조인 세포벽 다당, 이를 덮고 있는 무정형 겔 상태의 점질 다당 및 세포 안에 있는 저장 다당의 세 가지로 나눌 수 있다. 세포벽 다당은 육상 식물보다 두껍지만 유연하고 탄성이 좋다. 점질 다당은 육상 식물에는 없는 다당으로, 해수 중의 이온을 선택적으로 흡수 교환하고 수분을 일정 수준으로 유지한다. 특히 갈조류의 점질 다당에는 알긴산 alginic acid, 푸코이단 fucoidan, 사가산 sargassan 등이 있어 다양한 약리효과를 나타낸다. 저장 다당은 육상 식물에 없는 성분들을 많이 함유하고 있다.

해조류가 함유하고 있는 다당류는 혈액응고방지, 혈중지질감소, 항콜레스테롤 효과, 항비만, 항당뇨, 면역조절, 항바이러스, 항암 효과 등 다양한 유용한 생리활성을 지니고 있다.

2) 해조류에서 추출한 약효 성분

다음은 해조류의 다양한 성분 중에서 일반적으로 널리 알려진 것을 열거한 것이다.

- 녹조류와 갈조류 및 홍조류의 모든 해조류에 함유되어 있는 글루타민산은 음식의 감칠맛을 내는 조미료의 역할을 한다.
- 홍조류 특히 김에 많이 함유되어 있는 포르피오신 porphyosin, 호모타우린 homotaurine은 위·십이지장궤양의 예방과 치료에 도움이 된다.
- β-alanine, β-betaine, γ-butyrobetaine, uvaline과 갈조류 alginic acid 및 홍조류 funoran, carrageenan의 식이섬유는 혈청 cholesterol을 저하시킨다.
- 김에 함유된 레티놀 retinol은 피부의 탄력성을 높여 피부건강에 좋다.
- 미역, 다시마 등에서 추출한 라미닌 laminin은 염기성 아미노산으로 혈압을 강하시켜 고혈압 예방 및 치료에 이용된다.
- 갈조류의 알긴산 alginic acid은 혈당 상승 억제, 항혈액응고, 콜레스테롤 저하, 비만억제, 알레르기질환 완화, 활성산소를 제거하는 항산화작용, 백내장 예방, 항암작용, 중금속·미세먼지 배출효과 등의 다양한 기능이 있다.
- 갈조류에 많이 함유되어 있는 푸코이단 fucoidan은 항혈액응고, 면역력 강화, 혈

청 지질저하, 항암작용, 항염작용, 항당뇨, 항산화작용, 변비완화 등의 다양한 기능이 있다.
- 갈조류의 톳, 모자반 감태 등에 함유하고 있는 씨놀seanol은 항염효과, 피부암 예방, 세포보호효과가 있다. 씨놀의 세포보호효과는 암 예방효과가 있는 적포도주의 '레스베라트롤'이나 녹차의 '카테킨'보다 더 우수하다.
- 해조류에 풍부한 색소성분 아스타잔틴astaxanthin은 세포의 지질대사를 돕고 지방간 억제에 효능이 있다.
- 곰피 등 갈조류에 함유되어 있는 플로로탄닌phlorotannin은 간기능을 개선시키고, 항염작용을 한다.
- 한국식품연구원 한대석, 조승목 연구팀은 감태의 '플로로탄닌phlorotanin' 성분이 중추신경계에 있는 수용체인 가바형 벤조다이아제핀GABA type A-benzodiazepine을 활성화시켜 수면을 유도하는 효과가 있다고 하였다.

(3) 역할

한국 사람의 해조류 섭취가 과거에도 다른 나라에 비해 많았지만 근래에 들어 더욱 증가하고 있다. 해조류는 식이섬유, 여러 가지 다당류 성분, β-carotene, 요오드 등의 영양소와 인체에 유용한 여러 가지 생리활성 물질이 들어있다. 이러한 식이섬유, 다당류, 다양한 생리활성 물질 등은 비만·당뇨병·동맥경화·고혈압·암·변비 등 각종 만성질환의 예방과 관리에 효과가 있다고 알려져 있다.

1) 비타민
각종 비타민A, B_1, B_2, B_6, B_{12}, 나이아신, C, E의 보고이다.

2) 무기질

무기질K, Ca, Mg, Fe, P, I, Zn 등의 함량이 높다.

3) 지질감소

갈조류의 다당류는 대부분 알긴산alginic acid, 라미란lamiran, 푸코이단fucoidan으로 구성되어 있다. 이 중 끈적끈적한 알긴산은 인간을 포함한 포유류는 분해하는 효소가 없어 영양으로 이용할 수 없다. 그러나 알긴산은 콜레스테롤을 포함한 지방흡수를 억제하고 담즙산을 배설시켜 혈중 콜레스테롤 수치를 낮춰준다. 특히 동맥경화를 일으키는 LDL-cholesterol을 감소시키고 혈관을 청소하는 HDL-cholesterol을 증가시켜 고혈압이나 심혈관계에 좋다. 푸코이단은 항혈액응고, 면역력 강화, 혈중지질 감소, 항산화작용, 항염 및 항암작용 등이 있는 것으로 알려져 있다. 대황에 다량으로 함유하고 있는 라미란은 혈중지질 특히 중성지방을 감소시키고 지방간의 예방과 관리에 좋은 식품으로 인정되고 있다. 이 밖에도 해조류에 함유된 칼륨도 혈압을 내리는 효과가 있다. 소금나트륨 섭취의 과잉은 혈관을 수축시켜 혈압을 상승시키는데 칼륨이 체내의 나트륨을 소변으로 배설하는 역할을 하기 때문이다.

4) 변비

해조류는 식이섬유를 40~50% 정도 함유하고 있다. 따라서 풍부한 식이섬유는 분변량을 증가시키고 장내의 유익균의 원료가 되어 유익균을 증식시키고 유해균을 억제하며, 장의 연동운동을 촉진하여 배변을 원활하게 한다. 즉, 수용성 식이섬유는 대장의 점막을 보호하고 변을 부드럽게 해주고, 불용성 식이섬유는 대장 점막을 자극하여 장의 연동운동을 촉진하고 대변의 용적을 증가시켜 장의 통과시간을 단축시켜 배변을 원활하게 해 준다.

5) 다이어트와 비만방지

비만을 해결하기 위해서는 음식섭취량을 줄이고, 운동으로 칼로리를 소모하면서 지방을 태우고 근육량을 늘려야 한다. 비만이나 각종 대사질환-성인병-을 예방하고 관리하기 위해서는 체지방·복부지방·체중을 줄이기 위해 다이어트를 해야 한다. 이 경우의 식단은 단백질·비타민·무기질 섭취를 충분히 하면서, 탄수화물·지방 섭취를 최대한 줄여야 한다. 이를 위해서는 식이섬유와 칼슘 철 칼륨 등 무기질과 각종 비타민을 충분히 섭취하여야 한다. 또 다이어트에 따르기 쉬운 변비발생도 해결해야 한다. 이러한 조건을 거의 다 충족하는 것이 해조류 다이어트이다.

해조류는 단백질 10%, 당질 30~40%이고 나머지는 칼슘 칼륨, 요오드 등의 무기질과 각종 비타민을 다량 함유하고 있다. 그러나 당질의 주성분이 알긴산 등의 식물성 섬유질이기 때문에 칼로리가 아주 낮다. 또 거의 모든 해조류는 섭취한 후, 위장에서 부피가 부풀어 올라 작은 양에도 일찍 포만감을 느껴 소식하는데 많은 도움이 된다. 해조류를 섭취하면 음식을 비교적 적게 먹어도 포만중추가 자극되어 식욕억제호르몬인 렙틴 분비를 쉽게 촉진하게 된다. 특히 미역귀_{미역 줄기의 양 끝}는 위장에서 그 부피가 수십 배로 불어나 그만큼 일찍 포만감을 느끼게 해준다. 또한 비타민과 무기질이 풍부해서 다이어트 도중에 나타나기 쉬운 영양부족을 해소하는 것은 물론 다이어트에 따르는 변비를 예방하는 좋은 방법이 된다.

이와 같이 해조류는 다이어트에 좋을 뿐 아니라 지방억제, 혈당조절 등으로 비만을 방지하여 각종 대사질환을 예방한다.

6) 혈당조절

해조류는 섬유질이 풍부하여 음식물이 위에서 소장으로 이동하는 시간을 지연시켜 혈당의 빠른 상승을 막는다. 식이섬유를 많이 섭취하면 소장에서 포도당의 흡수를 지연시켜 식후 혈당의 급격한 상승을 억제시키고, 중성지방과 콜레스테롤을 감소시키는 효과도 있다. 특히 알긴산을 많이 함유하고 있는 톳, 미역, 다시마, 감태, 모자반, 곰피 등의 갈조류는 당뇨식으로 활용하여도 좋은 식품이다. 미역 다시마뿐 아니라, 홍조류의 김과 녹조류의 파래도 혈당을 낮추고 HDL-chollesterol을 증가시키고 항산화효과가 있는 식품이다.

그러나 미역이나 다시마 등에는 요오드의 함량이 높아 너무 과도하게 지속적으로 섭취하면 극히 드물지만 자가면역성 갑상선염이 발생했다는 보고도 있으므로, 대략 하루 1~2접시 정도의 양으로 제한하는 것이 이상적이다. 또 갑상선기능항진증 초기에는 요오드 성분이 많은 해조류를 제한하는 것이 원칙이다.

7) 항산화

해조류는 항산화 항노화 작용이 있는 폴리페놀이 풍부하여 조직의 염증을 완화하고, 아토피를 개선하거나 노화를 지연시키고 암의 예방과 치료에 도움이 될 수 있다. 해조류에 들어있는 요오드는 신진대사를 활발하게 하고 심장과 혈관의 활동, 체온과 땀의 조절에 도움을 준다.

8) 항암

해조류의 항암효과는 녹조류나 홍조류보다 갈조류가 비교적 뚜렷한 효과를 나타내는 것으로 알려져 있다. 갈조류에 함유된 푸코이단은 암을 예방하는 작용을 하고 암세포의 세포자멸apoptosis, 손상된 세포의 자발적인 죽음을 촉진하고, NK세포natural killer cell의 활동과 면역력을 증가시킨다. 알긴산을 정제하여 얻은 폴리만뉴론산은 대장암과 전립선암을 비롯한 암세포를 방어하는 역할을 한다. 이밖에도 미역, 다시마, 톳, 곰피, 파래, 대황 등의 해조류가 대장암이나, 유방암, 자궁암, 간암 등의 암세포주를 억제하는 효과를 나타내는 연구실험이 지속적으로 보고되고 있다.

9) 중금속, 미세먼지 배출

식이섬유는 무기질과 결합하여 체내 흡수를 저해하는 양이온 교환 즉, 이온성 흡착작용이 있다. 또 콜레스테롤, 담즙산 등을 흡착하는 비온성 흡착작용이 있어, 콜레스테롤을 저하시키고 담석증을 감소시키는 역할을 한다. 이뿐 아니라 양이온과 결합하거나 교환, 유기화합물의 흡착, 겔$_{gel}$ 형성 등의 역할을 한다. 따라서 해조류는 콜레스테롤과 납·카드뮴·비소 등의 중금속, 미세먼지, 스트론튬 등의 방사능 물질의 체내 흡수를 방해하고, 또 흡착하여 체외로 배출하므로 현대인에게 안성맞춤의 식품이다.

(4) 종류

1) 김

김은 단백질, 40% 당질 40%, 지질 2%와 각종 영양소를 골고루 함유하고 있는 해조류이다. 비타민 A는 시금치의 5배, 토마토의 50배 정도로 풍부하여, 시력을 보호하고 야맹증을 예방한다. 이 외에도 비타민 B$_1$, B$_2$, 비타민 C가 풍부하고 비타민 B$_6$, niacin, 비타민 E와 인$_P$, 철분$_{Fe}$, 칼슘$_{Ca}$, 아연$_{Zn}$ 등의 무기질을 함유하고 있다. 식이섬유인 알긴산은 지방을 체외로 배출시키는 항콜레스테롤 작용과 배변을 돕는다. 성분 중의 prophyran은 혈청 중의 중성지방, T-cholesterol, LDL-cholesterol은 감소시키고 HDL-cholesterol을 증가시키며, 간의 지방침착을 감소시킨다. 또 성분 중의 타우린은 강심, 혈압강하, 항혈전 등의 작용을 한다.

2) 미역

미역은 우리나라 전 연안에 분포하는데, 남부지방은 약간 깊은 곳에 서식하고 북부지방은 좀 더 얕은 곳에 서식한다. 겨울에서 봄에 걸쳐서 채취하고 이 시기에 맛과 영양이 가장 좋다. 미역에 함유되어 있는 영양소는 다음과 같다.

미역은 식이섬유와 알긴산 등으로 콜레스테롤의 흡수와 합성을 억제하고 체외배출의 증가, 혈압강하, 골다공증, 변비, 비만, 항암, 중금속Cr과 방사능물질Sr의 흡수억제 등의 역할을 한다. 또 요오드가 다량 함유되어 있어 두뇌 발달에 도움을 주고, 풍부한 칼륨은 나트륨의 체외 배설에 도움이 되고 머리를 맑게 해준다. 미역은 자궁수축과 지혈작용을 돕고 신진대사를 활발하게 하기 때문에 산후조리의 대표적인 음식 가운데 하나이다. 또 글루타민산 등의 아미노산은 발모를 촉진하고, 요오드는 모발의 성장을 돕는 갑상선호르몬을 구성하는 성분이 된다.

3) 다시마

다시마는 한대寒帶~아한대亞寒帶 식물로서 우리나라 동해안 북부와 원산 이북의 함경도에서 자라며 태평양 연안에 분포하고 있다. 근래에는 높은 수온에서 잘 자라는 품종을 개발하여 양식하고 있다.

다시마에는 광합성색소인 카로틴류, 크산토필류 엽록소 등과 탄소동화작용에 의한 마니트, 라미나린 등의 탄수화물과 세포벽의 성분인 알긴산이 많이 들어있다. 또 요오드, 칼륨, 칼슘등의 무기염류와 비타민A와 B군 특히 비타민 B_2와 함께 글루타민산, 라미닌 등의 아미노산을 함유하고 있다. 물에 넣고 끓이면 글루타민산으로 인해 감칠맛이 진하게 우러나며, 멸치나 표고와 음식궁합이 맞다. 또 아미노산 중 라미닌은 혈압을 낮추는 효과가 있다.

유해중금속과 방사선 체내흡수억제, 항암효과, 콜레스테롤 체외배출과 함께 비만, 골다공증 등에 효과가 있다. 풍부한 식이섬유는 장의 운동을 원활하게 하고 배변량을 늘려 변비 예방에 도움이 된다. 또한 알긴산은 다이어트에 도움이 되고, 칼륨은 나트륨을 체외로 배출해서 심장순환기계를 보호한다.

4) 파래

파래는 해조류 중에서도 항산화효과가 더욱 좋다. 파래에는 베타카로틴 함량이 높아, 체내에서 피부와 눈 건강에 필요한 만큼 비타민A로 전환되고, 나머지는 축적되어 폐암과 심장질환을 예방하는 역할을 한다. 알긴산은 지방배출·변비에 도움이 되고 칼슘과 철분 요오드 등의 무기질도 풍부하다. 성분 중의 메틸메티오닌은 공해와 매연 담배의 니코틴을 중화하는 역할도 한다.

5) 톳

톳은 남해안 영남지역에서 '톳나물', 호남지역에서는 '따시래기', '흙배기'라고도 한다.

톳에는 아연, 칼슘, 요오드, 철 등의 무기염류를 많이 함유하고 있어 혈관의 경화를 막고, 상용하면 치아와 모발이 건강해진다고 한다. 아연은 장어의 20배 함유되어 정력에도 일조를 하는 식품이다. 갈조류에 많은 알긴산은 포만감을 가져주어 다이어트·혈중지질의 감소시키고, 풍부한 섬유질은 변비에 도움이 된다. 톳에는 철분이 시금치의 3~4배 들어 있어, 철결핍성 빈혈의 좋은 급원식품이 된다.

6) 매생이

파래와 비슷한 모양이지만 파래보다 더욱 가늘고 부드럽다. 매생이는 칼륨과 철의 함량이 높고 알긴산을 포함하는 식이섬유가 풍부하며 열량이 아주 낮다. 이로 인해 체외로 나트륨 배출, 빈혈, 다이어트에 좋다. 술이 간을 비롯한 인체 내의 각종 세포에 독작용을 하고 숙취를 일으키게 하는 주범은 아세트알데히드 acetaldehyde이다. 이러한 아세트알데히드를 아세테이트 acetate로 대사시키는 것이 숙취와 주독 酒毒을 제거하는 것이다. 매생이에는 아세트알데히드 acetaldehyde를 초산 acetate으로 전환될 때 효소로 사용되는 아스파라긴산이 콩나물의 3배 정도 함유되어 있어, 숙취해소에 아주 좋은 식품이다.

7) 곰피

곰피는 갈조류인 미역과에 속하고, 우리나라 남·동해안의 바다 속 바위 위에 붙어 서식한다. 뿌리는 가는 줄기를 가지고 사방으로 뻗으면서 생장하는데, 그 끝부분에 엽상체가 돋아 증식하면서 큰 무리를 이룬다. 곰피는 포자를 방출하고 나면 엽상부는 쇠퇴하고, 겨울동안 생장대에서 새로운 엽상부가 자라는데 11월부터 다음해 가을까지 자란다.

곰피는 갈조류에서 일반적으로 나타내는 항응고, 항비만 등의 효과, 항산화효과와 함께 간기능을 개선시키고, 항돌연변이와 암세포의 성장을 억제하는 항암효과가 있는 식품이다.

8) 모자반

모자반은 알긴산이 풍부한 갈조류에 속하고, 여러해살이이며 한국의 전 연안에서 서식한다. 지충이·괭생이모자반·알쏭이모자반·꽈배기모자반·큰잎모자반·짝잎모자반·쌍발이모자반 등 약 20종이 채집된다. 모자반이 서식하는 곳은 각종 연안동물들이 먹이를 얻거나 산란하기에 적합하고, 알긴산 등 해조 공업의 원료로 이용되거나 비료로도 쓰인다. 모자반은 항암작용이 뚜렷하여 시험관 내의 간암·대장암·자궁암세포주 증식을 억제하는 효과를 나타내고, 항산화효과, 항고혈압효과를 나타내는 식품이다. 풍부하게 함유하고 있는 알긴산과 푸코이단은 항비만, 항혈액응고, 항암, 항당뇨, 면역조절 등을 활성화시키는 효과가 있다.

9) 클로렐라(chlorella)

녹조류로 연못이나 호수 등의 담수에서 생육하며, 직경 $2{\sim}10\mu g$의 구형 단세포 조류인데 무성생식으로 4~16배/일 증식한다. 세포는 엽록소 chlorophyll a와 b를 다량 함유하고, 세포 표면은 cellulose와 hemicellulose로 세포막을 이루고 있다. 클로렐라는 독립 혹은 반독립 혹은 종속 영양으로 다양하게 생육되는데, 강한 대사력, 불안정한 세포조직 등 하등생물의 특성을 갖고 환경에 적응하면서 성장, 분열한다.

클로렐라의 생리적 활성은 환경 호르몬인 dioxine의 체외배출, 중금속 축적의 억제 및 배설, 환경 독성물질의 분해, 수은 축적, 동맥경화 억제, 항암 활성, 면역기능 강화, 세포의 재생, 항산화효과, 혈압강하, 혈청 지질 및 지방간 감소 등의 연구가 보고되고 있다. 현재 사료첨가제, 식품첨가물, 화장품원료, 유산균 발효촉진제 등에 널리 사용되고 있다.

10) 스피룰리나

케냐, 에티오피아, 멕시코, 페루의 호수 등에 분포하고 있는 스피룰리나는 플랑크톤의 일종으로 동식물의 먹잇감이나 양념재료로 쓰인다. 지난 2014년 1월, 우리나라에서 스피룰리나의 양식에 성공하여 많은 외화를 절약하게 되었다는 TV 뉴스를 보도하였다.

지금까지 보고된 스피룰리나의 생리활성은 식품으로의 안전성, 성장 소화흡수율, 장내세균총, 당뇨병, 고지혈증, 비만, 알코올대사, 고혈압, 항암, 약물이나 중금속에 의한 신장과 간장의 독성완화, dioxin배설촉진, 방사선방어, 면역기구의 조절, 항염, 항산화, 항바이러스, 항알레르기, 상처치료 등 그 효과가 다양하게 보고되었다. 스피룰리나와 클로렐라를 비교하면 표 4-09와 같다.

표 4-10 **스피룰리나와 클로렐라**

항목		스피룰리나	클로렐라
역사	탄생	약 35억 년 전	약 20억 년 전
	발견	1827년, 독일인	1890년, 네덜란드인
분류	조류	남조류	녹조류
	형	나선형	구형
	세포	다세포	다세포
	크기	길이1/2mm(500㎛)	직경 1/2002mm(5㎛)

	세포벽	얇다	두껍다
효율	세포벽	얇다	두껍다
	소화흡수율	95%	60%
	입자의 감촉	씹기 쉽다	씹기 어렵다
	입자의 풍미	김과 같은 맛	녹차 같은 맛
	변의 색도	야채와 동일	녹변 되기 쉬움
환경	기온	고온	중온
	배양지	강 알칼리성	약 산성
	식품 알칼리도	40~45	20~25
성분	카로틴	100~200mg	5~75mg
	비타민 B_2	0.1~0.25mg	0.06~0.1mg
	비타민 C	1250~1600mg	25~100mg
	칼륨	1000~2000mg	700~1400mg
	클로로필	800~2000mg(α타입양)	1500~4000(a+b 타입양)
	피코시아닌	500~7000mg	0

스피룰리나 연구회: 완전식품 스피루리나, 한가람 서원, 서울, 2005

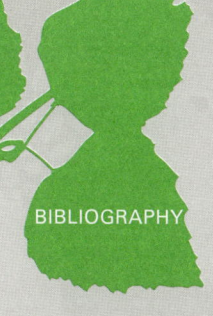

BIBLIOGRAPHY 참고문헌

* 1일 1식, 니구모 요시노리, 위즈덤하우스, 2012년 9월 10일
* 2011표준식품성분표, 농촌진흥청 국립농업과학원, 교학사, 2011
* 간헐적 단식법, 마이클 모슬리, 미미스펜서, 이은경옮김, 토네이도미디어그룹(주), 2013년 4월 19일
* 기능성 식품학, 조영수·차재영, 동아대학교출판부, 2003년 8월 29일
* 김성일, 뇌기반 학습과학: 뇌 과학이 교육에 대해 말해 주는 것은 무엇인가? 인지과학 제17권 제4호, 2006, 375~398
* 내경, 홍원식 교합, 동양의학연구원, 1985
* 도해 식품학, 남궁석, 광문사, 2002년 2월 18일 2쇄
* 동의보감, 허준, 남산당, 1998
* 물, 치료의 핵심이다, F. 뱃맨겔리지 지음·김성미 옮김, 물병자리, 1997년 4월 14일
* 사상의학, 송일병외 전국한의과대학, 집문당, 1997년 4월 10일
* 소금의 덫, 클라우스 오버바일·배명자 옮김, 가디언, 2012년 4월 10일
* 식생활과 건강, 박현서·한명주·조여원·오세영·윤기선, 도서출판 효일, 2012년 12월 25일 개정판
* 신 식사요법, 全世烈·姜志勇·柳孟慈, 광문각, 1993년 1월 19일
* 신경해부 생리학, 이한기 외, 현문사, 2013년 8월 30일
* 영양과 건강, 金明喜·金明姬·林英姬, 청구문화사, 1997년 8월 11일
* 영양과 건강, 문수재, 신광출판사, 1996년 8월 1일 3판 1쇄
* 완전식품 스피루리나, 스피루리나 연구회, 한가람 서원, 2005년
* 현대인의 식생활과 건강, 황희옥·맹원재, 건국대학교출판부, 2013년
* Dietary Reference Intakes for Energy, Carbohydrate, Fiber, Fat, Fatty Acids, Cholesterol, Protein, and Amino Acid : INSTITUTE OF MEDICINE (Shaping the Future for Health) September 2002
* Garber, K., A mid-life crisis for aging theory. Nat Biotech, 2008, 26(4): p.372-374.
* Matt kaeberiein, Mitch McVey, Leonard Guarente. The SIR2/3/4 complex and SIR2 alone promote longevity in Saccharomyces cerevisiae by two different mechanisms. Genes Dev. 1999.: 13(19): 2570-2580.
* Nutrition;An Applied Approach, Thompson and Manroe, Benjamin-Cumming Publishing Company, 2005

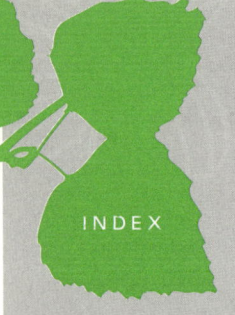

INDEX 색인

가

1일 1식	248, 249, 263, 264
1일 3식	265
4원미	41
7-dehydrocholesterol	89, 91, 115, 231

가

가बा형 벤조다이아제핀	351
가성 성조숙증	209
가시적 지방	85, 86
간헐적 단식	258
갈락토오스	258
갈조류	69, 348
갱년기	226, 348
갱년기증상	226
거꾸로 식사법	267
거대적아구성빈혈	267
건강의 정의	129
겁심(怯心)	310
고도비만	257, 310
고밀도 지방단백	257
고밀도 콜레스테롤	98, 117, 220, 222, 344, 352, 355, 262
고지혈증	60, 117
골다공증	60, 139, 161, 228
골절	139, 228, 229
과당	229, 245
과산화수소, H_2O_2	329, 333
구각염	123
구리	329, 333
구성영양소	144
구심(懼心)	309
권장섭취량	309
그렐린	50, 253, 255
글로스트리움 디피실	253
글루카곤	72, 301
글루타민산나트륨(L-)	72, 163, 253
글루텐	103
글리세롤	323, 324
글리코겐	60, 86, 87
급박지심(急拍之心)	309
기초대사율	58, 59

나

나이아신(V.B₃)	124, 222
나트륨	141, 160
낙산	165
난포자극호르몬	212
넌렘수면	26, 29

다

노년의 생활수칙	238
노년의 심리	239
노년의 영양수칙	237
노르아드레날린	271, 278
녹조류	348
뇌량	198, 199
뇌세포	195
뇌의 발생	194
뇌파	27, 28
뉴런	194, 196

다

다당류	71, 72
다량무기질	134
다불포화지방산	92, 117
단기기억	233
단당류	69
단백질	74, 75, 76, 78
단순지질	87, 88
단식	259, 260, 261
단일불포화지방산	92, 93, 247
담즙색소	162
당지질	87, 88
당화혈색소	262
디옥신	359

라

라미닌	350
라이코펜	110, 113, 334, 336
락토바실러스	301
락토코커스	301
락토코커스	301
레닌	153
레스베라트롤	334
렘수면	26, 29
렘수면 행동장애	30
렙틴	50, 251, 253, 255
루테인	110, 111, 113, 334
리놀레산	93, 94, 95, 96, 101
리보플라빈(V.B₂)	123, 222, 302
리포산	130

마

마그네슘	141
마라스무스	78
마이오글로빈	143
맥아당	69
멜라토닌	24, 25, 155

바

모유수유	187
물리적 스트레스	49, 50
물욕지심	310
미각부위	41
미각의 감퇴	282, 283
미량무기질	134
미병	22
미세먼지	53, 54, 55

바

바소프레신	153
박테로이즈	301
반상치	149
반항기	204, 205
발아기	182
방사능물질	53
방종지심(放縱之心)	309
배아기	183
베타카로틴	111, 336, 337
보리	293, 294
복합지질	87
불소	148, 149
불안정지심(不安定之心)	311
불포화지방산	92, 93
비가시적 지방	85, 86, 87
비르카밤바	20
비오틴(V.B₇)	129, 302
비타민 A	111
비피더스	299
비피도박테리움	301
비필수 아미노산	76
빈혈	184

사

사가산	350
사상인 모형도	316
사상인의 음식	319
사상체질	304
사상체형	313, 314, 315
산성증	120, 121
상한섭취량	63, 66
성장판	212
성장호르몬	26, 27
성정(性精)과 항심(恒心)	305, 306, 307
성조숙증	209, 210
성호르몬	100, 155
세로토닌	25
세포자멸	246, 354

셀레늄	146, 332	엽산(V.B₉)	130, 302	지방산	60, 86, 91
셀룰로오스	71, 72	영아기	188	지용성비타민	107, 108
소금	269	영아의 뇌발달	197	지질	85
소금의 역할	270, 271, 272	영양결핍	167	진성 성조숙증	209
소식(少食)	242	영양과잉	176		
소식(素食)	243, 244	영양섭취기준	62, 226	**차**	
송과체	24	오미조화	39, 42	철분	142
수면	24, 26	오염식품	52	청소년기	202
수면마비증(가위눌림)	30, 31	오키나와	21	체질량지수	178, 179, 263, 283
수면무호흡	31, 32	올레산	95, 220, 221	초고도비만	257
수면부족	34, 35	올리고당류	71	초과산화 이온	330
수면시간	33	왁스	86, 87	초과산화 이온	330
수분섭취 시간	156	완실무병	317, 318	초미세먼지	53, 54, 55
수분섭취와 배출	150	요소	77, 78, 79, 81	최저밀도 지방단백	88
수산화 라디칼	330	요오드	147, 148	축색돌기	195
수용성비타민	107, 108, 109	요요현상	256	충분섭취량	63, 66
수초화	195, 196	우뇌	199	측두엽·전두엽·후두엽의 발달	198
숙면방법	36	유당	69, 70	측두엽·전두엽·후두엽	198
스테롤	89, 100	유도지질	87, 89		
스테아르산	91, 92	유박테리움	301	**카**	
스트레스	37, 38, 39	유산균	301	카로복실기	75, 80
스트레스와 영양	49	유아기	192, 193	카로틴	100, 114
스피룰리나	359	유아의 뇌발달	199	카일로마이크론	88
시교차상핵	24, 25	음식문화	44	칼슘	135, 160
시냅스	200, 201	음식유절	39, 43	칼시토닌	135
시르투인	248, 250	음식의 기미(氣味)	320	케겔운동	235
시상하부-뇌하수체-성선 축	209, 210	음양조화	23	케토산증	60, 74
식물성 스체롤	90	음허화동	50	케톤체	261
식의청담	39, 43	의식주	40	코르티졸	25
식이섬유	156, 157, 158, 164	이노시톨	130	코발트	145
식이조절	245	이당류	69	콜라겐	131
신호전달	100	이유식	190, 191	콜레스테롤	89, 90, 100, 161, 179, 220, 302, 350
심리적 스트레스	49, 50	인	140	콜레스테롤 에스테르	100
씨놀	351	인슐린	72, 253, 261	콜레스테롤석	162
		인지질	86, 87, 88, 100, 101	콜린	130
아		임신기간	182	콰시오카	78
아디포넥틴	251	임신중독	184	크레아티닌	78
아디포사이토카인	251	입덧	184	크레틴병	148
아라키돈산	93, 94, 95, 101			클로렐라	358
아미노기	75, 80	**자**		클로스트리움 디피실	301
아미노산	75	자가포식	260		
아브하지야	19	자당	69, 70, 246	**타**	
아세트알데하이드	60, 357	잔토필	336, 337	탄수화물	67, 68
아스코르빈산	130	장간순환	162, 163, 166	탈수	152, 153
아스타잔틴	351	장내세균	298	태아발달	182
아연	145, 146	저나트륨혈증	273	태알코올 증후군	185
안토시아닌	328, 334	저밀도 지방단백	88, 90	태아의 뇌발달	196
알긴산	348, 350	저밀도 콜레스테롤	97, 117, 220, 222, 246, 331, 344, 352, 355	태아전기	183
약식동원	39, 321			테스토스테론	26, 212
에너지	58	전두엽	200	테오브로민	346
에너지 요구량	58, 59	전분	70, 71	테타니	136, 141
에너지 적정비율	61	정신적 안녕	17	토코트리에놀	116, 292
에너지원 대사	59	정지안정	37	토코페롤	116, 292
에스트로겐	165, 166, 212, 223	젖산	161, 165	통밀	292, 293
엔테로박터	303	젖산균	299	투일지심(偸逸之心)	311
엔테로코커스	301	제2차적 성징후	205	트랜스지방산	97, 98
엥겔지수	46	조절영양소	67	티아민(V.B₁)	120, 121, 222, 302
열량구성비	46, 47, 48	중성지방	73, 99, 100, 179, 161, 262		
열양영양소	67	지단백질	86, 87, 88	**파**	
열에너지	59	지방간	60, 73, 208, 212	파라설몬	135
염분과다의 병리	274	지방간염	246	판토텐산(V.B₅)	127
염분섭취	280, 281				

팔미트산	91, 92
페닐에틸아민	346
펠라그라	124
편사지심(偏私之心)	309, 311
평균필요량	62, 66
폐쇄성 수면무호흡	31, 32
포도당	69, 245, 260
포르피오신	350
포함 리놀레산	98, 99
포화지방산	91
폴리페놀	346
푸소박테리움	303
푸코이단	350
풍습	44
프로게스테론	212
프로락틴	26
프로피온산	161, 165
플로로탄닌	351
피르미쿠트	303
피리독신(V.B$_6$)	127, 222
피트산	137, 163
필수 아미노산	75, 76
필수지방산	94, 96, 97, 220

하

항산화제	330
항상성	17, 24, 26, 49
항심(恒心)과 심욕(心慾)	309, 310, 311
해마	233
해조류	347
헤모글로빈	118
현미	288, 289
혈허열	50
호르메시스	259
호모타우린	350
혼합식	162
홍조류	347
홍조류	348
화학에너지	59
환경오염	51
활성산소	329
활성산의 제거	332
황체형성호르몬	212
훈자마을	19

A

acetaldehyde	357
acetate	161, 165
acidosis	120, 121
adipocytokine	251
adiponectin	251
ADP, adenosine diphosphate	59
AI, adequate intake	63, 66
aldosterone	153, 274
alginic acid	159, 348, 350
AMDR, acceptable macronutrient distribution ranges	61
amino acid	75
amino group	75, 80
AMP, adenosine monophosphate	59
angiotensinogen	153
anthocyanin	328, 334
antioxidant	330
apoptosis	215, 246, 354
arachidonic acid	93, 94, 95, 96, 101
ascorbic acid, V.C	130
astaxanthin	351
ATP, adenosine triphosphate	153, 252
autophagy	260

B

bacteroids	301
bifidobacterium	301
bifidus	299
biotin	129, 302
BMI, body mass index	178, 179, 262, 283
BMR, basal metabolic rate	58, 59
brown algae	348
butyrate	165

C

calcitonin	135
campesterol	89
carbohydrate	67, 68
carboxyl group	75, 80
carotene, carotin	100, 114, 336
carotinoid	112, 114, 328, 335, 336
CART, coccain amphetamine regulated transcript	253
catalase	331, 332, 333
cellulose	157, 159
chemical energy	59
chlorella	358
cholesterol	89, 90, 100, 161, 179, 220, 302, 350
cholesterol ester	100
cholesterol stone	162
cholin	130
chylomicron	88
cis-fatty acid	98
clostrium difficille	301
cobalamin, V.B$_{12}$	125, 126, 222
cobalt, Co	145
compound lipids	87
conjugated linoleic acid	98, 99
copper, Cu	144
cortisol	25
creatinine	78
cretinism	148
cryptoxanthin	110, 114

D

derived lipid	87, 89
DHA, docosa hexaenoic acid	94, 96, 97, 220
DHEA, dehydroepiandrosterone	50
diatary fiver	156, 157, 158, 164
dioxine	359
disaccharide	69
DRIs, dietary reference intakes	62, 266

E

EAT, estimated average requirement	62, 66
Enterococcus	301
EPA, essential fatty acid	94, 96, 97, 220
ergosterol	89, 114
estrogen	165, 166, 212, 223
Eubacterium	301

F

FAS, fetal alcohol syndrome	185
fatty acid	86, 91
fatty liver	60, 73, 208, 212
ferritin	142, 143
fibrin	119
fluorin, F	148, 149
folic acid	130, 302
four primary taste	41
fructose	69, 245
FSH, folicle stimulating hormone	212
fucoidan	350
FUFA, polyunsaturate fatty acid	93, 117

G

GABA type A – benzodiazeine	351
galactose	69
ghrelin	50, 253, 255, 257
GI, glycemic index	294
glucagon	72, 163, 253
glucomannan	159
glucose	69, 245, 260
gluten	103
glycerol	86, 87
glycogen	60, 71, 72, 73, 253
glycolipid	87, 88
GPX, glutathion peroxidase	331, 332
green algae	348
gum	158, 159, 161

H

HbA1C	262
HDL, high dencity lipoprotein	88, 89
HDL, cholesterol	117, 220, 222, 262, 344, 352, 355
heat energy	59
hemicellulose	157, 159
hemoglobin	118
hemosiderin	143
homotaurine	350
hormesis	259
hydrogen peroxide	329, 333
hydroxyl radical, · OH)	330
hyperlipidemia	60, 161

I

IGF-1	251, 259, 260, 262
inositol	130
insulin	72, 253, 261
invisiblle fat	85, 86, 87
iodine	147
iron, Fe	12

K

keton body	261
ketosis	60, 74
kwashiorkor	78

L

lactate	161, 165
lactic acid bacteria	301
lactobacillus	301
lactococcus	301
lactose	69
laminin	350
LDL , low density lipoprotein	88, 90
LDL, cholesterol	97, 117, 220, 222, 224, 262, 331, 344, 352, 355
leptin	50, 251, 253, 255
LH, luteinzing hormone	212
lignin	157, 159, 162
linoleic acid	93, 94, 95, 96, 101
linolenic acid	93, 94, 96, 101
lipid	85
lipo acid	130
lipoprotein	86, 87, 88
lutein	110, 111, 113
lutein	334
lycopene	110, 112, 113, 334, 336

M

magnesium, Mg	141
maltose	69, 70
marasmus	78
mixed stone	162
monosaccharide	69
monounsaturate fatty acid	92, 93, 247
mottled teeth	149
MSG, monosodium glutamate	323, 324, 325, 326, 327
myelin sheath	195, 196
myoglobin	143

N

n-3 fatty acid, omega 3(ω3) fatty acid	95, 220, 221, 247
n-3계 지방산(오메가-3)	95, 220, 221, 247
n-6 fatty acid, omega 6(ω6) fatty acid	95
n-6계 지방산(오메가-6)	95, 220, 221, 247
NAD, nicotinamide adenine dinucleotide	124, 248, 250, 251, 252
NADP, nicotinamide adenine dinucleotide phosphate	124
natrium, Na	141, 142, 160
negative period	204, 205
neuron	194
niacin, V.B$_3$	124, 222
non REM sleep	26, 29
noradrenalin	271, 278
NYP, neuropeptide Y	253

O

obstructive sleep apnea	32, 32
oleic acid	95, 220, 221
oligosaccharide	71
osteoporosis	139, 228

P

PAI-1	251
palmitic acid	91, 92
pantothenic acid	127
parathormone	135
pectin	158, 159, 161
pellagra	124
phospholipid	86, 87, 88, 100, 101
phosphorus, P	140
phytic acid	137, 163
phytosterol	90
pigment stone	162
polysaccharide	71, 72
porphyosin	350
precocius puberty	209, 210
progesteron	212
prolactin	26
propionate	161, 165
prostaglandin	95, 100, 106
protein	74, 75, 76, 78
prothrombin	119
PUFA, polyunsaturated fatty acid	92, 117
pyridoxine, V.B$_6$	127, 222
pyrimidine	118

R

red algae	348
REM sleep, rapid eye movement sleep	26, 29
renin	153
resveratrol	334
retinal	112
retinoic acid	112
retinol	112, 350
rhodopsin	112, 113, 335
riboflavin, V.B$_2$	123, 222, 302
RMI, recommended nutrient intake	62, 66
ROS, reactive oxygen species	329

S

salcium, Ca	135, 160
sargassan	350
saturate fatty acid	91
SCN, suprachiasmatic nucleus	24, 25
seanol	351
selenium	146
selenium	332
signal transduction	100
simple lipid	87, 88
sirtuin	248, 250, 251
sitosterol	89
sleep apnea	31, 32
sleep paralysis	30, 31
SOD, superoxide dismutase	331, 332, 333
spirulina	359
stearic acid	91, 92
sterol	89, 100
sucrose	69, 70, 246
superoxide ion, O$_2^-$	330

T

testosteron	26, 212
tetany	136, 141
thiamin, V.B$_1$	120, 121, 222, 302
TNF-α	251
TNF-α	251
tocotrienol	116
trans fatty acid	97, 98
transferrin	142
triglyceride	73, 99, 100, 161, 179, 262

U

UL, tolerable upper intake level	63, 66
unsaturate fatty acid	92, 93
urea	77, 78, 79, 81

V

vasopressin	153
visible fat	85, 86
VLDL, very low density lipoprotein	88

W

wax	86, 87

X

xanthophyll	336, 337

Z

zeaxanthin	111, 112, 115, 336
zinc, Zn	15, 146
β-carotene	111, 336, 337